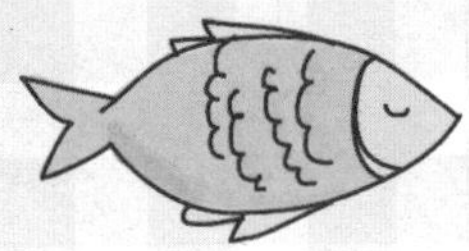

50种降“糖”食物，300道降“糖”食谱，

让您一日三餐放心吃！

怎么吃降血糖

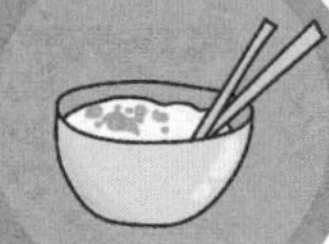

田建华　易磊◎主编

中医专家告诉您养生秘诀

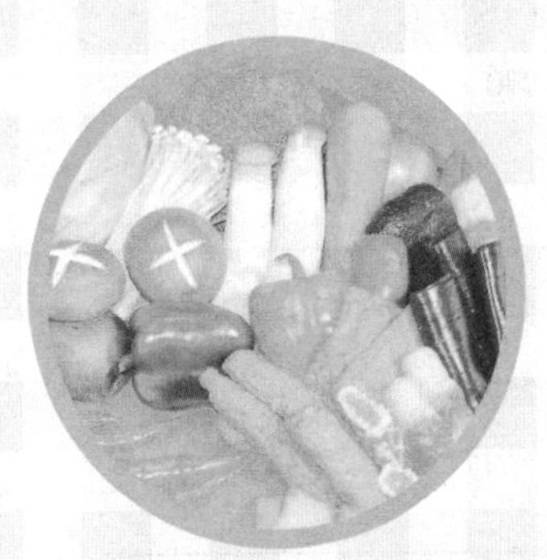

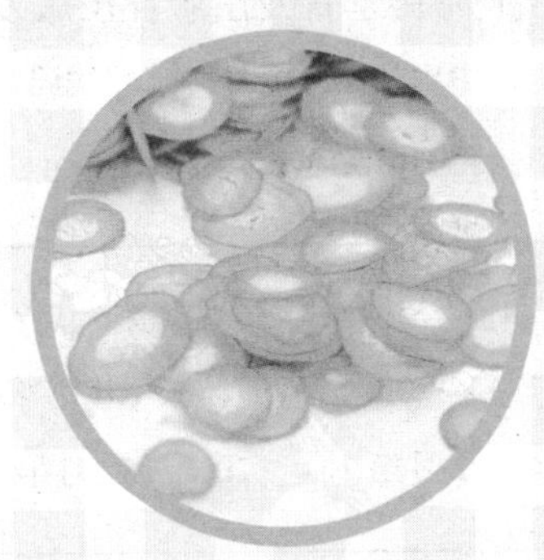

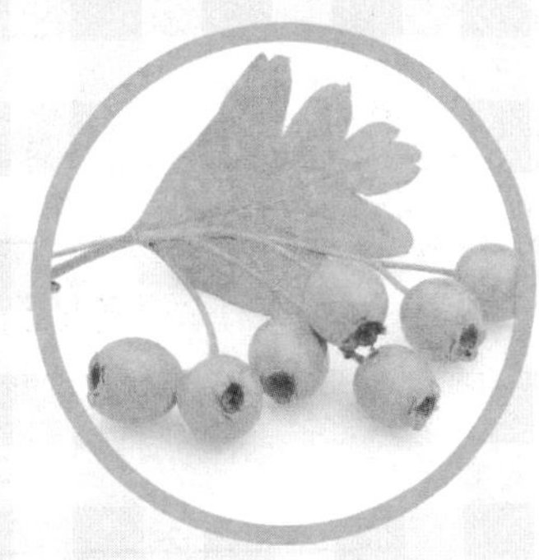

上海科学普及出版社

图书在版编目（CIP）数据

怎么吃降血糖 / 田建华，易磊主编 . — 上海：上海科学普及出版社，2014.1

ISBN 978-7-5427-5929-0

Ⅰ . ①怎… Ⅱ . ①田… ②易… Ⅲ . ①糖尿病—食物疗法 Ⅳ . ① R247.1

中国版本图书馆 CIP 数据核字 (2013) 第 278719 号

责任编辑　王佩英

怎么吃降血糖

田建华　易磊　主编

上海科学普及出版社出版发行

（上海中山北路 832 号　邮政编码 200070）

http://www.pspsh.com

各地新华书店经销　三河市恒彩印务有限公司印刷

开本 710 × 1000　1/16　印张 19.5　字数 252 000

2014 年 1 月第 1 版　2016 年 1 月第 2 次印刷

ISBN 978-7-5427-5929-0　定价：26.80 元

前　言

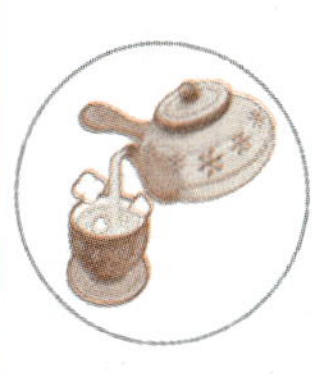

糖尿病是一种常见的内分泌代谢性疾病。由于该病的发生与生活条件相对富裕有关，所以，国人常将其看作是“富贵病”。尽管“富贵”是件好事，但“糖尿病”却会给患者的生活带来一大堆尴尬事：如在办公室里工作繁忙却要不停地上厕所；外出时就不用说了，不能走太远，水不停喝还觉得渴得要命；经常感觉饥饿，需“大吃大喝”，可不但不长肉，还会愈发消瘦。以上症状就是经常会被患者提及的“三多一少”，即多尿、多饮、多食，但体重减少。

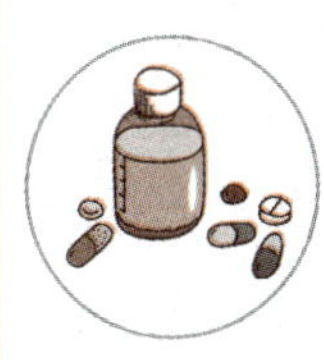

糖尿病本身并不可怕，可怕的是它的并发症。近年统计结果显示，在我国糖尿病患者中，合并高血压者多达1200万人，脑卒中者500万人，冠心病者600万人，双目失明者45万人，尿毒症者50万人。其中急性并发症会对患者的生命造成很大的威胁，甚至死亡。而慢性并发症也会造成患者的残疾或死亡。

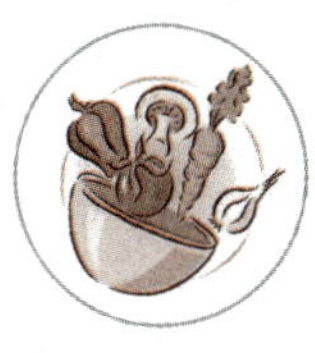

在糖尿病的多种治疗方法中，饮食治疗当属最重要的辅助疗法之一，换言之，没有科学的饮食治疗，其他疗法将很难奏效，因此说食疗是治疗糖尿病的基石。糖尿病患者通过食疗，可以最低限度地摄入糖类，维持机

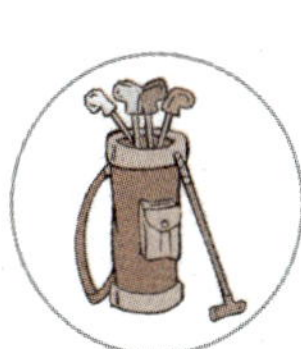

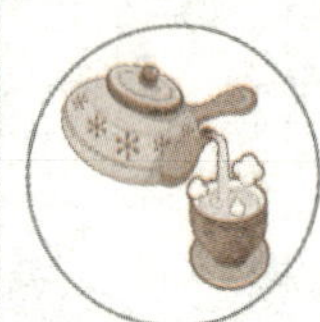

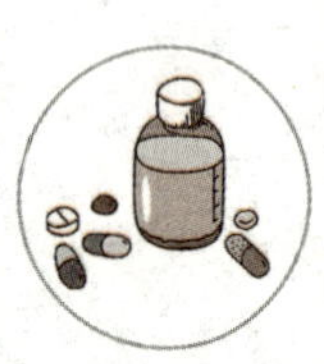

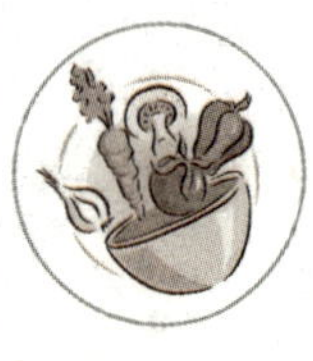

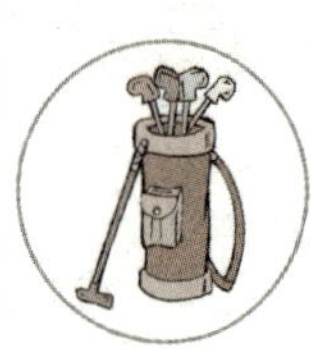

体的正常需要，减轻胰岛β细胞的负担，使血糖降至正常或接近正常水平，从而有效地纠正糖代谢紊乱，以期达到康复之目的。

本书以辨证施膳为理论基础，以通俗易懂的文字，对糖尿病及其并发症的食疗进行了全面的阐述。本书选取多种降糖食物，筛选出最适合的，按五谷杂粮、蔬菜、水果、肉类、水产等进行分类。同时，针对每种食物的营养成分、降糖功效、搭配宜忌、食疗妙方等进行详细的讲解，使糖尿病患者能了解每种食物对糖尿病的影响，进而吃得放心、吃得科学；而且还能规避不宜食用的食物，对控制病情及预防并发症有裨益。此外，还针对不同类型的糖尿病和各种并发症患者的日常饮食进行了安排，教给糖尿病患者怎样根据自己的情况，用食品交换份法来安排一日三餐的饮食，并针对不同能量需求推荐了全天定量食谱。

健康是福，衷心祝愿每一位糖尿病患者能吃出健康，控制疾病！

编　者

目　录

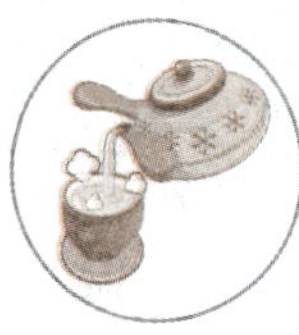

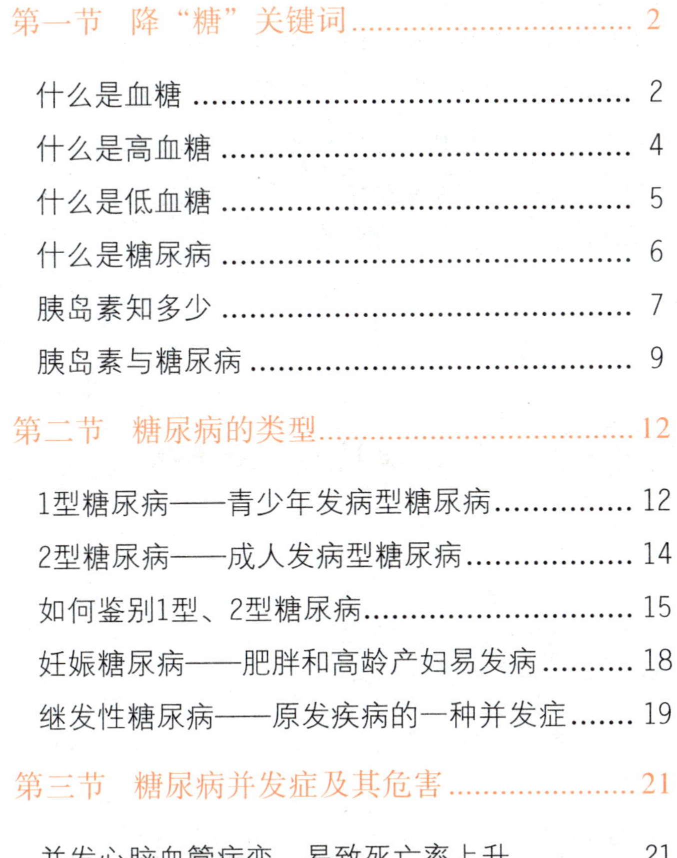

第一章　揭开糖尿病的神秘面纱

第一节　降“糖”关键词 2

什么是血糖 2

什么是高血糖 4

什么是低血糖 5

什么是糖尿病 6

胰岛素知多少 7

胰岛素与糖尿病 9

第二节　糖尿病的类型 12

1型糖尿病——青少年发病型糖尿病 12

2型糖尿病——成人发病型糖尿病 14

如何鉴别1型、2型糖尿病 15

妊娠糖尿病——肥胖和高龄产妇易发病 18

继发性糖尿病——原发疾病的一种并发症 19

第三节　糖尿病并发症及其危害 21

并发心脑血管病变，易致死亡率上升 21

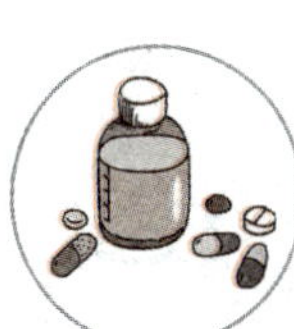

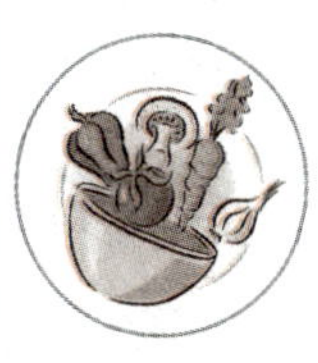

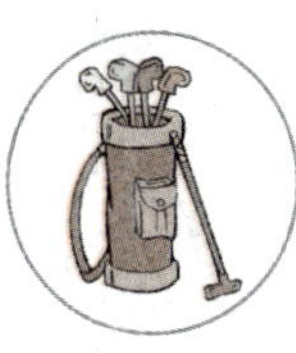

并发肾部病变，可导致肾衰竭 22
并发眼部病变，可导致失明 23
并发神经病变，可导致功能障碍 24
并发足部病变，可导致坏疽 25
并发骨质疏松症，可导致骨折 26
并发皮肤病变，“痛”在糖尿病患者心.......... 28
并发低血糖，细察原因与早期症状 29

第四节　糖尿病防治的“五驾马车” 31

健康教育——普及糖尿病防治常识 31
饮食治疗——合理饮食，快乐降“糖” 33
体育锻炼——有利于控制血糖...................... 34
药物治疗——宜在医生指导下进行 35
血糖监测——及时发现病情变化 37

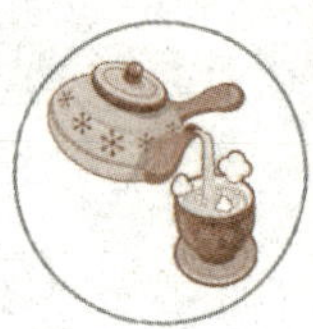

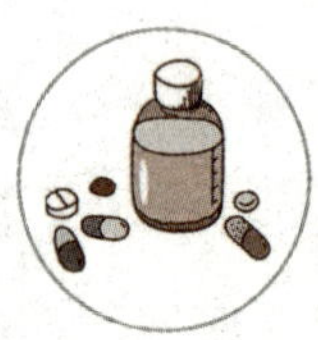

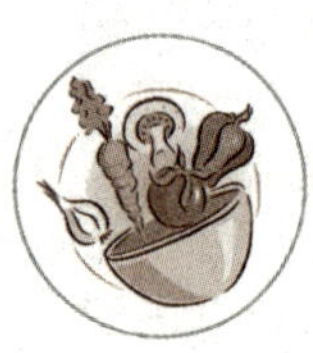

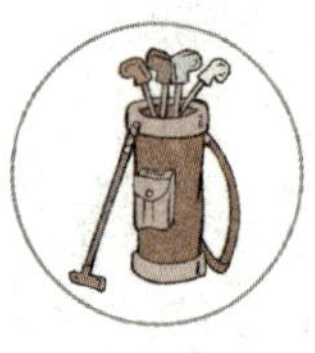

第二章　食物是最好的“降糖药”

第一节　降“糖”应知的饮食要点 40

什么是糖尿病饮食疗法............................... 40
饮食降“糖”的黄金法则............................ 41
良好饮食习惯有助降“糖” 43
8种烹饪方法有助降“糖” 44
外出用餐7大注意事项 46

糖尿病患者应忌食的油类 48
糖尿病患者应少吃或忌食的主食 49
糖尿病患者宜少食或忌食的蔬菜 51
糖尿病患者应忌食或少食的水果 51
糖尿病患者应忌食或少食的肉类 52

第二节 降“糖”必须算着吃 54

认识食物交换份法 54
自我计算日需热量 55
自我计算日需食物交换份表 57
糖尿病患者每日饮食安排 62

第三节 降“糖”不可或缺的营养素 66

维生素——不可缺少的全能战士 66
碳水化合物——热量的供应来源 67
蛋白质——生命的物质基础 68
膳食纤维——防止餐后血糖上升 69
矿物质——有助于保持血糖平稳 70

第四节 避开饮食陷阱 73

误区1：吃了药就不需要控制饮食了 73
误区2：水果含糖量高，敬而远之 74
误区3：“无糖食品”可以放心地吃 75
误区4：只喜欢喝稀饭 76
误区5：坚果随便吃 77

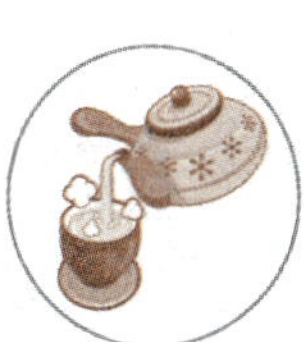

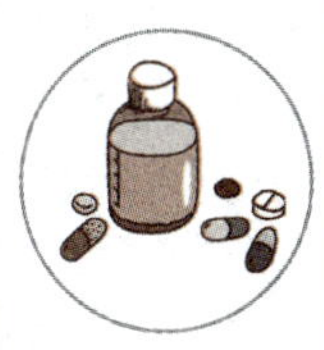

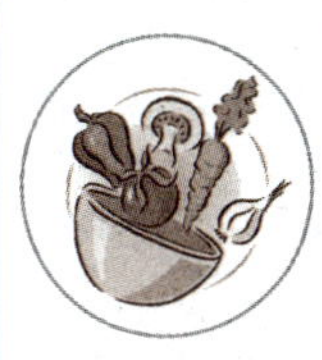

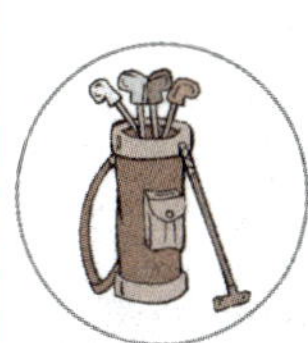

误区6：肉类食品可以多吃 78
误区7：主食越少，糖尿病控制得越好 79

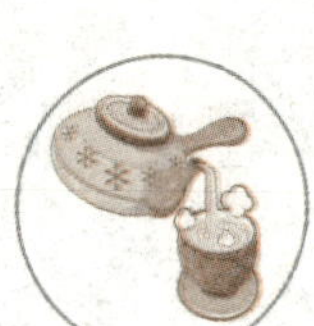

第三章 餐桌上的“降糖明星”

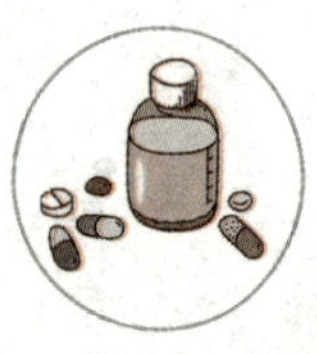

第一节 五谷杂粮降血糖 82

玉米，降脂降血糖，抗动脉粥样硬化 82
薏苡仁，健脾祛湿降血糖 84
燕麦，防止餐后血糖急剧上升 86
荞麦，改善葡萄糖耐量 88
大豆，辅助降血糖，还可降血脂 90
绿豆，可降低空腹血糖及餐后血糖 92
黑豆，含有的铬可调整血糖代谢 94
黑米，有利于维持血糖稳定 96

第二节 鲜嫩水灵的降“糖”蔬菜 99

南瓜，促使胰岛素正常分泌 99
黄瓜，降血糖、降血压、降血脂的佳蔬 101
番茄，预防糖尿病并发症 104
芹菜，降血糖、降血压又降血脂 106
苦瓜，糖尿病患者的“植物胰岛素” 108
冬瓜，肥胖糖尿病患者的佳蔬 111
芦笋，防治“三高”的佳品 113
花菜，调节血糖并防治并发症 115

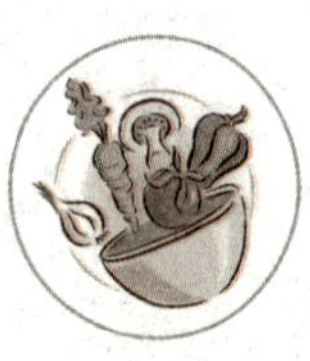

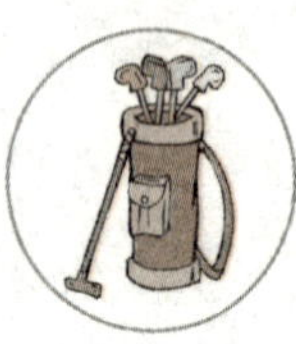

海带，降血糖、降血压、防治缺碘性甲状腺肿... 117
西葫芦，糖尿病患者的优选食物 119
白菜，治疗糖尿病并发高脂血症 121
莴笋，有效改善糖的代谢功能 123
山药，糖尿病患者的食疗佳品 125
菠菜，维持餐后血糖的平衡 127
香菇，调节糖代谢的生理活性 129
红薯，有助于控制血糖 131

第三节 清新爽口的降“糖”水果 134

苹果，糖尿病患者的健康小吃 134
菠萝，改善餐后血糖水平 136
木瓜，降血糖降血脂软化血管 138
草莓，防止餐后血糖值迅速上升 140
柚子，降血压降血糖防并发症 142
山楂，防治糖尿病性脑血管并发症 144
火龙果，低热量、高纤维的降“糖”减肥果..... 146

第四节 醇香可口的降“糖”肉食 149

牛肉，提高胰岛素合成的效率 149
鸡肉，适合瘦弱型糖尿病患者 151
兔肉，糖尿病患者的理想肉食 153
鸭肉，可用于糖尿病脾虚水肿 155
鸽肉，降低血压，调整人体血糖 157
羊肉，提高机体抗病能力 159
驴肉，适宜消瘦型糖尿病患者食用 161

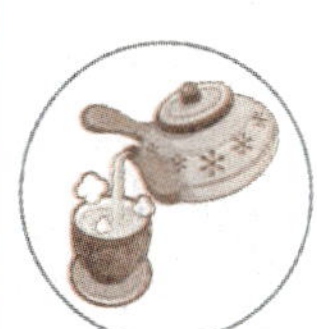

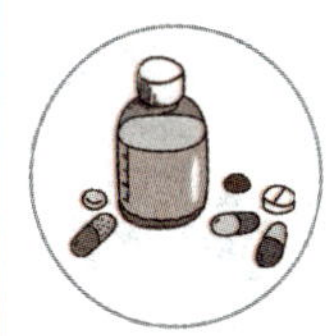

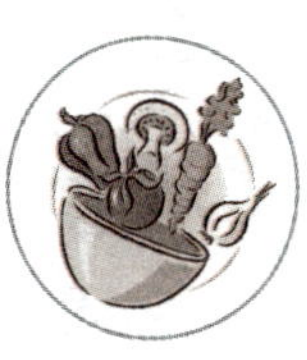

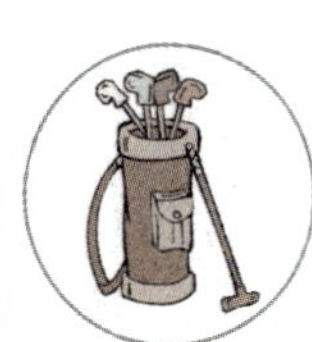

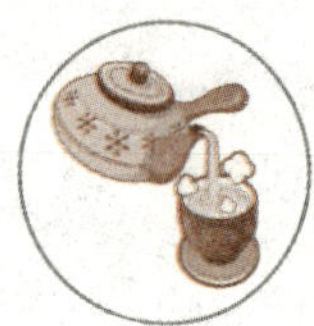

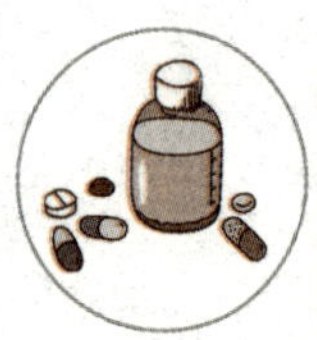

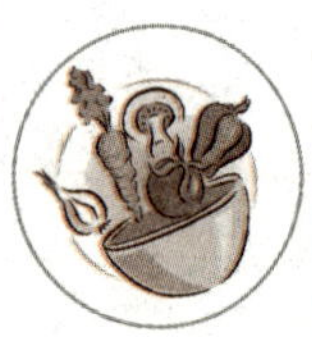

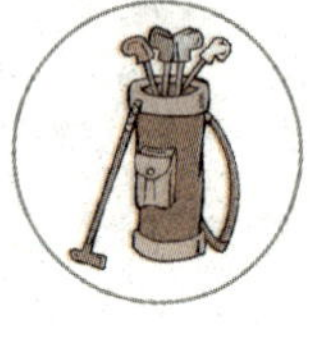

第五节 水产海鲜助你降血糖……164

黄鳝，降低并调节血糖……164
鲫鱼，健脾利湿、和中开胃的佳品……166
三文鱼，防治糖尿病并发心脑血管病……168
牡蛎，有助增强胰岛素的分泌……170
鲤鱼，有利降糖并保护心脑血管……172
鳕鱼，降低并发脑血管疾病的发病率……174
鳗鱼，有益糖尿病患者调节血糖水平……176
海参，有效预防糖尿病并发症……178
鱿鱼，预防贫血，调治糖尿病……181

第六节 调节血糖少不了豆蛋奶……184

豆腐，糖尿病患者的优质食品……184
牛奶，糖尿病患者的低脂高钙饮品……186
酸奶，预防和改善糖尿病并发症……188
鸡蛋，保护糖尿病患者的神经系统……190

第七节 辛香调味料降血糖……193

大蒜，促进胰岛素的分泌……193
醋，抑制血糖上升……195
辣椒，减缓糖尿病症状……196
麻油，预防糖尿病并发症……197

第八节 降血糖少不了中药……199

西洋参，调节胰岛素分泌……199

人参，刺激胰岛素分泌 201
玉米须，减肥瘦身利尿降脂 202
枸杞子，对糖尿性血脂升高有改善作用 204
莲子心，调节胰岛β细胞分泌胰岛素 205
桔梗，抑制食物性血糖上升 207
黄芪，调节血糖含量 208
茯苓，降血糖，抗放射 210
黄精，降血糖降血压又降血脂 211

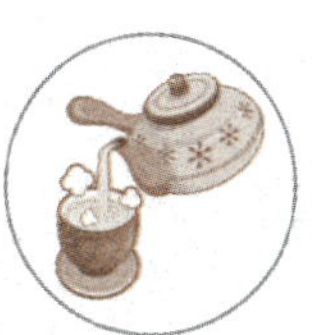

第四章 不同类型糖尿病患者的饮食方案

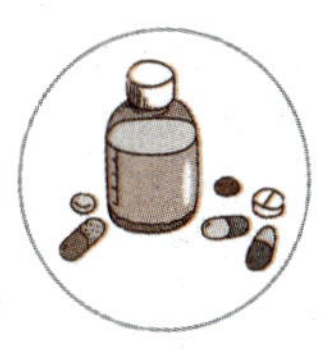

第一节　1型糖尿病患者的饮食方案 214

1型糖尿病患者的饮食原则 214
1型糖尿病患者的三餐食谱推荐 215
1型糖尿病患者的养生食疗方 216

第二节　2型糖尿病患者的饮食方案 218

2型糖尿病患者的饮食原则 218
2型糖尿病患者的三餐食谱推荐 219
2型糖尿病患者的养生食疗方 220

第三节　妊娠糖尿病患者的饮食方案 222

妊娠糖尿病患者的饮食原则 222

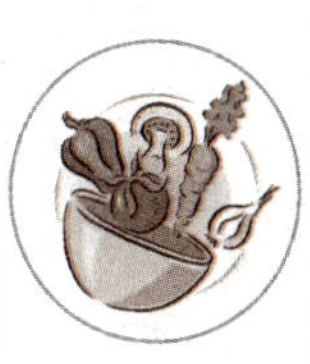

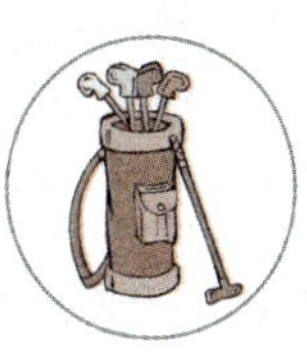

妊娠糖尿病患者的三餐食谱推荐 223
妊娠糖尿病患者的养生食疗方 224

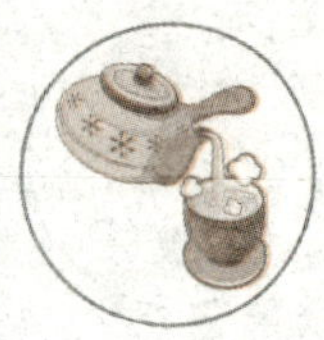

第五章 不同年龄段糖尿病患者的饮食方案

第一节 老年糖尿病患者的饮食方案 226

老年糖尿病患者的饮食原则 226
老年糖尿病患者的三餐食谱推荐 227
老年糖尿病患者的养生食疗方 228

第二节 儿童、青少年糖尿病患者的饮食方案.... 230

儿童、青少年糖尿病患者的饮食原则 230
儿童、青少年糖尿病患者的三餐食谱推荐....... 232
儿童、青少年糖尿病患者的养生食疗方 233

第三节 更年期糖尿病患者的饮食方案 234

更年期糖尿病患者的饮食原则 234
更年期糖尿病患者的三餐食谱推荐 235
更年期糖尿病患者的养生食疗方 236

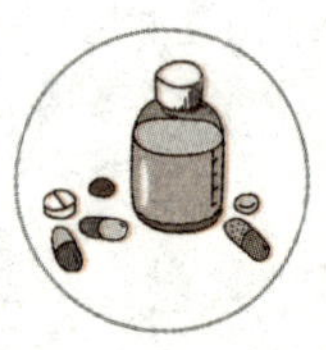

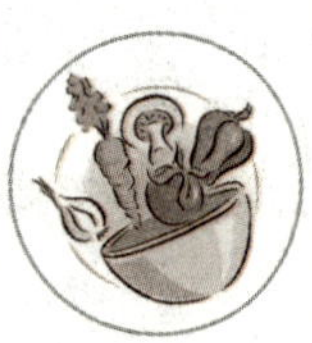

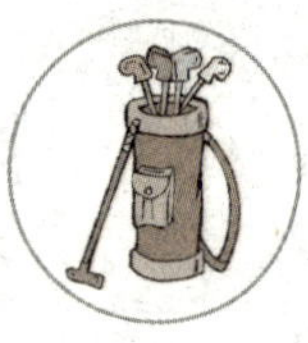

第六章　糖尿病并发症患者的最佳饮食方案

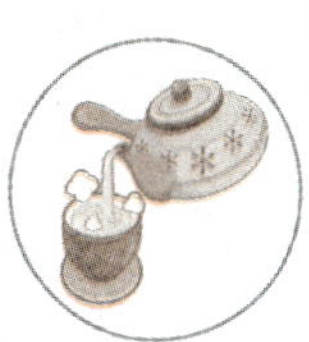

第一节　并发心脑血管病患者的饮食方案 238

并发心脑血管病患者的饮食原则 238

并发心脑血管病患者的三餐食谱推荐 239

并发心脑血管病患者的养生食疗方 239

第二节　并发肾病患者的饮食方案 240

并发肾病患者的饮食原则 240

并发肾病患者的三餐食谱推荐 241

并发肾病患者的养生食疗方 241

第三节　并发眼病患者的饮食方案 243

并发眼病患者的饮食原则 243

并发眼病患者的三餐食谱推荐 244

并发眼病患者的养生食疗方 244

第四节　并发神经病变患者的饮食方案 246

并发神经病变患者的饮食原则 246

并发神经病变患者三餐食谱推荐 247

并发神经病变患者的养生食疗方 248

第五节　并发足部病变患者的饮食方案 249

并发足部病变患者的饮食原则 249

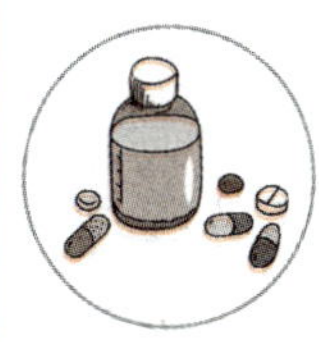

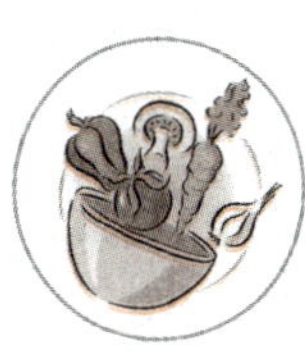

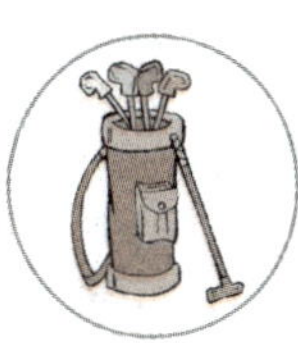

并发足部病变患者的三餐食谱推荐 ……………… 250
并发足部病变患者的养生食疗方 ………………… 250

第六节 并发皮肤病变患者的饮食方案 ………… 252

并发皮肤病变患者的饮食原则 …………………… 252
并发皮肤病变患者的三餐食谱推荐 ……………… 253
并发皮肤病变患者的养生食疗方 ………………… 254

第七节 并发低血糖患者的饮食方案 …………… 255

并发低血糖患者的饮食原则 ……………………… 255
并发低血糖患者的三餐食谱推荐 ………………… 256
并发低血糖患者的养生食疗方 …………………… 256

第八节 并发骨质疏松症患者的饮食方案 ……… 258

并发骨质疏松症患者的饮食原则 ………………… 258
并发骨质疏松症患者的三餐食谱推荐 …………… 259
并发骨质疏松症患者的养生食疗方 ……………… 260

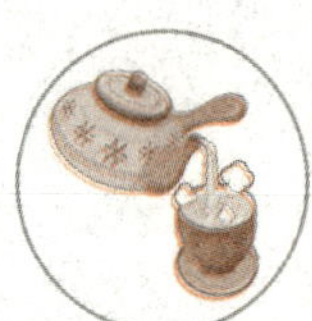
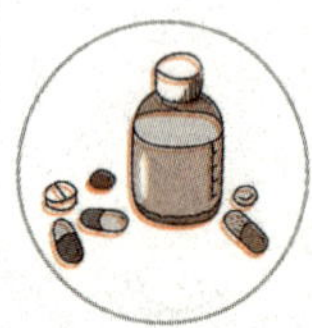
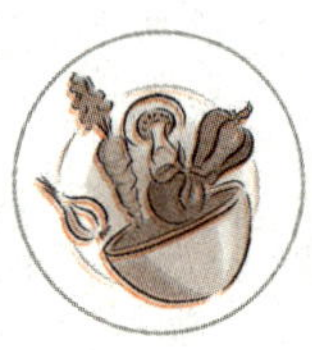
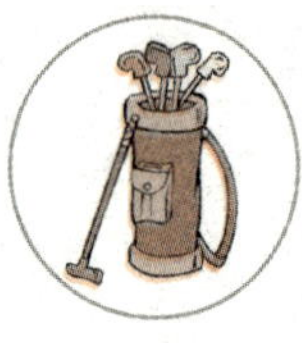

第七章 降“糖”美食，健康降血糖

第一节 家常降“糖”菜谱 ………………………… 262

肉片焖扁豆 ………………………………………… 262
韭菜炒虾肉 ………………………………………… 262
辣椒土豆鸡丁 ……………………………………… 263

鸭块白菜……263

山药桂圆炖甲鱼……263

砂仁蒸鲫鱼……264

肉丝拌黄瓜海蜇……264

生菜胡萝卜卷……265

薏苡仁拌绿豆芽……265

冬笋香菇……265

蒜泥海蜇拌萝卜丝……266

黄花菜炒黄瓜……266

芦笋豆腐干……266

第二节　家常降“糖”汤谱……268

泥鳅山药黄芪汤……268

鳝鱼汤……268

海蜇马蹄汤……269

银耳赤豆汤……269

竹笋汤……269

花鲢鱼姜枣汤……270

豆腐双花汤……270

薏苡仁海带汤……270

葱豉豆腐汤……271

白菜根生姜萝卜汤……271

清热降糖汤……271

蕹菜玉须汤……272

第三节　家常降“糖”粥谱……273

粟米粥……273

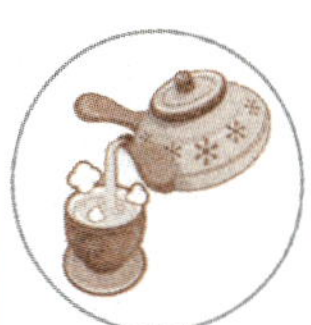

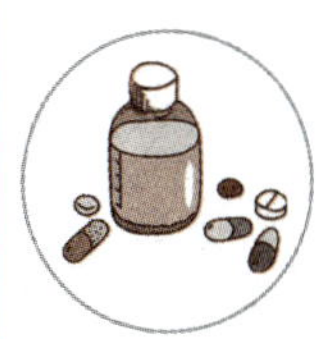

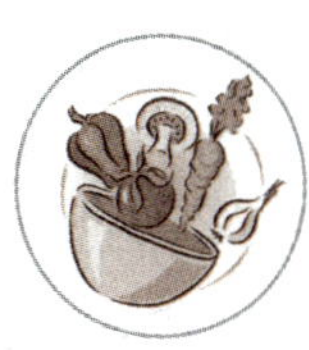

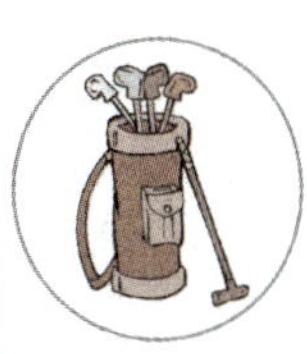

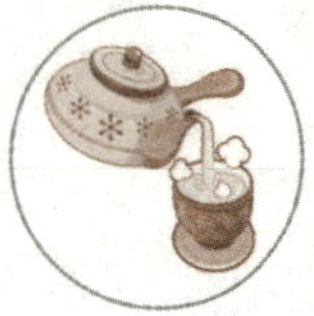

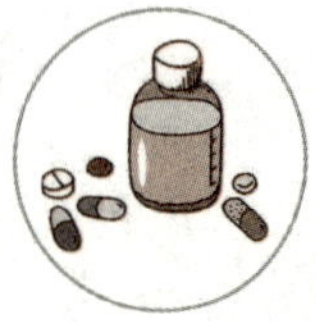

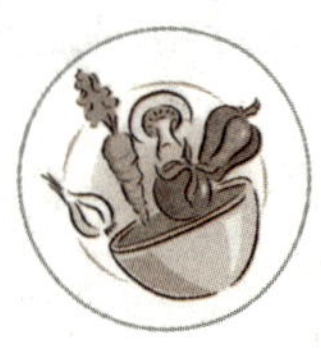

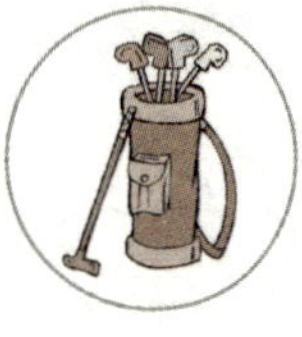

无花果山楂粥 …… 273
胡萝卜粥 …… 273
桃仁高粱粥 …… 274
薏苡仁大枣粥 …… 274
桂心粥 …… 274
山药桂圆粥 …… 275
松仁粥 …… 275
芝麻杏仁粥 …… 275
八宝糯米粥 …… 276
荔核粥 …… 276
枸杞子麦片粥 …… 277

第四节 家常降“糖”茶饮 …… 278

乌梅茶 …… 278
白萝卜茶 …… 278
石榴茶 …… 278
山药葛根茶 …… 279
金银山菊茶 …… 279
罗汉果茶饮 …… 279
知母花粉茶 …… 280
麦冬乌梅茶 …… 280
桑葚茉莉饮 …… 280
玉竹速溶饮 …… 281
小麦大枣茶 …… 281
洋参生麦茶 …… 281

第五节 家常降“糖”药酒 282

山楂酒 282

菊花酒 282

人参枸杞酒 283

桂圆酒 283

黑豆酒 283

地黄酒 283

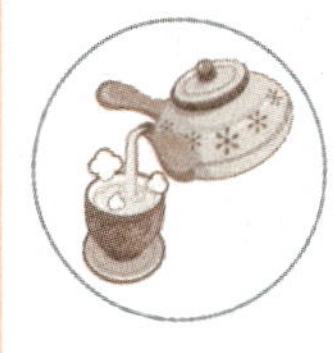

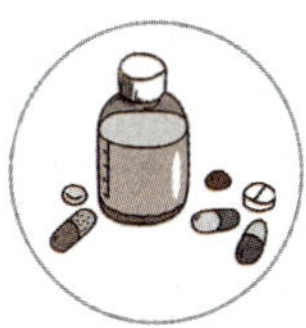

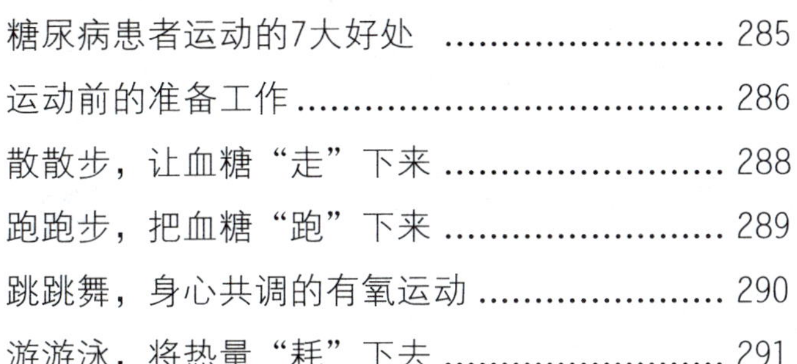

附录 运动降血糖的智慧

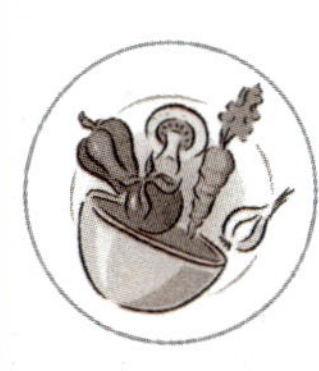

糖尿病患者运动的7大好处 285

运动前的准备工作 286

散散步，让血糖“走”下来 288

跑跑步，把血糖“跑”下来 289

跳跳舞，身心共调的有氧运动 290

游游泳，将热量“耗”下去 291

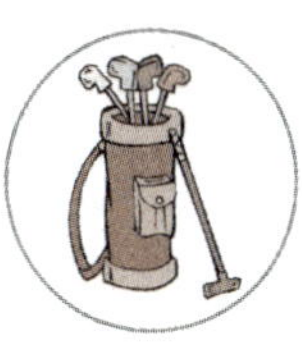

第一章

揭开糖尿病的神秘面纱

糖尿病，常常被人们称为“现代富贵病”。它不仅给患者造成肉体及精神上的痛苦，而且给家庭和社会造成巨大的经济负担，糖尿病的并发症还可能导致患者残疾或死亡。只有全面了解了糖尿病的病情发展、血糖控制、胰岛素注射的相关知识，才能在血糖监测的基础上及时、适量、灵活地调整胰岛素的用量，从而控制病情、延长寿命。

第一节 降“糖”关键词

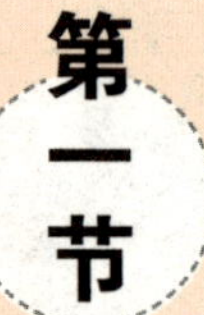

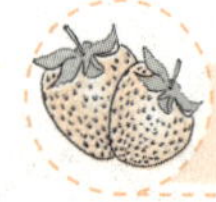

什么是血糖

血糖是指血液中的葡萄糖含量，它是糖在体内的运输形式。血液中的糖类以葡萄糖为主，其他糖类如果糖、乳糖等，因含量极微，故不计量。

血糖的功能

血糖的功能主要是提供人体各器官（如大脑、心脏、肌肉等）活动时所需的能量，所以血糖必须保持一定的水平才能维持机体的正常运转。

血糖的来源

1.饭后食物中的糖消化成葡萄糖，吸收进入血循环，为血糖的主要来源。

2.空腹时血糖来自肝脏，肝脏储有肝糖原，空腹时肝糖原分解成葡萄糖进入血液。

3.蛋白质、脂肪及从肌肉生成的乳酸可通过糖异生过程变成葡萄糖。

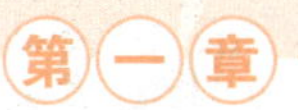

血糖的主要去路

1.血糖的主要去路是在全身各组织细胞中氧化分解成二氧化碳和水，同时释放出大量能量，供人体利用、消耗。

2.进入肝脏变成肝糖原储存起来。

3.进入肌肉细胞变成肌糖原储存起来。

4.转变为脂肪储存起来。

5.转化为细胞的组成部分。

血糖的正常值

糖尿病的诊断只有一个标准就是血糖。正常情况下，血糖浓度在一天之中是轻度波动的。一般来说餐前血糖略低，餐后血糖略高，但这种波动是保持在一定范围内，人体能够通过激素调节和神经调节这两大调节系统确保血糖的来源与去路平衡，使血糖维持在一定水平。

一般查血糖一查空腹的，二查饭后两小时的。空腹血糖正常值是4.0～6.1毫摩/升。而空腹糖尿病的诊断标准是7.0毫摩/升。有的人既不是正常的，也没得糖尿病。这种症状叫做空腹血糖增高。另外，饭后血糖也是很重要的，饭后血糖的正常值是：餐后血糖值小于7.8毫摩/升。糖尿病的诊断标准是11.1毫摩/升以上。如果血糖在这个阶段，称做餐后血糖增高。不是糖尿病患者，也不是健康者。不是糖尿病的人血糖增高也很危险，很容易得糖尿病。这种人一定要小心，“糖尿病”的帽子就悬在他的头上。若不加注意，很容易就会戴上糖尿病的帽子。即使是血糖完全正常的，如果具备一些高危因素，还得要注意预防糖尿病。

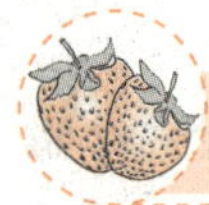

什么是高血糖

空腹（8小时内无糖及任何含糖食物摄入）血糖高于正常范围，称为高血糖，空腹血糖正常值4.0～6.1毫摩/升，餐后两小时血糖高于正常范围，达7.8毫摩/升，也可以称为高血糖。高血糖不是一种疾病的诊断，只是一种血糖监测结果的判定，血糖监测是一时性的结果，高血糖不完全等于糖尿病。

高血糖产生的原因

1.摄食过多，特别是甜食或含糖饮料的过多摄入会引起高血糖。

2.在生病或并发各种感染时，如感冒、泌尿系统感染等，原先使用的胰岛素或口服降糖药的剂量不够都会导致高血糖。

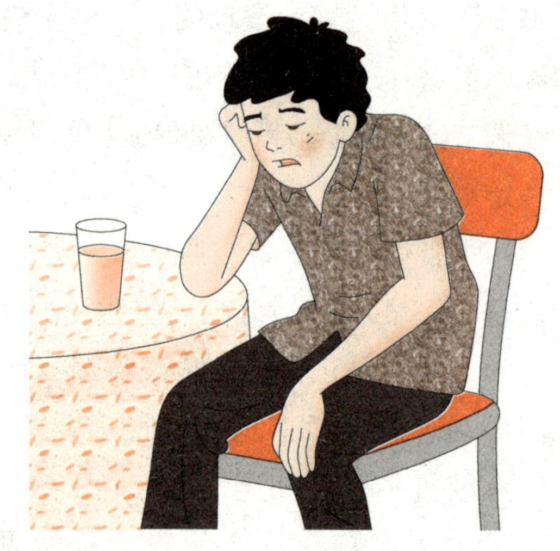

3.剧烈运动、疼痛、全身麻醉、外伤、寒冷、疲劳等各种应激时，体内对抗胰岛素的各种激素及胰高血糖素分泌增多，加速糖原分解，从而使血糖升高。

4.情绪或精神上的压力过重，或喜、怒、忧、思、悲、恐、惊七情失调，也会刺激肾上腺素分泌增加，使血糖升高。

5.服用某些药物，如泼尼松、地塞米松或者某些止咳糖浆也会使血糖变得过高。

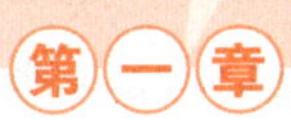

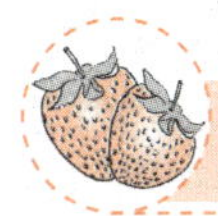

什么是低血糖

成年人空腹血糖浓度低于2.8毫摩/升称为低血糖，低血糖会产生以交感神经过度兴奋及脑功能障碍为特征的综合征。

低血糖产生的原因

1.应用胰岛素及磺脲类降糖药物过量。

2.因神经调节失常、迷走神经兴奋过度、体内胰岛素分泌过多所致的功能性低血糖症。

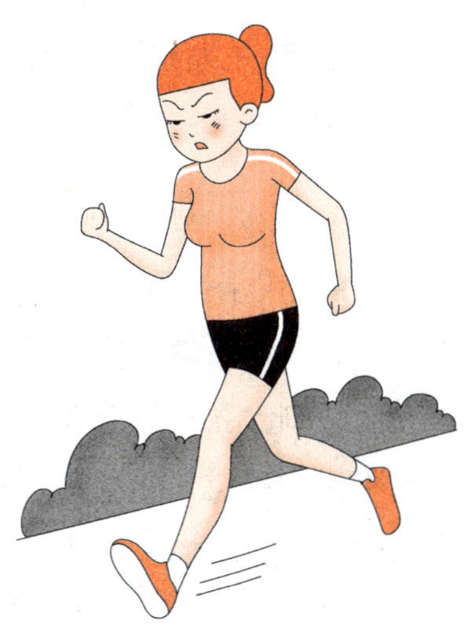

3.胃肠手术后，由于食物迅速进入空肠，葡萄糖吸收太快、血糖增高，刺激胰岛素分泌过量而引起低血糖。或者进食量不够，该加餐的时候没加餐也会引起低血糖。

4.胰岛β细胞瘤、严重肝病、垂体前叶和肾上腺皮质功能减退等可导致器质性低血糖症。

5.持续剧烈运动（如长跑）时运动量增加，却没有及时调整饮食和药物，也会出现低血糖症状。

专家提示

当你觉得有疑似低血糖症状又无法测试血糖时，最好先治疗而不要等，记住这简单的规则：当有疑问时就治疗。轻微的低血糖若不及时处理，有可能进一步发展成严重的低血糖，导致丧失意识，无法自行处理。

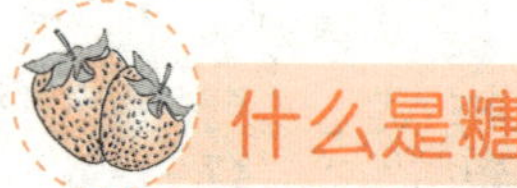

什么是糖尿病

糖尿病是由遗传因素、免疫功能紊乱、微生物感染及其毒素、自由基毒素、精神因素等各种致病因子作用于机体导致胰岛功能减退、胰岛素抵抗等而引发的糖、蛋白质、脂肪、水和电解质等一系列代谢紊乱综合征，糖尿病（血糖）一旦控制不好就会引起并发症，导致肾、眼、足等部位的衰竭或病变，且无法治愈。

糖尿病的基本症状

多食 由于大量尿糖丢失，如每日失糖500克以上，机体处于半饥饿状态，能量缺乏需要补充，引起食欲亢进，食量增加。同时又因高血糖刺激胰岛素分泌，因而患者易产生饥饿感，食欲亢进，老有吃不饱的感觉，甚至每天进食五六次，主食达1～1.5千克，副食也比健康人明显增多，还不能满足食欲。

多饮 由于多尿，水分丢失过多，发生细胞内脱水，刺激口渴中枢，出现烦渴多饮，饮水量和饮水次数都增多，以此补充水分。排尿越多，饮水也越多，形成正比关系。

多尿 尿量增多，每昼夜尿量达3000～5000毫升，最高可达10000毫升以上。排尿次数也增多，一二个小时就可能小便1次，有的患者甚至每昼夜可达30余次。糖尿病患者血糖浓度增高，体内不能被充分利用，特别是肾小球滤出而不能完全被肾小管重吸收，以致形成渗透性利尿，出现多尿。血糖越高，排出的尿糖越多，尿量也越多。

消瘦 体重减轻，由于胰岛素不足，机体不能充分利用葡萄糖，使脂肪和蛋白质分解加速来补充能量和热量。其结果使体内糖类（碳水化合物）、脂肪及蛋白质被大量消耗，再加上水分的丢失，患者体重减轻、形体消瘦，严重者体重可下降数十斤，以致疲乏无力、精神不振。同样，病程时间越长，血糖越高；病情越重，消瘦也就越明显。

糖尿病的早期症状

眼睛疲劳、视力下降　眼睛容易疲劳，视力急剧下降。当感到眼睛很疲劳，看不清东西，站起来时眼前发黑，眼睑下垂，视界变窄，看东西模糊不清，眼睛突然从远视变为近视或出现以前没有的老花眼现象时，要立即进行眼科检查。

手脚麻痹、发抖　糖尿病患者会有顽固性手脚麻痹、手脚发抖、手指活动不灵及阵痛感、剧烈的神经炎性脚痛、下肢麻痹、腰痛、不想走路、夜间小腿抽筋、眼运动神经麻痹、重视和两眼不一样清楚，还有自律神经障碍等症状，一经发现就要去医院检查，不得拖延。

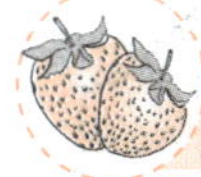

胰岛素知多少

胰岛素是由胰岛β细胞受内源性或外源性物质如葡萄糖、乳糖、核糖、精氨酸、胰高血糖素等的刺激而分泌的一种蛋白质激素。胰岛素是机体内唯一降低血糖的激素，同时促进糖原、脂肪、蛋白质合成。

了解胰脏和胰岛

胰脏在人体胃部的右下方，十二指肠的左边，是一个长条形的脏器。正常重量为50～75克。胰脏本身是一个腺体，在胰脏内有许多星罗棋布的细胞群，像大海中的小岛，故称胰岛。胰岛的总数有100万～200万个，其体积占整个胰腺的1%～2%，重量为1～2克。胰岛自胰头到胰尾数量逐渐增多。胰岛内包含3种不同的细胞：

1. α细胞　占胰岛细胞总数的24%～40%，分泌胰高血糖素，可以增高血糖。

2. β细胞　占胰岛细胞总数的60%～80%，功能为分泌胰岛素，可降低血糖。

3. γ细胞　占胰岛细胞总数的6%～16%，可能分泌胃泌素，血糖升高时，它有抑制高血糖素分泌的作用。

胰岛的3种细胞以β细胞最多，是胰腺中的重要组成部分，有其独特的生理功能。糖尿病患者胰岛β细胞的颗粒减少，使β细胞分泌胰岛素的能力丧失或部分丧失，可见β细胞颗粒的多少与胰岛素的分泌量有直接关系。

胰岛素的作用

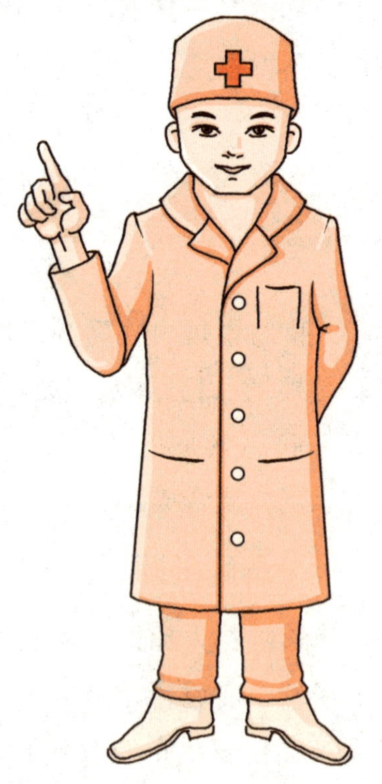

1.胰岛素能促进全身组织细胞对葡萄糖的摄取和利用，并抑制糖原的分解和糖原异生，因此，胰岛素有降低血糖的作用。胰岛素分泌过多时，血糖下降迅速，脑组织受影响最大，可出现惊厥、昏迷，甚至引起胰岛素休克。相反，胰岛素分泌不足或胰岛素受体缺乏常导致血糖升高；若超过肾糖阈，则糖从尿中排出，引起糖尿。同时由于血液成分中改变（含有过量的葡萄糖），亦导致高血压、冠心病和视网膜血管病等病变。

2.胰岛素能促进脂肪的合成与贮存，使血中游离脂肪酸减少，同时抑制脂肪的分解氧化。胰岛素缺乏可造成脂代谢紊乱，脂肪贮存减少，分解加强，血脂升高，久之可引起动脉硬化，进而导致心脑血管的严重疾患；与此同时，胰岛素缺乏会导致机体脂肪分解增加，生成大量酮体，出现酮症酸中毒。

3.胰岛素一方面促进细胞对氨基酸的摄取和蛋白质的合成，一方面抑制蛋白质的分解，因而有利于生长。腺垂体生长激素的促蛋白质合成作用，必须有胰岛素的存在才能表现出来。因此，对于生长来说，胰岛素也是不可缺少的激素之一。

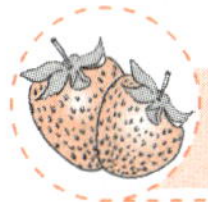

胰岛素与糖尿病

正常情况下，人体在用餐后体内分泌的胰岛素会增多，而在空腹时胰岛素会减少。虽然正常人血糖浓度会随着进餐而有所波动，但在胰岛素的调节下，能使这种波动保持在一定的范围内。如果缺少胰岛素或者胰脏不能正常分泌胰岛素时，就会使血糖中的葡萄糖无法进入细胞，不能提供能量给身体，血糖就会因此升高而引发糖尿病。所以，胰脏分泌胰岛素功能的下降，是导致糖尿病发病的原因。

影响体内胰岛素分泌的因素

血浆葡萄糖浓度是影响胰岛素分泌的最重要因素。口服或静脉注射葡萄糖后，胰岛素释放呈两相反应。早期快速相，门静脉血浆中胰岛素在2分钟内即达到最高值，随即迅速下降；延迟缓慢相，10分钟后血浆胰岛素水平又逐渐上升，一直延续1小时以上。早期快速相显示葡萄糖促使储存的胰岛素释放，延迟缓慢相显示胰岛素的合成和胰岛素原转变的胰岛素。

进食含蛋白质较多的食物后，血液中氨基酸浓度升高，胰岛素分泌也增加。精氨酸、赖氨酸、亮氨酸和苯丙氨酸均有较强的刺激胰岛素分泌的作用。

进餐后胃肠道激素增加可促进胰岛素分泌如胃泌素、胰泌素、胃抑肽、肠血管活性肽都刺激胰岛素分泌。

自主神经功能状态：迷走神经兴奋时促进胰岛素分泌；交感神经兴奋时则抑制胰岛素分泌。

胰岛素在治疗糖尿病中的意义

1.1型糖尿病患者体内胰岛β细胞基本被破坏，不能产生胰岛素供给人体的需要，必须依赖外源性胰岛素进行替代治疗，纠正人体糖、蛋白质和脂肪代谢的紊乱。

2.2型糖尿病患者体内胰岛β细胞还有一定的分泌功能，但此型患者多伴有肥胖，这种体型的患者体内外周细胞往往对胰岛素不敏感，引起胰岛素量的相对不足。故使用胰岛素的目的与1型糖尿病不同，不是为了补充胰岛素量的不足，而是为了降低过高的血糖浓度以控制症状。由于外源性胰岛素的进入，提高了体内胰岛素的浓度，故使用不当，有引起高胰岛素血症的危险。胰岛素浓度过高，可促进脂肪合成而引起肥胖，甚至加重胰岛素抵抗。如果长期使用，还会增加糖尿病性心脏病的发生率。

3.妊娠期的患者，使用胰岛素治疗可以较好地调节体内各种物质的平衡，有利于胎儿的生长发育和孕妇顺利分娩，避免孕妇出现各种并发症，防止胎儿发育畸形，减少孕妇分娩时的危险和出现难产及死胎现象。

4.合并严重感染、创伤而处于应激状态的患者，其交感神经兴奋，肾上腺素、胰高血糖素等物质分泌增加，而胰岛素分泌减少，从而使血糖升高。升高的血糖一方面可保证患者体内大脑等

重要器官的血液供应，同时也增加了胰岛β细胞的负担，特别是糖尿病患者，胰岛β细胞功能衰竭，将导致血糖急剧升高，并持续不降，导致一系列严重的并发症。此时，必须使用胰岛素，以帮助患者保持体内的水、无机盐和糖类、脂肪、蛋白质代谢的平衡，避免病情的恶化。

专家提示

胰岛素是一种蛋白质激素，由胰岛内的胰岛β细胞分泌。临床上使用胰岛素治疗的患者，血清中存在胰岛素抗体，影响放射免疫方法测定血胰岛素水平，在这种情况下可通过测定血浆C肽水平，来了解内源性胰岛素分泌状态。

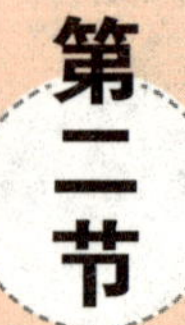

第二节 糖尿病的类型

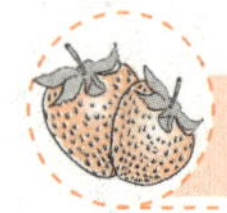

1型糖尿病——青少年发病型糖尿病

什么是1型糖尿病

1型糖尿病是一种自体免疫疾病。自体免疫疾病是由于身体的免疫系统对自身作出攻击而成的。糖尿病患者的免疫系统对自身分泌胰岛素的胰脏β细胞作出攻击并杀死它们，结果胰脏不能分泌足够的胰岛素。

1型糖尿病又叫青少年发病型糖尿病，这是因为它常常在35岁以前发病，占糖尿病患者人数的10%以下。1型糖尿病从发病开始就需使用胰岛素治疗，并且终身使用。原因在于1型糖尿病患者体内胰腺产生胰岛素的细胞已经彻底损坏，从而完全失去了产生胰岛素的功能。在体内胰岛素绝对缺乏的情况下，就会引起血糖水平持续升高，出现糖尿病。

儿童也是1型糖尿病常见的发病对象，儿童1型糖尿病患者起病多数较急，几天内可突然表现明显：多饮、多尿、每天饮水量和尿量可达几升、胃纳增加但体重下降。年幼患者常见遗尿、消瘦，应引起家长注意。发病诱因常由于感染、饮食不当。婴幼儿患者的症状特点常常是遗尿，而多饮、多尿容易被忽视，有的直到发生酮症酸中毒后才就诊。

1型糖尿病胰岛β细胞的破坏率达80%以上，患者出现糖尿病症状。导致胰岛β细胞大量破坏的原因可能是遗传与环境因素相互作用引发特异性自身免疫反应选择性破坏胰岛β细胞。因为胰岛β细胞绝大部分被破坏，任何刺激胰岛素分泌的因素都不能促使β细胞合成与分泌胰岛素，胰岛素绝对缺乏，易发生酮症，必须使用胰岛素治疗。

1型糖尿病的发病原因

1. 自身免疫系统缺陷 因为在1型糖尿病患者的血液中可查出多种自身免疫抗体，如谷氨酸脱羧酶抗体、胰岛细胞抗体等。这些异常的自身抗体可以损伤人体胰岛分泌胰岛素的β细胞，使之不能正常分泌胰岛素。

2. 遗传因素 研究表明遗传缺陷是1型糖尿病的发病基础。科学家的研究提示，1型糖尿病有家族性发病的特点：如果你父母患有糖尿病，那么与无此家族病史的人相比，你更易患上此病。

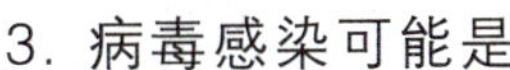
3. 病毒感染可能是诱因 因为1型糖尿病患者发病之前的一段时间内常常得过病毒感染，而且1型糖尿病的“流行”，往往出现在病毒流行之后。那些引起流行性腮腺炎和风疹的病毒，以及能引起脊髓灰质炎的柯萨奇病毒家族，都可以在1型糖尿病中起作用。

专家提示

1岁至青春期是儿童糖尿病的高发期，过早地喂食牛奶、淀粉类食物也可能造成1型糖尿病的发展。同时，家长应该少给孩子吃高脂肪的食物。

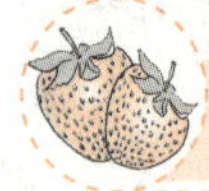

2型糖尿病——成人发病型糖尿病

什么是2型糖尿病

2型糖尿病，又名非胰岛素依赖型糖尿病，易出现非酮症高血糖高渗性昏迷。2型糖尿病多在35岁之后发病，占糖尿病患者90%以上。患者体内产生胰岛素的能力并非完全丧失，有的患者体内胰岛素甚至产生过多，但胰岛素的作用效果却大打折扣，因此患者体内的胰岛素是一种相对缺乏。

2型糖尿病的发病原因

目前认为发病原因是胰岛素抵抗（主要表现为高胰岛素血症，葡萄糖利用率降低）和胰岛素分泌不足的合并存在，其表现是不均一的，有的以胰岛素抵抗为主，伴有胰岛素分泌不足，有的则是以胰岛素分泌不足，伴有或不伴有胰岛素抵抗。胰岛素是人体胰腺β细胞分泌的身体内唯一的降血糖激素。胰岛素抵抗是指体内周围组织对胰岛素的敏感性降低，外周组织如肌肉、脂肪对胰岛素促进葡萄糖的吸收、转化、利用发生了抵抗。

1.遗传因素 和1型糖尿病类似，2型糖尿病也有家族发病的特点。因此很可能与遗传基因有关。这种遗传特性2型糖尿病比1型糖尿病更为明显。例如：双胞胎中的一个患了1型糖尿病，另一个有

40%的概率患上此病；但如果是2型糖尿病，则另一个就有70%的机会患上2型糖尿病。

2.肥胖因素 2型糖尿病的一个重要因素可能就是肥胖症。遗传原因可引起肥胖，同样也可引起2型糖尿病。身体中心型肥胖患者的多余脂肪集中在腹部，他们比那些脂肪集中在臀部与大腿上的人更容易发生2型糖尿病。

3.年龄因素 年龄也是2型糖尿病的发病因素。有一半的2型糖尿病患者多在55岁以后发病。高龄患者容易出现糖尿病也与年龄大的人容易超重有关。

4.现代生活方式的影响 吃高热量的食物和运动量的减少也能引起糖尿病，有人认为这也是由于肥胖而引起的。肥胖症和2型糖尿病一样，在那些饮食和活动习惯均已“西化”的美籍亚裔和拉丁裔人中更为普遍。

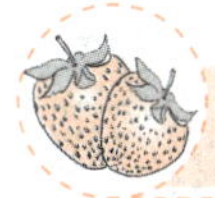

如何鉴别1型、2型糖尿病

一般情况下，通过发病时的年龄就可知道自己患的是1型糖尿病还是2型糖尿病。但在有些情况下诊断并不那么容易，需要考虑多方面因素才能综合判断出自己属于哪一型。区分1型糖尿病和2型糖尿病，对于今后的治疗有重要指导意义。

鉴别1型、2型糖尿病的依据

鉴别依据	1型糖尿病	2型糖尿病
发病原因	免疫与遗传	遗传与生活方式
发病年龄	青年及青少年	中老年
发病方式	急	缓慢或无症状
体重情况	多偏瘦	多偏胖

胰岛素分泌	绝对缺乏	相对缺乏
酮症酸中毒	容易发生	不易发生
一般治疗	注射胰岛素	口服降糖药

具体来讲，可通过以下几个方面来区分：

1.年龄　1型糖尿病大多数为35岁以下发病，20岁以下的青少年及儿童绝大多数为1型糖尿病，仅极少数例外；2型糖尿病患者大多数为35岁以上的中老年人，50岁以上患1型糖尿病的人很少。总之，年龄越小，越容易患1型糖尿病；年龄越大，越容易患2型糖尿病。

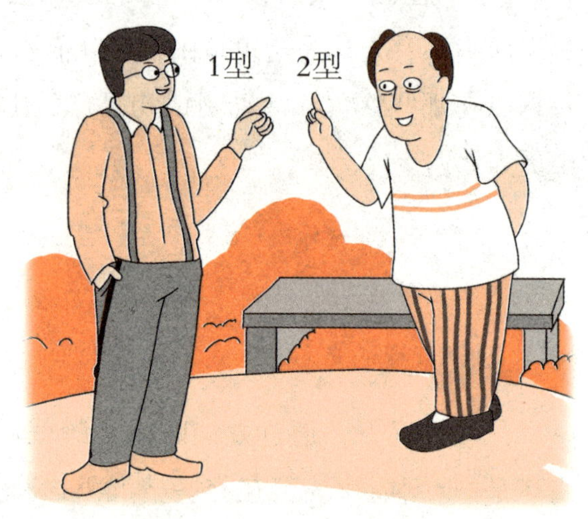

2.发病时体重　发生糖尿病时明显超重或肥胖者大多数为2型糖尿病，肥胖越明显，越易患2型糖尿病；1型糖尿病患者在起病前体重多属正常或偏低。无论是1型糖尿病还是2型糖尿病，在发病之后体重均有不同程度降低，1型糖尿病往往有明显的消瘦现象。

3.临床症状　1型糖尿病均有明显的临床症状，如多饮、多尿、多食等，即“三多”，而2型糖尿病常无典型的“三多”症状。为数不少的2型糖尿病患者由于临床症状不明显，常常难以确定何时起病，有的只是在检查血糖后才知道自己患了糖尿病。1型糖尿病患者由于临床症状比较突出，故常能确切地发现自己的起病时间。

4.急、慢性并发症 1型与2型糖尿病均可发生各种急、慢性并发症，但在并发症的类型上有些差别。就急性并发症而言，1型糖尿病容易发生酮症酸中毒；2型糖尿病较少发生酮症酸中毒，但年龄较大者易发生非酮症高渗性昏迷。就慢性并发症而言，1型糖尿病容易并发眼底视网膜病变、肾脏病变和神经病变，发生心、脑、肾或肢体血管动脉硬化性病变则不多见；而2型糖尿病除可发生与1型糖尿病相同的眼底视网膜病变、肾脏病变和神经病变外，心、脑、肾血管动脉硬化性病变的发生率较高，合并高血压也十分常见。因此2型糖尿病患者发生冠心病及脑血管意外的可能远远超过1型糖尿病患者，这是一个十分明显的不同点。

5.临床治疗 1型糖尿病只有注射胰岛素才可控制高血糖，稳定病情，口服降糖药一般无效。2型糖尿病通过合理的饮食控制和适当的口服降糖药治疗，便可获得一定的效果。

对于那些通过临床表现很难判断是哪种类型糖尿病的患者，常常需要做进一步的检查。这些检查包括：空腹及餐后2小时胰岛素或C肽检查：可以了解患者体内胰岛素是绝对缺乏还是相对缺乏；各种免疫抗体的检查：如谷氨酸脱羧酶抗体、胰岛细胞抗体等，这些抗体检查可以了解患者的糖尿病是否与免疫有关。

专家提示

别拿保健品当“药”吃，保健食品与药品最根本的区别在于，保健食品没有确切的治疗作用，不能用作治疗疾病，仅具有保健功能。区别两者最简单的办法是，买药时，一定要先在药品的包装盒上找到“批准文号”，若其开头为“国药准字”则为药品，若是“国食健字”或“卫食健字”则为保健品。

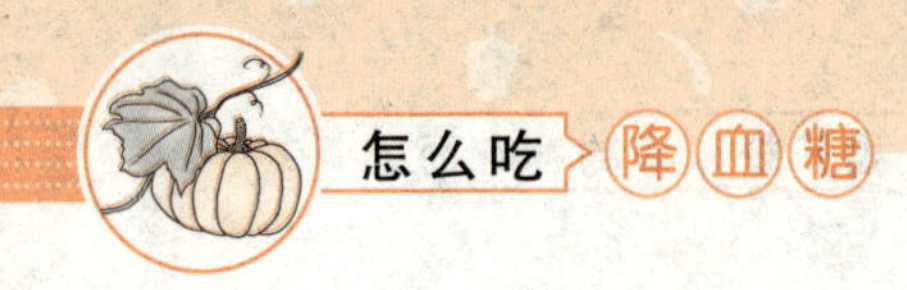

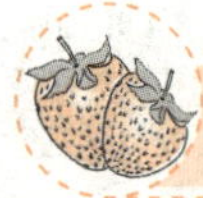

妊娠糖尿病——肥胖和高龄产妇易发病

妊娠糖尿病是指妇女在怀孕期间患上的糖尿病。我国妊娠糖尿病在所有怀孕妇女中的发病率约为7%，同时，临床数据显示有2%～3%的患者在妊娠之后糖尿病自然消失。妊娠糖尿病更容易发生在肥胖和高龄产妇中。有将近30%的妊娠糖尿病妇女以后可能发展为2型糖尿病。

妊娠糖尿病的发病原因

1.激素异常 妊娠时胎盘会产生多种供胎儿发育生长的激素，这些激素对胎儿的健康成长非常重要，却可以阻断母亲体内的胰岛素作用，因此引发糖尿病。妊娠第24~28周是这些激素的高峰时期，也是妊娠糖尿病的常发时期。

2.遗传基础 发生妊娠糖尿病的患者将来出现2型糖尿病的危险很大（但与1型糖尿病无关）。因此有人认为引起妊娠糖尿病的基因与引起2型糖尿病的基因可能彼此相关。

3.肥胖症 肥胖症不仅容易引起2型糖尿病，同样也可引起妊娠糖尿病。

妊娠糖尿病对胎儿的影响

1.先天畸形 由于早孕期间血糖高，尿中出现酮体，可致胎儿畸形，以心血管、中枢神经、骨骼及消化系统异常常见。

2.巨大儿 孕妇血糖过高可直接通过胎盘进入胎儿血循环，导致胎儿高血糖并刺激胰岛细胞增生肥大，分泌胰岛素过多，促进胎儿脂肪及蛋白质的合成，使胎儿全身脂肪聚集。

3.胎儿宫内发育迟缓 严重糖尿病患者常伴有血管病变致血管

狭窄，子宫胎盘血流量减少，以致影响胎儿发育。

4.新生儿低血糖 新生儿离开母体高血糖环境后，若不及时识别并补充糖分，容易发生低血糖，甚至可能危及生命。

5.其他 高血糖及高胰岛素使胎儿代谢增加，胎儿耗氧量大易形成慢性缺氧，引起窒息，并可诱发胎儿骨髓外造血引起的血红细胞增多或高胆红素血症，血胆红素过高会影响新生儿的智力发展。

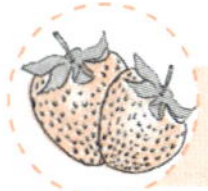

继发性糖尿病——原发疾病的一种并发症

继发性糖尿病是指由于已知的原发病所致的慢性高血糖状态，糖尿病是这些原发疾病的一种并发症。一般而言，在原发病得到根治后，继发性糖尿病可以痊愈。

常见的继发性糖尿病

1.胰腺疾病与继发性糖尿病 胰腺除了分泌胰液参与消化蛋白质、脂肪外，也是胰岛素的内分泌器官。胰腺的严重病变可造成胰岛素生成和分泌障碍，引发糖尿病。

2.药物与继发性糖尿病 某些药物可以引起糖耐量受损甚至糖尿病，常见的药物有利尿剂、糖皮质激素、口服避孕药以及某些降压药等。但是，药物引发的高血糖发生率较低，除了药物因素外，患者本人的内因也起着一定作用。

内分泌疾病与继发性糖尿病

1.生长激素瘤 这是由于生长激素分泌过多引起的一种综合征，在儿童发病可以表现为巨人症，在成人发病则表现为肢端肥大症。

2.皮质醇增多症 这是由于肾上腺增生或肿瘤分泌过多的皮质醇所引起的综合征，表现为向心性肥胖、高血压和高血糖。

3.醛固酮增多症 这是由于肾上腺分泌过多的醛固酮，造成高血压、低血钾，低血钾可以损害胰岛的分泌功能，从而发生高血糖。

4.嗜铬细胞瘤 这是由于肾上腺髓质或交感神经嗜铬细胞发生的肿瘤分泌过多的肾上腺素和去甲肾上腺素，导致高血压和高血糖。

继发性糖尿病的特点

继发性糖尿病的一个特点就是高血糖有因可查，去除了这些原因后，高血糖可以被纠正。例如，嗜铬细胞瘤引起的高血压、糖尿病，在手术切除肿瘤后，血压和血糖能恢复正常；药物引起的高血糖，在停药后往往消失。

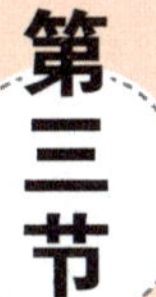

第三节 糖尿病并发症及其危害

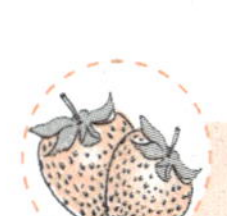

并发心脑血管病变，易致死亡率上升

心脑血管并发症是糖尿病的致命性并发症，由其引起的死亡率约占80%，使糖尿病患者的寿命减少1/3，死亡率是非糖尿病患者的3.5倍，主要表现于主动脉、冠状动脉、脑动脉粥样硬化以及广发小血管内皮增生及毛细血管基膜增厚的微血管糖尿病病变。由于血糖升高、红细胞膜和血红蛋白糖化，导致血管内皮细胞缺血、缺氧及损伤，从而引起大量的内皮素释放，血管收缩与扩张不协调，血小板黏附，

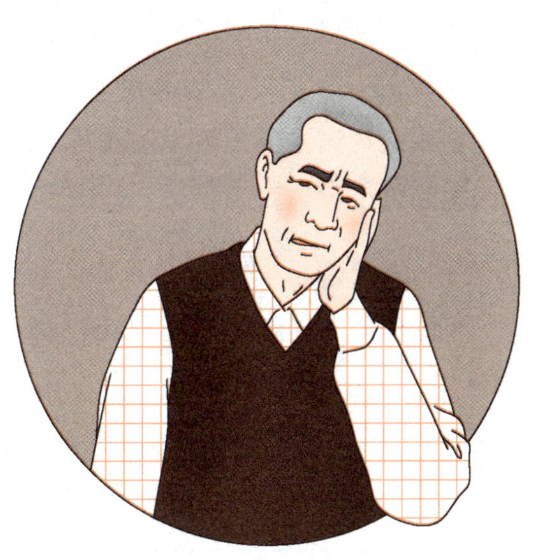

脂质在血管壁的沉积，形成高血糖、高血脂、高黏血症、高血压，致使糖尿病心脑血管病发病率和死亡率呈上升趋势。

糖尿病并发心脑血管病变的常见症状

1.面部或一侧肢体突然感觉无力、麻木。

2.出现口角歪斜，一侧肢体不能动弹。

3.眼睛突然出现视物模糊，甚至失明。

4.突然言语不清，甚至不能说话。

5.出现无诱因喝水呛咳。

6.不能听清他人说话或不能明白他人说话的意思。

7.头痛，甚至呕吐。

8.突然眩晕，站立不稳，甚至摔倒。

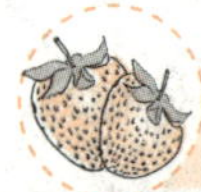

并发肾部病变，可导致肾衰竭

糖尿病肾病是非常常见而又比较危险的糖尿病并发症，是糖尿病最严重的并发症之一，又是导致肾衰竭和终末期肾病的主要原因。糖尿病肾病主要指糖尿病性肾小球硬化症，这是一种以血管损害为主的肾小球病变。

糖尿病并发肾部病变的常见症状

1.蛋白尿　蛋白尿是糖尿病肾病的一个标志性症状。随着糖尿病肾病的病情发展，患者开始出现持续性蛋白尿症状，肾小球的滤过率逐渐下降，肾脏病变严重程度也将进一步加重。此时，糖尿病肾病患者出现大量蛋白尿、肾小球滤过率低于正常时，患者的肾脏恶化进展将难以控制，很快会发展成为糖尿病肾功能衰竭。

2.水肿和肾病综合征　早期糖尿病肾病患者一般没有水肿；当糖尿病肾病患者的24小时尿蛋白定量超过3克时，水肿就会出现。

一旦患者出现明显的全身水肿，糖尿病肾病的病情将呈持续性进展状态。糖尿病肾病患者病程越长，引起水肿的糖尿病肾病并发症出现越多，其中20%左右的糖尿病患者会有肾病综合征出现。

3.高血压 糖尿病肾病晚期，发生持续性蛋白尿时间较长的糖尿病肾病患者多出现高血压症状。高血压的出现将加快糖尿病肾病患者的肾功能恶化进展速度。

4.肾功能衰竭 糖尿病一旦出现肾脏损害，其病变过程是进行性的，最终发展成为氮质血症、尿毒症。

5.贫血 有明显氮质血症的糖尿病肾病患者，可有轻度至中度的贫血症状，用铁剂治疗无效。

6.其他症状 可发生视网膜病变症状，常伴有多种并发症症状：心力衰竭与膀胱炎等。酮症酸中毒和高渗性昏迷伴循环衰竭时，糖尿病肾病患者还可发生急性肾功能衰竭等。

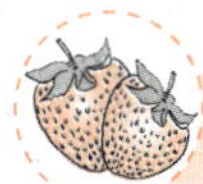

并发眼部病变，可导致失明

糖尿病引起眼部病变最常见的是糖尿病性视网膜病变，除此以外，较常见的有白内障，眼部神经系统病变，青光眼及角膜、结膜、眼睑等部位的病变。

糖尿病并发眼部病变的常见症状

1.突然视力下降 视力突然下降，视野缺损，眼底可见视神经水肿或萎缩。

2.视物成双或斜视 视力下降、视物成双、头痛、恶心、眼睑下垂。脑神经病变可单一发生，亦可同时发生；可单眼，亦可双眼发生。

3.青光眼 眼底青光眼视神经损害。

4.眼睑也可发生改变 眼睑反复发作的疖肿、麦粒肿、睑缘炎等，常久治不愈。较多发生眼睑黄色瘤，多位于上睑内侧，双侧对称，黄色皮肤斑，轻隆起。

5.球结膜发生变化 球结膜小血管扩张，管径不均匀，部分呈索状或不规则；也可有小血管破裂而出血，表现为球结膜变红。

专家提示

建议糖尿病患者每年做一次散瞳检查眼底。1型糖尿病患者过了青春期后应定期检查眼底，2型糖尿病患者从发病后5年起应每年检查一次或遵医嘱。如有眼部异常感觉，及时去找眼科医生检查治疗，并要缩短眼科随诊时间，改半年或3个月检查一次。

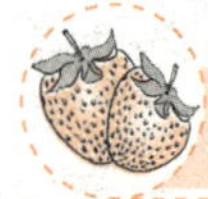

并发神经病变，可导致功能障碍

糖尿病神经病变是糖尿病最常见的慢性并发症之一，病变可累及中枢神经及周围神经，后者尤为常见。糖尿病可影响整个神经系统，从脑神经到周围神经，主要是对代谢方面和微血管病变的影响。其中大血管病变主要为动脉粥样硬化，是糖尿病性脑血管病、尤其是脑梗死的主要原因；虽然无糖尿病也可能发生脑梗死，但有糖尿病则发病较早，发展较快，病情也较重。而微血管病变可引起微循环障碍，血流减慢，使神经纤维受到损害，功能发生障碍，发展成为神经病变。

糖尿病周围神经病变包括脑神经病变、感觉神经病变、运动神经病变以及自主神经病变。

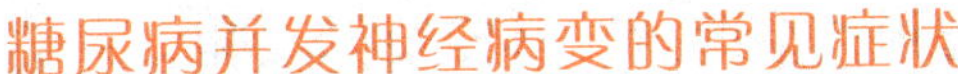

糖尿病并发神经病变的常见症状

1.感觉异常 糖尿病神经病变患者不能区分冷热或对冷热过度敏感、对疼痛不敏感或过度敏感、有“蚂蚁爬过”的感觉等。

2.常有手脚发冷或发热的感觉 以上症状常发生在上、下肢，以下肢更常见，但也可影响身体其他部位，受影响部位双侧对称，最初局限于手指或脚趾，后逐渐向上发展，典型的人表现为“手套状”或“袜套状”，且夜间加重。

3.麻木 失去知觉样麻木，有一种麻木部分的肢体不属于自己身体的感觉。若双脚麻木，走路时双脚感觉像踩在棉花上一样，不能辨别物体的形状；针刺样麻木的感觉非常难受，这种感觉与长时间采用一种姿势，而使肢体麻木的感觉相似。

4.自发性疼痛 即便是休息时也会感觉疼痛，这种疼痛非常严重，夜间更重，有时让人彻夜难眠。

5.膀胱功能异常 部分患者不能将膀胱内小便全部排出，即残余尿增加，膀胱充盈，直至尿潴留；有部分患者不能控制小便，开始仅在剧烈运动、弯腰时发生，进一步发展则出现尿失禁。

6.消化道异常 起初仅为腹部不适、食欲减退等，后可出现腹泻、便秘、腹泻便秘交替，恶心、呕吐，呕吐物有酸臭味。

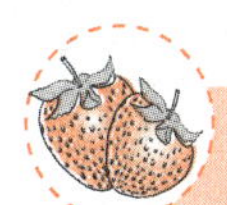

并发足部病变，可导致坏疽

糖尿病足是指糖尿病患者由于合并神经病变及各种不同程度末梢血管病变，而导致下肢感染、溃疡形成和（或）深部组织的破坏。在临床上，由于糖尿病患者长期受到高血糖的影响，下肢血管硬化、血管壁增厚、弹性下降，血管容易形成血栓，并集结成斑块，从而造成下肢血管闭塞、肢端神经损伤，进而造成下肢组织病变。而足离心脏最远，闭塞现象最严重，从而引发水肿、发黑、腐烂、坏死，形成坏疽。

糖尿病并发足部病变的常见症状

1.湿性坏疽　肢端体表局部软组织糜烂，形成浅溃疡，继之溃烂深入肌层，甚至烂断肌腱，骨质受破坏，大量组织坏死，形成大脓腔，排出较多分泌物。此型糖尿病坏疽多见，占72.5%，主要病理基础是微血管基膜增厚所致的微循环障碍。

2.干性坏疽　受累肢端末梢缺血坏死、干枯变黑，病变界线清楚，发展至一定阶段不经处理会自行脱落。此型糖尿病坏疽约占7.5%，其主要病理基础是中小动脉闭塞所致缺血性坏死。

3.混合型坏疽　约占20%。微循环障碍和小动脉阻塞两类病变并存，既有肢端的缺血干性坏死，又有足和（或）小腿的湿性坏疽。

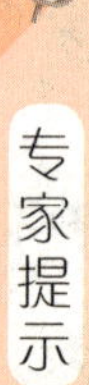

专家提示

糖尿病患者应使用柔性香皂洗脚，洗前要先用手试一下水温，防止水温过高，烫伤双脚。足部浸泡15～20分钟为宜；洗后要用柔软的毛巾擦脚，不宜用力揉搓，使用少量爽身粉，保持足部干爽，并擦拭一些足部专用乳液，防止皮肤干燥、皲裂。

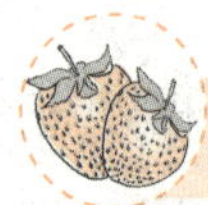

并发骨质疏松症，可导致骨折

糖尿病患者血糖浓度较高，肾脏在排出过多葡萄糖的同时，对钙离子的滤过率也随之增加，日积月累，导致大量钙从尿中丢失。糖尿病患者在大量排出钙的同时，骨骼中的磷、镁也随之丢失。低镁刺激颈部的甲状旁腺分泌，促使骨骼中的钙质释放、骨量减少、骨质疏松。另外，糖尿病患者除了糖代谢障碍外，还有维生素、降钙素等代谢失调，影响骨骼新陈代谢，促发骨质疏松症。

糖尿病并发骨质疏松症的常见症状

1.腰背疼痛 呈酸痛、冷痛、钝痛等。

2.骨痛 疼痛性质不一，多发于背、腰、臀、大腿等部位，可以在一个部位或多个部位同时发生，或转移到其他部位。

3.抽筋 好发于手臂或小腿，其发生机制尚不完全清楚，一般认为它是急性血钙降低的反应。值得注意的是，患者虽然骨组织中钙含量降低，但由于血钙能够得到骨钙源源不断的补充，因此，血钙往往正常，故血钙水平并不能反映骨钙的情况。

4.乏力 骨骼是人体的支撑系统，患骨质疏松症后，骨骼系统的功能减退，患者可能出现站时想坐、坐时想卧的感觉，这是明显的乏力表现。

5.身材变矮 这是骨质疏松症最明显而又最确切的标志，但也最易被人忽略。定期测量患者的身高，对骨质疏松症的诊断有帮助。

6.骨骼畸形 表现为驼背、脊柱侧弯、胸廓畸形等，严重时影响呼吸运动。

7.骨折 骨折可见于任何部位，但多发生在承受压力或外力最大的部位，如脊柱胸腰段、髋部、股骨颈、肋骨、肱骨近端、桡骨远端等。骨折可在无意中或受轻微外力，如咳嗽、打喷嚏、弯腰、负重、下楼梯、挤压、跌倒时发生，轻者无症状或仅轻微疼痛，大多数患者骨折时均有剧烈的疼痛。

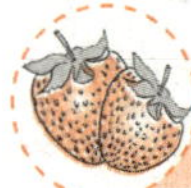

并发皮肤病变，“痛”在糖尿病患者心

糖尿病患者由于血糖较高，皮肤的抵抗力下降，容易出现皮肤的感染，包括细菌、真菌的感染，而感染后又不易愈合，给患者带来痛苦，给家庭带来经济负担，因此糖尿病患者要预防皮肤的感染。

糖尿病合并的皮肤病变范围广、种类多，可损害全身任何部位的皮肤，发生于糖尿病的各个时期。糖尿病皮肤病变大致可分为以下几种类型：

1.微血管障碍所致的皮肤病变，如糖尿病性皮肤潮红、紫癜、丹毒样红斑、胫前色素斑、糖尿病性大疱。

2.神经损害所致的皮肤病变，如糖尿病性无汗症。

3.代谢障碍所致的皮肤病变，如糖尿病性黄疸、睑黄疸、糖尿病性硬肿病、皮肤瘙痒症。

4.糖尿病性皮肤感染，如化脓性皮肤感染、疖、痈、毛囊炎、蜂窝织炎、真菌感染、女阴炎、甲沟炎、手足癣、股癣。

5.降糖药物所致的皮肤反应。

糖尿病并发皮肤病变早期的表现

1.红色面孔　糖尿病皮肤病变患者大多数面色较红。

2.皮肤疱疹　手足可出现烫伤样水疱或大疱。该水疱可单发，也可多发，其疱壁很薄，内含透明浆液，周围无炎症性红晕。水疱直径从数毫米到数厘米。

3.极度瘙痒 患者的腰背部和下肢，经常表现为顽固持久的瘙痒和皮肤干燥，有时与冬痒症并发。由于搔抓引起皮肤抓痕、结痂和脱屑等，严重者还可能在抓破部位发生皮肤感染。

4.感觉异常 皮肤麻木、针刺感、疼痛或灼痛感等，特别是患者的足部，更容易发生感觉异常。

5.出汗反常 上肢和躯干多汗，下肢少汗，有的患者甚至大汗淋漓。

6.足部坏疽 患者足部疼痛、温觉消失、干燥易裂，发生溃疡，创口化脓、坏死、愈合困难，甚至发生足穿孔症。

7.黄色瘤 膝、肘、背部或臀部的皮肤上，突然出现成群从米粒到黄豆粒大小的黄色丘疹或小疙瘩。这种黄色瘤表面有光泽，一般没有瘙痒等自觉症状，摸起来比周围的皮肤略硬。

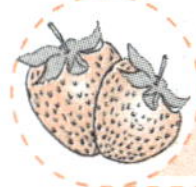

并发低血糖，细察原因与早期症状

低血糖反应是糖尿病患者经常出现的急性并发症，发病急、来势凶。轻者肢体颤抖、出汗、疲乏无力、面色苍白、心慌眼黑、心动过速、有明显饥饿感，重者可导致意识不清或昏迷。如果不及时抢救治疗，可能会出现生命危险。低血糖对身体造成的近期危害远比高血糖要大。无论是1型还是2型糖尿病患者，在纠正高血糖的同时，都要防止低血糖的发生，尤其是在剧烈运动以后或不能及时进餐时。

一般情况下，发生低血糖有以下3种原因：

1.胰岛素用量不当，剂量过大；

2.进餐量太少或不能及时进餐；

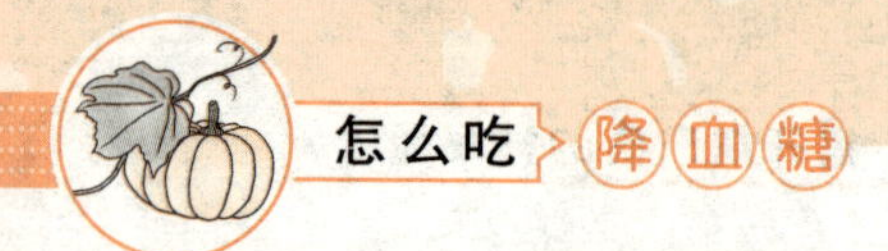

3.活动量太大，体内热量消耗过多又不能及时补充。

糖尿病低血糖的早期症状

1.虚弱、嗜睡、发抖、混乱、饥饿及头晕。

2.皮肤苍白、头痛、激动、震颤、流汗、心跳加速、发冷、抽筋感。

3.突然间的情绪改变及行为改变，例如无事哭泣、行动笨拙或痉挛。

4.无法集中注意力，嘴部周围有麻刺感。

专家提示

用拜糖平治疗的患者，如发生低血糖情况，需葡萄糖口服或静脉应用治疗。

第四节 糖尿病防治的“五驾马车”

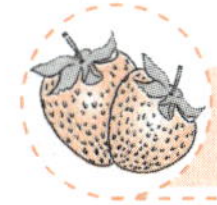

健康教育——普及糖尿病防治常识

糖尿病健康教育主要是对患者的糖尿病知识教育，因为糖尿病有其特殊性。许多2型糖尿病患者血糖升高时常常缺乏典型症状，患者对此未引起足够的重视，从而疏于血糖监测，疏于饮食控制，只有出现严重并发症时才就诊，给患者造成不可逆的后果。糖尿病科普教育的主要任务就是让糖尿病患者及全社会了解糖尿病的危害，在全民中普及糖尿病的防治知识。在糖尿病的健康教育中，心理教育十分重要。

糖尿病已被列入身心疾病之列，也就是说心理因素是糖尿病发病、治疗效果的重要原因之一，良好的心理调节能够唤起患者的乐观情绪，消除悲观、愤怒和失望的心态，树立战胜疾病的信心。

不少老年人在被诊断为糖尿病后，由于需要长年控制饮食，生活方式被迫改变，加上糖尿病并发症带来的痛苦，易产生悲观、抑郁、孤独等心理，我们在临床工作中看到，有些老年人抵触情绪很大，甚至存在较严重的逆反心理，不配合饮食控制，给营养治疗带来了极大的困难。还有一些老年患者药物和饮食控制都能配合，但忽视心理调节，结果是血糖水平时高时低，治疗效果很不理想。要做到良好的心理调节，需从以下几个基本方面着手：

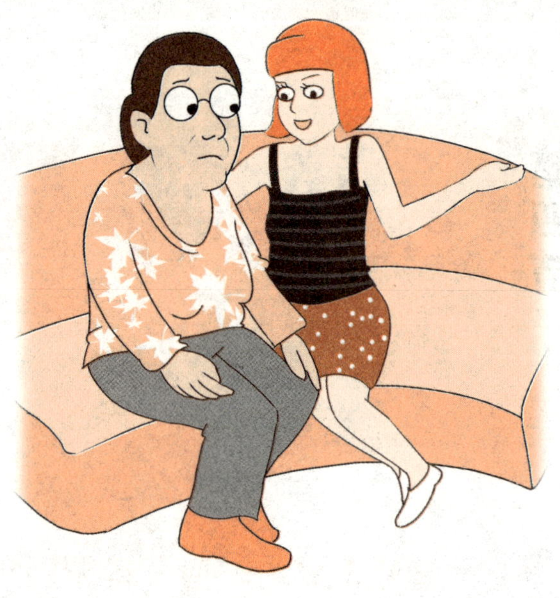

1.适度的疏导

子女和亲朋要帮老年患者打开心结，及时疏导。心理负担若长期得不到宣泄或疏导，则会加重心理矛盾进而成为心理障碍，对糖尿病的治疗极为不利。

老年患者要学会自我调适，能够驾驭自己的情感，做到心理保护上的自立、自觉，增强自我心理调节能力和信心。

2.注意沟通技巧

善意和讲究策略的“批评”，也是重要的方法，如果老年患者的心理疾患长期得不到正确“批评”的纠正，势必会“钻牛角尖”，形成恶性循环。医生和家人要帮助老年患者明辨是非，纠正错误心理。

此外，现代社会父母和子女往往分开居住，因此老年患者要积极和周围的同伴、邻居沟通，建立一个交往的“圈子”，寻找聊天说话的伴儿。

总之，糖尿病患者要学会自我调适，让药物治疗、饮食控制、健康教育共同发挥作用，从而与糖尿病“和平共处”。

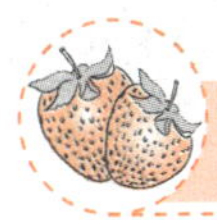

饮食治疗——合理饮食，快乐降“糖”

饮食治疗是糖尿病治疗的一项最重要的基本措施，任何一种类型的糖尿病，任何一名糖尿病患者，在一生中都需要进行糖尿病的饮食治疗。虽然饮食控制作为防治糖尿病的首要环节，确实应该得到人们高度的重视和严格执行，但并不意味着必然失去所有享用美食的乐趣。只要合理地选择膳食，把握食物的量，安排好进餐时间，并定期监测血糖，根据血糖水平及时调整饮食，保持健康的心态，同样能拥有积极、自由、正常的人生。

有的糖尿病患者认为，反正自己患上了这种病，爱吃什么就吃什么，在饮食上为所欲为，无所顾忌；而有些患者，则是主食极度减少，偶尔因饥饿多吃一些米饭就提心吊胆。这两种不正确的饮食观念和做法都是错误的，均可影响血糖的控制。因为糖尿病患者本身胰岛β细胞功能较差，一旦饮食发生变化，血糖也会随之发生明显变化。进食多，血糖就高；进食少，则发生低血糖，因此糖尿病患者应做到定时、定量进餐。对肥胖和超重者而言，就得要求“少吃点儿”。这就意味着要改掉大吃大喝的不良习惯，减少每天的热量摄入，不吸烟、不喝酒，长期坚持，使体重控制达到或接近理想状态，这是糖尿病饮食控制的核心，当然，“少吃”并不是绝对的，对部分消瘦的糖尿病患者，不仅不能少吃，还应增加食物摄入。如发生饮食变化时，胰岛素（也包括口服降糖药）用量应灵活掌握，既要做到控制高血糖，又要避免发生低血糖。

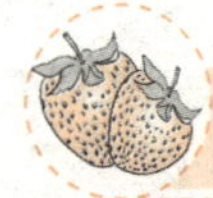

体育锻炼——有利于控制血糖

对于糖尿病患者来说，坚持适量的体育活动有利于控制血糖。很多轻型糖尿病患者就是只靠坚持体育锻炼，并结合饮食控制，达到让身体康复的目的。运动可以改善葡萄糖的利用，可以提高胰岛素的敏感性，保持正常体重，有利于糖尿病的病情控制。但运动应在医生指导下进行，根据年龄、身体条件和不同的病情采取适当的运动。

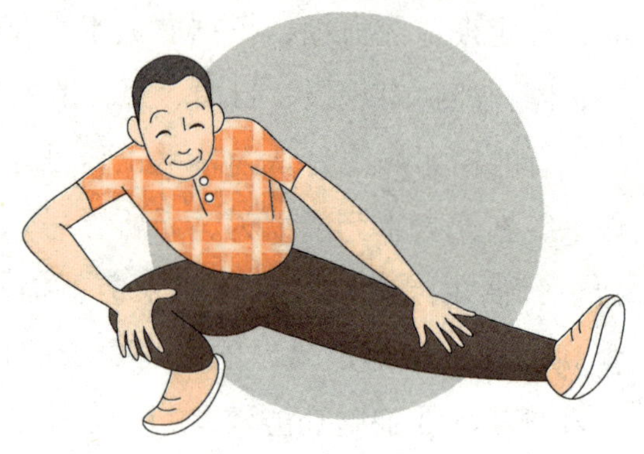

体育疗法为糖尿病基本治疗内容之一，在治疗糖尿病中起到不可忽视的作用。尽管如此，还是存在一些认识误区，给病情控制带来负面的影响。这里先从运动的好处说起。

1.长期体育锻炼可以增强体质，改善肌糖原的氧化代谢及心血管功能，提高机体抗病能力，减少并发症，减少降糖药物剂量。

2.运动可使肥胖者体重减轻，使活动的肌肉等靶组织对胰岛素敏感性增强，胰岛素受体数量上升，减少降糖药的用量或降低胰岛素的用量。

3.运动还可以陶冶情操，消除应激，改善脑神经功能状态，放松紧张情绪，提高生活质量。

4.运动可增强心肺功能，促进全身代谢，对糖尿病并发症起到一定的预防作用，还可以防止骨质疏松。

5.运动可加速脂肪分解，减少脂肪堆积，促进游离脂肪酸、胆固醇等的利用，以补偿葡萄糖供能不足；降低血清三酰甘油、低密

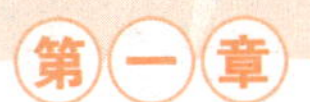

度脂蛋白和极低密度脂蛋白，有利于动脉硬化症、高血压、冠心病的防治。

但总有一些人不愿意参加体育锻炼，理由是“干家务活够多了，体育锻炼还是免了吧”。这种想法是不正确的，家务劳动不能替代体育锻炼。有人研究和计算发现，家务劳动虽然烦琐、累人，但实际上消耗的热量是很少的，属于轻体力劳动。虽然比完全不活动好得多，但是很少有人能通过家务劳动减轻体重的。所以说家务劳动不可以代替体育锻炼。

此外，糖尿病患者进行体育锻炼要注意以下几个方面：体育锻炼须与饮食治疗、药物治疗有机地结合；体育锻炼以不感到疲劳为度；体育锻炼要持之以恒，长期坚持锻炼，除非有急性并发症，不可中断。

如果糖尿病并发心脏病、肾病及视网膜病变时，体育锻炼量不宜过大，时间不宜过长。因为在糖尿病性心脏病时，剧烈的活动可使心肌耗氧量增加，心肌供血不足而引起心绞痛，甚至心肌梗死。另外，剧烈运动时肾血流减少，可使糖尿病肾病加重；剧烈运动时血压上升，增加玻璃体和视网膜出血。

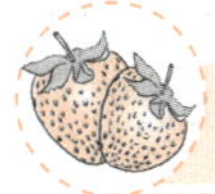

药物治疗——宜在医生指导下进行

在单纯饮食及运动治疗不能使血糖维持基本正常水平时，应在医生指导下适当选用口服降糖药或胰岛素，并根据临床需要服用降压、调脂、降血黏度等药物，使患者的体重、血糖、血压、血脂和血液黏稠度维持在正常状态。

对糖尿病患者来说，配备一个家庭小药箱是相当有必要的。要想科学合理地配备好、使用好家庭药箱，一般应做好以下几点：

要注意分类

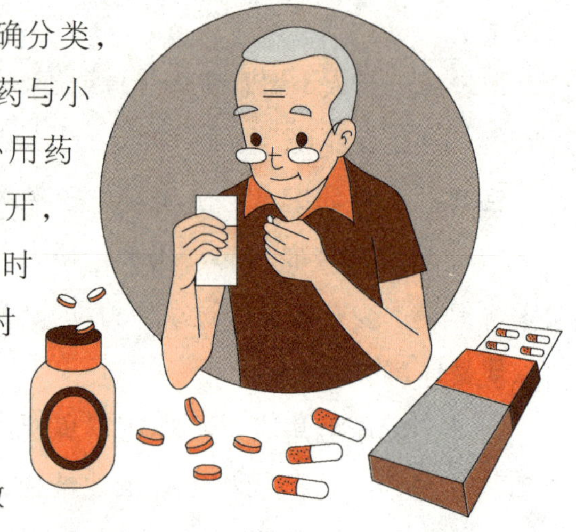

对自备的药品进行明确分类，使之整洁明了。如成人用药与小孩用药分开、内服药和外用药分开、急救药与常用药分开，并要清楚标示，这样需要时就很容易找到，以免急用时因为拿错而误服药物，发生危险。外用药可用红字标签标明，外用药有刺激性、腐蚀性，或毒性，因此不能内服。有毒药品存放应多加注意，加锁保存，以免小孩误服，发生危险。

标明购买日期与药名

购买来要存放的药品，其外包装要保存，药名要清楚、正确。没有标签的药品，其名称、用途、用法、用量、注意事项和有效期等都应详加标明。如购买了没有原包装的散装药品，其生产日期不能确定，就要在药品袋上标明购买日期，这样可在日后用药时估计其失效期。同时应在散装药品袋上标明药物名称以方便使用。药品要远离儿童，家中有幼童的，要将药箱置于儿童不能触及的地方，以免因儿童误服而造成危险。

药品不宜混装

如果购回了某种散装药物，恰有另一种药服用完了，为了方便顺手将散药放进那个瓶子，这种做法存在着很大的弊端：容易造成药物的混淆而错服。但并非说原来的空瓶不可用，如果要用必须严格按照药品的实际名称更换标签，以保证安全。

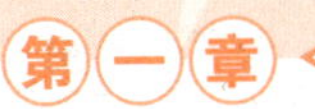

将药品存放在阴凉、干燥处

干燥、避光和温度较低之处宜存放药品。应密闭存放的要装入瓶中密闭保存，不能用纸袋或纸盒存放，以免久储过程中造成氧化或潮解。妥善保管药品十分重要，金霉素眼药水、胰岛素、胎盘球蛋白必须低温保存。包装和存放中成药更要注意，由于大部分中成药都怕受潮，热天易发霉、生虫。蜜丸不宜多存、久存，要放在通风、干燥、阴凉处。

要适时淘汰与补充药箱

药箱要经常检查，如发现存放药片（丸）发霉、粘连、变质、松散、变色、有怪味，或药水出现絮状物、沉淀、挥发变浓等现象时，不可吝惜，应及时淘汰，并相应补充新药。

上述原则要一一遵从，家庭小药箱才会更为方便地为糖尿病患者服务，而不会产生相反的作用，避免造成一些意外的伤害。

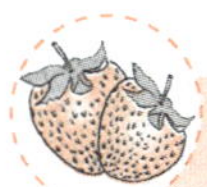

血糖监测——及时发现病情变化

糖尿病控制是一个长期自我管理、自我监控的持久战，而很多患者并没有认识到血糖的自我监测在这场战斗中是最为重要的！在庞大的糖尿病患者群中，仅有不到1/3的患者治疗比较规范，而大多数患者忽视了自身病情的监控，结果错过了最好的治疗和康复时机。因此糖尿病患者应长期进行血糖监测，以便能及时发现病情变化，及时调整治疗方案。

如果糖尿病患者饮食和运动情况都相对稳定，而血糖水平却没有达到预期的血糖控制目标，这就需要在医生的指导下，在血糖监测基础上及时、适量、灵活地调整胰岛素的用量。

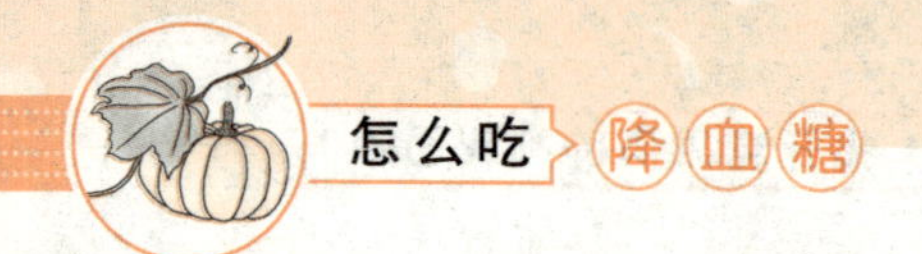

1.一般来说每增加1U的胰岛素，能使血糖降低2.7毫摩/升左右。如果某一餐后的血糖为16.6毫摩/升，而目标血糖为7.7毫摩/升，在其他不变的情况下，则需要将次日该餐前的胰岛素增加2～3U。

2.如果出现了头晕、心慌、饥饿、出冷汗等低血糖反应，或者在血糖监测中发现血糖低于2.8毫摩/升，则需要减少胰岛素的用量。胰岛素的加单位和减单位都需要从小剂量开始，逐渐调整，一般每3～5天调整2～4U胰岛素。

3.低血糖经过加餐已经缓解，通常下次进餐时仍然需要注射胰岛素，可以适当地减少胰岛素的用量，并注意监测血糖水平。

4.根据血糖与胰岛素的对应关系，调整相应餐次的胰岛素。如午夜或空腹血糖过高或过低，建议调整睡前或晚餐前的中效胰岛素的用量；早餐后血糖过高或过低，建议调整早餐前短效胰岛素；午餐后血糖过高或过低，建议调整午餐前短效胰岛素，或早餐前的中效胰岛素；晚餐后血糖过高或过低，建议调整晚餐前短效胰岛素。

第二章

食物是最好的“降糖药”

食疗是治疗各型糖尿病的基础，无论病情是否严重，有无并发症，使用何种药物，都要严格执行糖尿病配餐原则，以保证从根本上控制和缓解糖尿病。那么，降“糖”应知的饮食要点有哪些？为什么降“糖”必须算着吃？降“糖”不可或缺的营养素有哪些？应避开哪些饮食陷阱？餐桌上的降“糖”明星都有哪些？

第一节 降"糖"应知的饮食要点

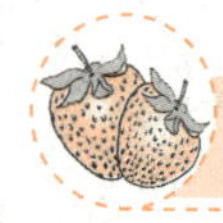

什么是糖尿病饮食疗法

糖尿病的饮食疗法是指通过合理膳食控制总热量的摄入，减轻胰岛细胞的负担，促进空腹血糖、餐后2小时血糖降至正常或近正常水平，使尿糖消失，改善糖代谢紊乱，从而达到治疗或辅助治疗的目的。

糖尿病是一种慢性疾病，通过饮食治疗可以有效控制糖尿病病情，维持健康和机体正常的生命活动，使成人能从事各种正常的活动，儿童能正常地生长发育。其益处如下：维持正常体重，肥胖者减少热量摄入使体重下降以改善胰岛素的敏感性，消瘦者提高热量摄入使体重增加以增强对疾病的抵抗力；减轻胰岛负担，用饮食治疗或与运动和药物治疗配合，以纠正代谢紊乱，使血糖、尿糖、血脂达到或接近正常值，以预防或延缓各种并发症的发生和发展，降低餐后高血糖；通过多食用含高纤维素的食物缓慢吸收糖类，可降低餐后高血糖，反馈减轻对胰岛β细胞的刺激，使血胰岛素水平下降，纠正高胰岛素血症；通过平衡合理的饮食摄入，使血糖水平接近正常，降低血脂水平，补偿蛋白质缺失，纠正已发生的代谢紊乱，有利于预防和治疗急性或慢性并发症。此外，食谱设计要切合

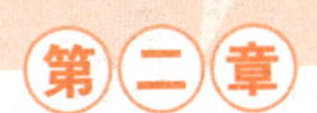

实际，符合患者的饮食习惯和经济条件等情况，使患者自愿接受，并乐于坚持饮食疗法，从而提高生活质量。

目前，国内外尚没有一种方法可以根治糖尿病，一旦患病往往终身带疾。因此，糖尿病患者只有长期合理地坚持饮食疗法，才可能有效地控制血糖。

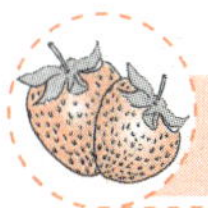

饮食降"糖"的黄金法则

糖尿病患者平衡饮食的原则是：

合理控制总热量

合理控制总热量是糖尿病患者饮食调理的首要原则。糖尿病患者总热量的摄入以维持标准体重为宜。肥胖者应先减轻体重，减少热量摄入；消瘦者对疾病抵抗力降低，应提高热量的摄入，增加体重，使之接近标准体重；孕妇、哺乳期妇女、儿童应适当增加热量摄入，以维持正常的生长发育。

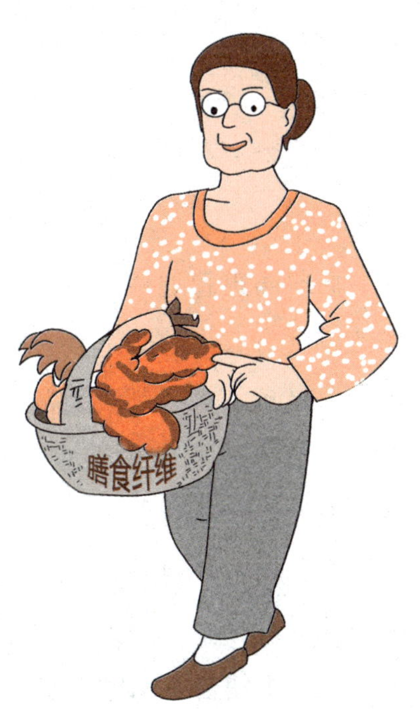

增加膳食纤维摄入

目前，食品加工越来越精细，丢失了大量有益于健康的膳食纤维，特别是水溶性纤维素。这些纤维素在肠道遇水后体积会膨胀30～100倍，可带走消化道内未被消化吸收的多余脂肪、胆固醇和有毒的代谢废物，增加粪便体积，促进排便，有益于降低血糖、血脂，预防心脑血管疾病、便秘和结肠癌。

食物多样化，营养全面平衡

平衡膳食，选择多样化、营养合理的食物，合理安排各种营养物质在膳食中所占的比例。放宽对主食类食物的限制，减少单糖及双糖的食物；限制脂肪摄入量；适量选择优质蛋白质。

营养素的比例要合理

糖尿病患者膳食中，来自糖类食物的热量应占55%～60%，由脂肪提供的热量只占30%以下，而蛋白质供热量比例不应超过20%。也就是说，糖尿病患者应以糖类食物为主，少吃脂肪和蛋白质，因为人的主要热量来源于葡萄糖（为糖类食物消化分解最终物质）。脂肪摄入过多会引起高血脂、肥胖。蛋白质虽然是人体必需的，但其在体内代谢产物均为有毒性的尿素氮、肌酐等非蛋白氮类废物，必须经肾脏排出。当肾有病变时，进食过量蛋白质会加重肾脏负担，甚至导致尿素氮、肌酐排不出去而在血液中堆积，引起尿毒症。所以，合理的三大营养素比例是糖尿病饮食的一个重要原则，偏重哪一方都会引起代谢及营养失衡。

少食多餐，避免晚间进食

糖尿病患者的膳食在总热量保持不变的情况下，可采用少食多餐的进食方式。这种进食方式比少餐多食更有利于减肥。如果一次进食量过多，势必刺激大量胰岛素分泌，使血糖吸收率增加，利用率增大，合成脂肪也相应增多。少食多餐则可减少胰岛分泌胰岛素，使上述弊端减少。

由于胰岛素的活性在晚上最强，所以要避免在夜间进食过多，否则容易发胖。但是，若过分减少进食量而不增加进餐次数，又可因过度饥饿使自身脂肪大量消耗，血液游离脂肪酸会明显增多，又

会加速动脉粥样硬化，这也是不可取的。

进餐时间、数量要稳定

糖尿病患者每天进餐的时间、数量应保持一定的稳定性，尽量不吃零食，还应戒烟、忌酒。

食物粗细搭配

在主食定量范围内尽可能多吃些粗粮，并和细粮合理地搭配，蔬菜以绿叶菜为好，如油菜、小白菜、韭菜、菠菜、芹菜等。这些食物中既含有丰富的维生素和无机盐，又含有较多的粗纤维，能有效地防止血糖吸收过快，还有降低胆固醇、预防动脉硬化及防治便秘的作用。

另外，中老年糖尿病患者及合并冠心病、高脂血症的患者，在饮食中还要严格限制胆固醇的摄入量。动物脂肪、动物内脏含胆固醇较高，应少吃或不吃，鸡蛋每日最多不超过2个。

总之，患者与家属要学点营养调理知识，基本掌握常用食物所含的主要营养成分，尤其是含糖量。同时，要了解哪些食物可以多吃，哪些食物应该少吃，哪些食物应禁忌，做到心中有数，同时还要懂得营养价值相等食物的互换法。

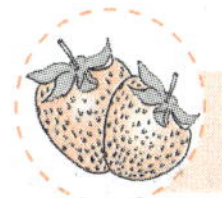

良好饮食习惯有助降“糖”

饮食是生活中的一件大事。科学合理的饮食调养及良好的饮食习惯，能迅速控制糖尿病的发展，对轻型糖尿病患者来说，饮食控制比药物控制还要重要。此外，良好的饮食习惯还可以达到扶正祛邪、保其正气，提高人体自身免疫功能、增强抗病能力和预防并发症的发生。具体的良好饮食习惯如下：

饮食不求快

糖尿病患者吃饭时不可求快，不可暴饮暴食，否则会影响消化、吸收，还会加重胃和胰腺等脏器的负担，时间一长，容易导致一些疾病的发生，加重病情。吃饭细嚼慢咽可以使食物被牙齿磨得更细，唾液和食物充分混合，从而加强食物的消化与吸收，使营养被充分吸收利用，对增进糖尿病患者的健康颇有益处。

饮食宜暖

糖尿病患者的饮食温度应适中，过烫或过寒的饮食都将引起糖尿病患者的不良反应。按照中医学理论，人的脾胃特点之一是喜暖而怕寒，所以生冷的食物不宜多吃。

饮食宜清淡

糖尿病患者饮食口味过重，对于身体不利，淡食有利于健康，所以前人很早就总结了“淡食最补人”的摄食格言。对糖尿病患者来说，尤其是并发肾病的糖尿病患者来说，日常饮食除了应遵循一般的保健要求外，更要注意少吃高盐食物。

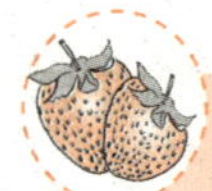

8种烹饪方法有助降“糖”

糖尿病患者的饮食除了饮食种类和摄入量的控制很重要外，烹饪方法也需要认真选择，有的食物可能会因为烹饪方法不同而增加很多热量。糖尿病患者饮食应该以少油、清淡、低糖、易消化为主。以下8种烹饪方法值得推荐：

汆

这是将小型原料置于开水中快速致熟的烹调方法，多用于制作汤菜。氽法有两种形式：一种是先将汤和水用火煮，再投菜料下锅，加以调味，不勾芡，水一开即起锅，如“氽丸子”。另一种是先将原料用沸水烫熟后捞出，放在盛器中，再将已调好味的、煮沸的鲜汤倒入盛器内一烫即成。这种氽法称汤爆或水爆，如“三片汤”。

氽的特点：汤多清鲜，菜肴脆嫩。

涮

涮也是氽的一种类型，用火锅将水烧沸，把切成薄片的主料投入其中致熟供食的一种烹调方法。涮片蘸上调料，边涮边吃。一般植物性、动物性的原料均可选用，如“涮火锅”。

蒸

蒸是以蒸汽为传导加热的烹调方法，使用比较普遍。它不仅用于蒸菜肴（如蒸茄子、清蒸鱼），还可用于原料的初步加工和菜肴的保温回笼等。

蒸的特点：原汁原味、嫩香可口。

熬

将小型原料加汤水或调味品（葱、姜、料酒）用火慢煮致熟的烹调方法。原料可用蔬菜、豆腐、米类、豆类及动物类食物，最好将其切成片、块、丁、丝、条等形状，便于熟透入味，如白菜熬豆腐。

熬菜特点：操作简单，原料酥烂，有汤有菜。

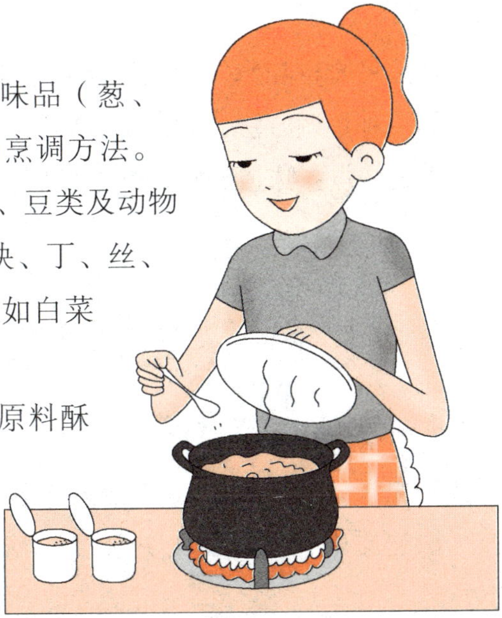

拌

拌菜是用调料直接

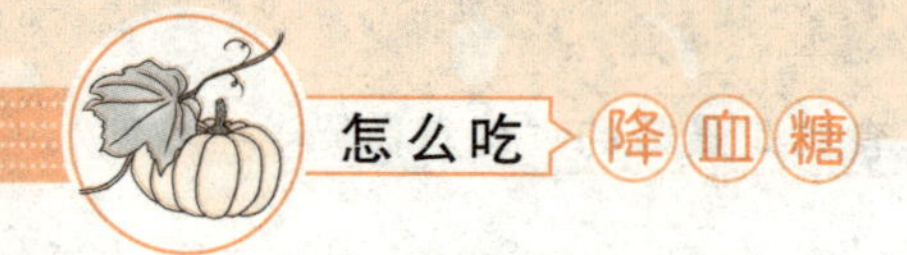

调制原料成菜的烹调方法。一般是将生料或熟料（多为动物性食品）切成较小的块、丝、条、片等形状。拌菜的调味品主要是：酱油、醋、麻油、虾油、芝麻酱等，依个人口味而定。常见的拌菜有凉拌黄瓜、凉拌粉皮。

拌菜多现吃现做，要注意消毒，保持卫生，防止因饮食不洁导致疾病的发生。

拌菜特点：营养丰富，口感鲜嫩，清凉爽口。

焖

焖是将食物经过煎、煸初步熟处理后，加调料小火长时间焖烧，收汁而成的一种烹调方法，如黄豆焖牛肉、黄豆焖仔鸡。

焖菜特点：菜肴酥烂，汁浓味厚。

煮

煮是在开水中煮熟食物的方法，如煮牛肉、煮鸡。

煮菜特点：有汤有菜，口味清鲜，不勾芡，汤汁多。

炖

炖是将原料加水，大火烧开后改用小火，加热至原料酥而汤汁醇厚的一种烹调方法，如清炖牛肉、清炖母鸡。

炖菜特点：味道醇厚，鲜香可口。

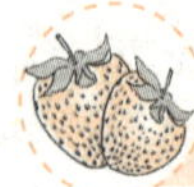

外出用餐7大注意事项

外出就餐往往容易打乱原有的进餐计划，而且可选择的食物种类也更多，食物摄入量可能失去控制。此时，尽可能地掌握营养平衡的原则，就显得十分重要。糖尿病患者外出就餐需注意以下7点：

防止油腻

糖尿病患者的饮食不要过于油腻。油腻是指高油、高盐和高糖。很多糖尿病患者平素在家饮食时比较注意，一旦外出就餐，因为种种原因放松了控制，无形中造成油、盐、糖的摄入量超标，导致血糖波动，还可能引发心脑血管并发症。

限制食量

很多餐馆具有一定的饮食特色，但是糖尿病营养是建立在适度的基础之上的，如果餐馆提供的三餐分量大小不同，要选择最小的分量，或者重新订做。有时候你可以点一份儿童餐作为晚餐，也可以和一起就餐的同伴分享自己的食物或打包，甚至也可以在食用之前让服务员把一半的食物打包。

食物替换

不要用汉堡、薯条之类作为正餐的主食，相反，应该选择对糖尿病有益的蔬菜或水果拼盘。还有，用无脂肪或低脂肪的食物来替换常规的高脂肪食物。

同时还要注意附加的调料，比如咸肉酱、果酱，还有炸薯条等，都会破坏糖尿病患者的营养平衡，因为它们能迅速地增加一餐的热量和碳水化合物的含量。

坚持自己的饮食原则

注意食物的烹制方法，比如要求蒸煮而不是油炸，也可以建议厨师使用低胆固醇的鸡蛋，全麦面包或无皮鸡肉。或者要求小份饼、面和大量的蔬菜。如果实施的是低盐饮食计划，也可以要求在食物中不添加食盐。

如果想要身体健康，就要坚持自己制订的饮食计划，不要随意更改或变换。

少饮酒、少喝碳酸饮料

碳酸饮料含有很高的热量。因此，应减少饮用碳酸饮料，而用矿泉水或淡茶替代。另外，冰激淋含有更多的热量及饱和脂肪，因此也要注意不可过量摄入。

同样，饮酒应该注意：如果糖尿病病情已经得到控制，经过医生同意后，偶尔可以少量饮酒，但是必须在吃过食物后饮用。这是因为酒精能增加空腹热量的消耗，容易引起低血糖反应，而且过量饮酒增加糖尿病并发症的发生危险，如神经系统和眼底的损害。因此，糖尿病患者应注意，如果饮酒时，一定要选择含酒精较低的啤酒或葡萄酒。

按时吃饭

每天按时吃饭有助于平稳控制血糖水平，尤其是服用糖尿病药品或胰岛素的患者。如果和其他人一起聚餐时，尽量把时间安排在自己平时就餐的时间，并避免等待过长的时间，或者避免繁忙的餐厅。如果不能在规定的时间进食，可以食用一些水果或淀粉类食物。

牢记原则

无论是在家还是外出用餐，一定要记住糖尿病患者的营养原则。尽量吃多种健康食品，避免食用不健康的食品。限制脂肪和食盐的摄入量，对食物做些适当的调整。

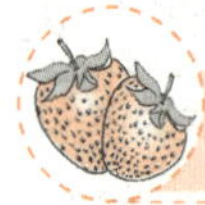

糖尿病患者应忌食的油类

猪油

猪油含有丰富的饱和脂肪酸和胆固醇，饱和脂肪酸能促进人体

对胆固醇的吸收，使血液中胆固醇升高，饱和脂肪酸与胆固醇容易结合并沉淀于血管壁，导致动脉硬化，增加高血压、冠心病等疾病的患病风险，所以，糖尿病患者不宜食用猪油。

黄油

黄油中所含饱和脂肪酸占总脂肪量的70.5%，食用过量易引起动脉血管粥样硬化和血液中酮体含量升高，并发心脑血管疾病，故糖尿病患者不宜食用。

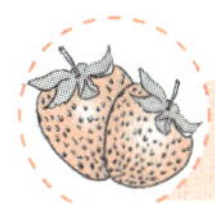

糖尿病患者应少吃或忌食的主食

糯米

糯米米质呈蜡白色，不透明或半透明状，吸水性和膨胀性小，煮熟后黏性大，口感滑腻，较难消化吸收。糯米制作出来的食物无论甜咸，其碳水化合物和钠的含量都很高，体重过重、有糖尿病或其他慢性病如肾脏病、高血脂的人要适量食用。

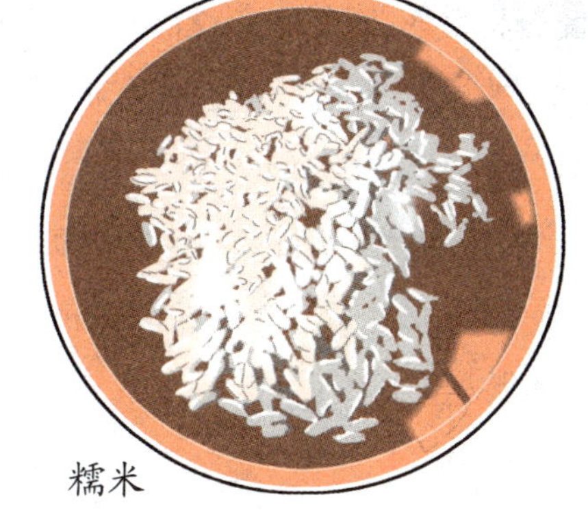

糯米

饼干

饼干的主要原料是小麦面粉，再添加糖类、油脂、蛋品、乳品等辅料。其中含糖量很高，进食后不仅引起血糖升高，口渴多饮症状也会增加，所以糖尿病患者应少食饼干。

方便面

方便面油脂含量高，平均每份所含油脂在16%～18%，因为大部分方便面都采用油炸的方法对面块进行干燥。糖尿病患者食用后极易引发高血糖，并容易诱发心血管疾病。

油条

油条属于高温油炸食品，油温达190℃，并且油是反复使用的，会造成油脂老化、色泽变深、黏度变大、异味增加，油脂中所含的各种营养物质如必需的脂肪酸、各种维生素等成分，基本或全部被氧化破坏，不饱和脂肪酸发生聚合，形成二聚体、多聚体等大分子化合物，这些物质不易被机体消化吸收。油条热量、碳水化合物含量较高，糖尿病患者食用后，不但能使血糖上升，还会使身体发胖，因此，糖尿病患者不宜吃油条。

蛋糕

目前市场上推出了很多“无糖蛋糕”，来吸引糖尿病患者进行购买。其实“无糖”在食品标签中仅笼统地标着使用了“甜味剂”、“复合甜味剂”、“蛋白糖”等不规范的名称，而不注明甜味剂的真实化学名称。从有关部门抽查的结果看，所谓的蛋白糖竟是糖精与糖配方而成。专家指出，宣称无糖食品具有降糖功能，是极不科学的。这会使一些患者误认为吃了这样的产品，血糖就能下降。其实，无糖食品也是食品，这些食品人吃了以后，都会使血糖升高。因此，糖尿病患者应少食“无糖蛋糕”。

月饼

因月饼含糖量高，属于高热量、高淀粉的食品，即使所谓的“无糖月饼”，也富含热量和淀粉，食用后容易产生高血糖。糖尿病患者吃得过多，会使血糖急剧升高，病情加重，所以，应节制食用月饼。

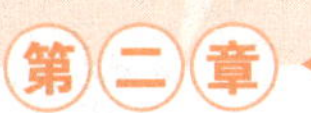

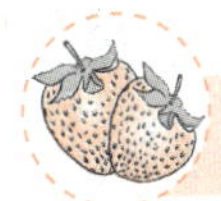

糖尿病患者宜少食或忌食的蔬菜

1.芋头 芋头的主要成分是淀粉，相当于我们吃的主食，含糖量也较高，煮熟后热量及糖分均会升高，患者食用后会使血糖升高。因此，糖尿病患者不宜多食芋头。

2.菱角 菱角淀粉含量很高，容易导致餐后血糖上升，而且菱角中钾的含量极高，糖尿病并发肾病的患者食用后易出现高钾血症，一旦出现，将诱发心律紊乱和肝昏迷。因此，糖尿病患者不宜食用菱角。

3.百合 百合的主要营养成分是碳水化合物，对于糖尿病患者来说，不禁忌食用百合，但必须适量。相对于干百合来说，鲜百合的碳水化合物含量低，因此，糖尿病患者宜食用鲜百合。

4.甜菜 甜菜中的碳水化合物含量较高，糖尿病患者食用后会使血糖升高，所以，应尽量不食甜菜。

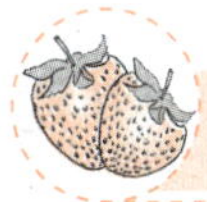

糖尿病患者应忌食或少食的水果

1.桂圆 桂圆果肉含全糖12.3%～22.5%，还原糖3.85%～10.16%，因此含糖量很高，不适合糖尿病患者食用。而且桂圆肉性质温热，易助热上火，会加重糖尿病患者阴虚火旺的症状。

2.葡萄 葡萄中糖的含量较高，多以葡萄糖为主，由于糖尿病患者的胰岛素分泌不足，葡萄糖在体内利用率减少，食用后会导致血糖迅速上升。所以，糖尿病患者不宜食用葡萄。

3.芒果 芒果内含有丰富的维生素C，这是其他水果望尘莫及的，但它的含糖量也相对高。它含有一定量的葡萄糖、蔗糖、果糖等，这些糖分如果短期摄入过多，就可能会导致血糖升高。

4.香蕉 患有糖尿病并发肾病的患者，导致肾功能不全者，因为肾脏排泄钾的能力下降，所以合并有高钾血症，而香蕉中含有较多的镁、钾等元素，若在短时间内一下子摄入过多，就会引起血液中钾含量急剧增加，加重病情。而且香蕉含糖量高，食用后会导致血糖迅速升高，所以糖尿病患者不宜食用香蕉。

5.甘蔗 甘蔗中的含糖量极为丰富，其中蔗糖、葡萄糖及果糖的含量高达12%，食用后会导致血糖迅速升高，所以糖尿病患者最好不要食用甘蔗。

6.柿子 柿子中因含10.8%的糖类，且大多是简单的双糖和单糖（蔗糖、果糖、葡萄糖即属此类），因此很容易被吸收，食用后可使血糖升高。对于糖尿病患者而言，尤其是血糖控制不佳者更是有害的，所以糖尿病患者应忌食。

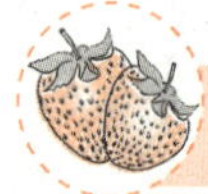

糖尿病患者应忌食或少食的肉类

1.鸡心 鸡心的胆固醇和脂肪含量较高，过量摄取会加重糖尿病患者的脂类代谢紊乱，促进脂肪转化为血糖，从而使血糖升高，所以糖尿病患者应少食鸡心。

2.腊肉 第一，腊肉的脂肪含量非常高。100克腊肉中脂肪含量高达50%；不仅如此，腊肉还含有相当数量的胆固醇，每100克含胆固醇123毫克，比猪肉要高50%！很多证据表明，饱和脂肪和胆固醇正是导致高血脂的“危险因素”。第二，腊肉营养损失多。在制作过程中，肉中很多维生素和微量元素等几乎丧失殆尽。可以

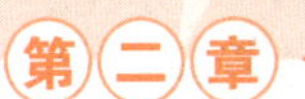

说，腊肉是一种“双重营养失衡”的食物。第三，腊肉的含盐量较高。100克腊肉的钠含量近800毫克，超过一般猪肉平均量的十几倍。从营养和健康的角度看，腊肉对很多人，特别是高血脂、高血糖、高血压等慢性疾病患者和老年人而言，实在不是一种合适的食物。

3.香肠 香肠中的脂肪和碳水化合物的含量很高，食用后不利于糖尿病病情的控制。而且，香肠中添加的防腐剂，也会对原本已患病的身体造成更多的伤害。

4.猪蹄 猪蹄中热量和胆固醇的含量很高，糖尿病患者少吃为宜。

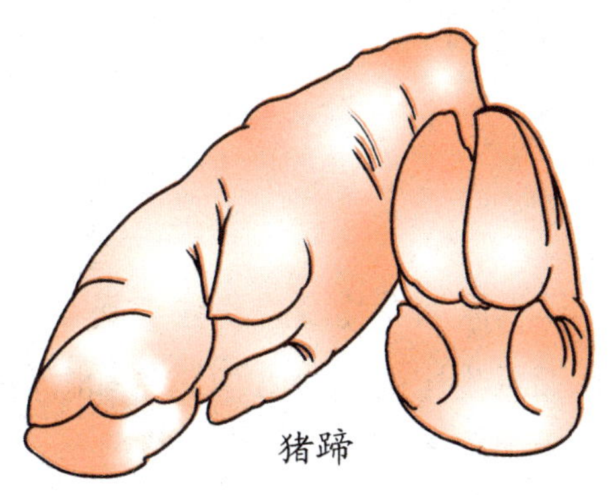

猪蹄

5.动物肝脏 动物肝脏是人们常享用的食品，它含有丰富的蛋白质、维生素、微量元素和胆固醇等营养物质，对促进儿童的生长发育，维持成人的身体健康都有一定的益处。此外，食用肝脏还具有防治某些疾病的作用，如角膜干燥症、夜盲症、角膜炎等因缺乏维生素A导致的眼病。动物肝脏虽然营养丰富，但也有不利之处。动物肝脏胆固醇的含量较高，糖尿病患者食用后会使血压中的胆固醇含量升高，加重脂质代谢紊乱。而且，动物的肝脏中还含有磷和钾，对糖尿病并发肾病的患者会加重病情，所以糖尿病患者不宜食用动物的肝脏。

6.鱼籽 鱼籽中含有过高的胆固醇，摄入过多会加重糖尿病患者脂类代谢紊乱，促进脂肪转化成血糖，从而使血糖升高，所以，糖尿病患者不宜食用鱼籽。

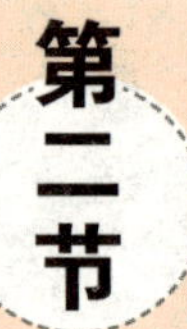

第二节 降“糖”必须算着吃

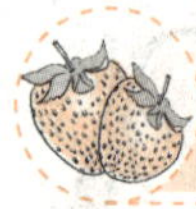

认识食物交换份法

糖尿病食物交换份法，是基于糖尿病患者热能营养物质控制目标而派生出的，为方便患者和医务人员进行配餐计算和操作等而设计的一种方法。

“食物交换份”是营养学上的一个概念，凡能产生90千卡（1千卡≈4184焦）热量的食物即为一个“食物交换份”。换句话说，每个“食物交换份”的食物所含的热量都是90千卡，但其重量可以不同，首先根据患者身高查找出标准体重，然后根据患者的劳动强度和具体病情规定一天的总热量。总热量由蛋白质、脂肪和碳水化合物这三种营养物质按比例构成，即为糖尿病饮食控制目标。然后折合成为相应的食物，具体安排每一天的食谱，这就是糖尿病饮食。

具体做法

将食物按营养分成五大类，分别是谷薯组、菜果组、肉蛋组、乳类、油脂组。同类食物在一定重量内，所含的蛋白质、脂肪、碳水化合物和热量相似，因此可以互相替代。利用食物交换份法，只要每日膳食包括这五大类食物，即可构成平衡膳食。为了便于了解和控制总热能，五类食物中每份所含热量均约为90千卡。患者在掌握了糖尿病营养治疗的知识后，即可根据病情，在原则范围内灵活运用，把这五大类食物各自分别凑为一个整数。如50克白米、100克卷心菜、1个鸡蛋、1汤匙豆油等，作为一个“交换份”，以便在同类食物间进行相互“交换”。目的是在相同的热能营养物质控制目标下，患者的伙食可以日日翻新、随时得到调整。

食物交换份法的应用原则

同类食物可以互换；非同类食物不得互换；遵循在不增加全天总热量的情况下进行食物交换。而且，糖尿病患者还应遵循“总量控制、结构平衡、品种多样”的原则。总量即每日需摄入的总热量；结构平衡是指科学地安排食物种类，做到平衡膳食，这也是食物多样化的关键所在。

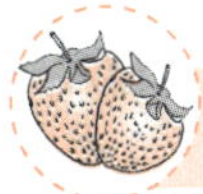

自我计算日需热量

计算方法

体重指数＝体重（千克）÷身高（米^2）

目前体重状况	≥18.5	≥18.5～23.9	≥24～27.9
体　形	过　轻	标　准	超　重

我国的医学标准体重公式为：

女子：身高－105＝医学标准体重

男子：身高－100＝医学标准体重

每日热量公式＝标准体重×劳动强度

	劳动强度			
体 形	卧床	轻体力	中体力	重体力
消 瘦	20～25	30	40	40～45
正 常	15～20	30	35	40
肥 胖	15	20～25	35	40

具体应用事例

×××，男，身高170厘米，体重80千克，轻体力劳动者。

体重指数＝$80 \div 1.7^2 \approx 27.7$，属于超重；

标准体重为：170－100＝70（千克）；

每日所需总热量＝70×25＝1750（千卡／日）；

日所需总交换份=1750（千卡／日）÷90（千卡／份）≈19（份／日）。

三大营养素的份数：

碳水化合物份数 ＝总份数×60%

蛋白质份数＝总份数×15%

脂肪份数 ＝ 总份数×25%

分配食物：主食＝19份×60%＝11份，25×11＝275（克），油脂（烹调用油及主副食内脂肪含量）40克＝4份（10克油为1份），鸡蛋1个（1份），牛奶1袋（1.5份），蔬菜500克（1份），瘦肉50克（1份），共19.5份。再依据饮食习惯将它们分配到三餐或四餐中。

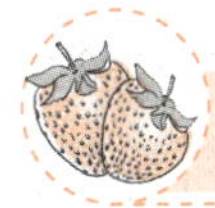

自我计算日需食物交换份表

表1 等值谷薯类食物交换表

以下每交换份谷薯类食物含：热量90千卡，蛋白质2克，碳水化合物20克。

食物名称	重量（克）
大米、小米、糯米	25
高粱米、玉米渣、薏苡仁	25
面粉、米粉、玉米面	25
混合面、燕麦片	25
莜麦面、荞麦面、苦荞面	25
各种挂面、龙须面、通心粉	25
油条、油饼、苏打饼干	25
绿豆、红豆（赤小豆）、芸豆、干豌豆	25
干粉条、干莲子	25
烧饼、烙饼、馒头	35
咸面包、窝头、切面	35
生面条、魔芋生面条	35
土豆	100
湿粉皮、凉粉	150
鲜玉米（中等大，含棒心）	200

表2　等值肉蛋类食物交换表

以下每交换份肉蛋类含：热量90千卡，蛋白质9克，脂肪6克。	
食物名称	重量（克）
熟火腿、香肠	20
肥瘦猪肉	25
熟叉烧肉（无糖）、午餐肉	35
熟酱牛肉、熟酱鸭、大肉肠	35
瘦猪肉、牛肉、羊肉	50
带骨排骨	50
鸭肉、鹅肉	50
兔肉、蟹肉、水浸鱿鱼	100
鸡蛋粉	15
鸡蛋（带壳）1个	60
鸭蛋（带壳）1个	60
鹌鹑蛋（带壳）6个	60
鸡蛋清	150
带鱼、草鱼、鲤鱼、甲鱼	80
比目鱼、大黄鱼、鳝鱼	80
黑鲢鱼、鲫鱼	80
对虾、青虾、鲜贝	80
水浸海带	350

表3 等值蔬菜类食物交换表

以下每交换份蔬菜类食物含：热量90千卡，蛋白质5克，碳水化合物17克。

食物名称	重量（克）
大白菜、圆白菜、菠菜、油菜	500
韭菜、茴香、圆蒿、芹菜	500
苤蓝、莴笋、油菜苔、西葫芦	500
番茄、冬瓜、苦瓜、黄瓜	500
茄子、丝瓜、芥蓝菜、瓢儿菜	500
蕹菜、苋菜、龙须菜、绿豆芽	500
鲜蘑、水浸海带	500
白萝卜、青椒、茭白、冬笋	400
南瓜、菜花	350
鲜豇豆、扁豆、洋葱、蒜苗	250
胡萝卜	200
山药、荸荠、藕、豆薯	150
慈姑、百合、芋头	100
毛豆、鲜豌豆	70

表4 等值奶类食物交换表

以下每交换份奶类食物含：热量90千卡，蛋白质5克，脂肪5克，碳水化合物6克。

食物名称	重量（克）
奶粉	20

续表

食物名称	重量（克）
脱脂奶粉	25
奶酪	25
牛奶、羊奶	160
无糖酸奶	130
冰淇淋	60

表5　等值大豆类食物交换表

以下每交换份大豆类食物含：热量90千卡，蛋白质9克，脂肪4克，碳水化合物4克。

食物名称	重量（克）
腐竹	20
大豆（干）	25
豆粉	25
豆腐丝（豆腐干）	50
豆干	50
北豆腐（嫩豆腐）	100
南豆腐（老豆腐）	150
豆浆（1份豆，8份水）	400

表6　等值水果类食物交换表

以下每交换份水果类食物含：热量90千卡，脂肪1克，碳水化合物21克。

食物名称	重量（克）
柿子、香蕉、鲜荔枝（带皮）	150

续表

食物名称	重量（克）
梨、桃、苹果（带皮）	200
橘子、橙子、柚子（带皮）	200
猕猴桃（带皮）	200
李子、杏（带皮）	200
葡萄（带皮）	200
草莓	300
西瓜（带皮）	500

表7　等值油脂类食物交换表

以下每交换份油脂类食物含：热量90千卡，脂肪10克。	
食物名称	重量（克）
植物油、麻油（1汤匙）	10
红花油（1汤匙）	10
核桃、杏仁	25
花生米	25
猪油、牛油、羊油	10
黄油	10
葵花子（带壳）	25
西瓜子（带壳）	40

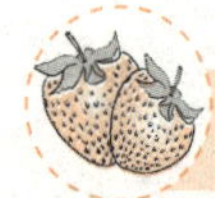

糖尿病患者每日饮食安排

为了避免血糖骤然升高，糖尿病患者应强调少食多餐。对于病情稳定的轻型糖尿病患者一日至少保证三餐，切不可一日两餐。三餐主食量的分配为早餐1/5、午餐2/5、晚餐2/5，或早、午、晚餐各1/3。如：全日进粮食250克，则早餐可进50克，午、晚餐各进100克，也可平均分配。

对用胰岛素或口服某些降糖药的患者，在药物作用最强的时间应安排加餐。全日主食量分为4～6餐，加餐时间安排在两餐之间，如上午9时30分、下午3时、晚上9时。从正餐中匀出25～50克主食作为加餐。睡前加餐除主食外，还可选用富含蛋白质的食物如牛奶、鸡蛋、豆腐干等，因为蛋白质变成葡萄糖的速度较慢，对防止夜间低血糖有利。

另外，糖尿病患者要懂得如何掌握或减少饮食量以及适时加餐。如尿糖多时，可以少吃一些；体力劳动较多时，应多进25～50克主食。

糖尿病患者如何吃好早餐

糖尿病患者的优质早餐应该是既吃饱又吃好，即热量应该达到全日总热量的20%～35%，还应注意科学搭配。

根据糖尿病患者饮食要营养均衡的要求，通常把食物分为五大类，分别是谷薯组、菜果组、肉蛋组、乳类、油脂组类。如果早餐中上述五类食物都有，则认为早餐营养充足，属优质早餐；如果包含了其中的四类，则认为早餐质量较好；如果只选择了其中的三类，则认为基本合格；只有其中二类食物，则认为早餐质量较差，属不及格。不仅如此，早餐还应定时定量，干稀搭配，避免吃油腻、煎炸食品，以及含糖多的食品，吃七八分饱为最佳。

牛奶和豆浆含蛋白质和水分多，能补充所需要的钙和优质蛋白质，特别是它们的血糖生成指数非常低，有稳定血糖的作用，适合糖尿病患者早餐长期选用，两者可任选一种。全麦面包是比较好的早餐谷类食物。麦片相对于其他谷类食品纤维多，比传统的米粥更适合糖尿病患者食用，特别是牛奶煮麦片是糖尿病患者较好的早餐饮食，值得注意的是，因奶粉不耐煮，故应先把麦片用水煮熟，再加上奶粉稍煮即可食用，对于有血脂紊乱的患者，宜选低脂牛奶或低脂奶粉。

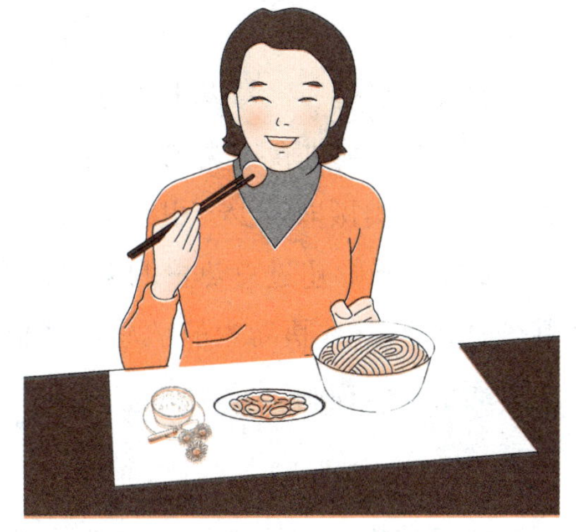

有些糖尿病患者特别喜欢吃面条、稀饭，这时应注意，面条中应加些鱼片和蔬菜，稀饭中应加些麦片和鸡蛋，这样的搭配比较合理，避免了单纯糖类、谷类食物对血糖较大的影响。

糖尿病患者要学会灵活加餐

灵活加餐是一门很大的学问，对防止糖尿病患者的低血糖反应十分重要，尤其是皮下注射胰岛素的患者，适当而科学地加餐能使病情得到稳定或减少药物的用量，从而有效防止血糖出现大幅度的回落。

临床上经常见到一些注射胰岛素的患者晚上睡觉前尿糖阴性，早晨起床时空腹尿糖反而呈阳性。进一步观察发现，他们中除少数患者属黎明现象外，多数患者属夜间低血糖引起的晨起高血糖。对于这种现象，患者可以在晚间加食一些品种丰富的食物，除了主食之外，最好配备一些含优质蛋白质的食物，如鸡蛋、瘦

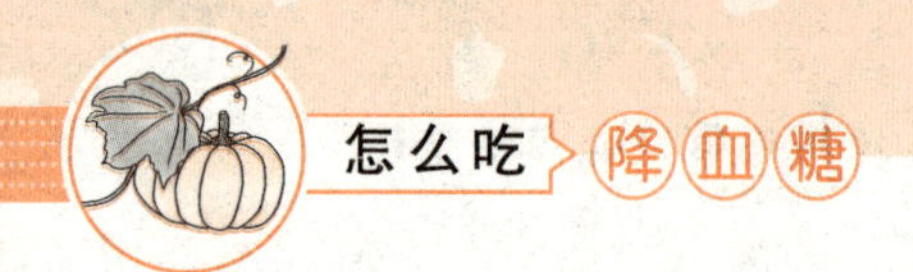

肉、鱼虾等，因为这些食物中所含的蛋白质转变成葡萄糖的速度较其他食物中的缓慢而持久，这样一来，患者的清晨空腹尿糖就可以转阴。

还有一些糖尿病患者，病情极不稳定，常有心悸、手颤、多汗、饥饿等低血糖反应。当出现这些反应时应立即吃1块糖或50克馒头，以缓解病情发作。同时，发作前如能少量加餐，常可使血糖保持在相对稳定的状态，预防低血糖反应的发生。

另外加餐时应注意以下两点：

1.不要单纯进食肉类蛋类食品，应适当进食些糖类（碳水化合物），若糖类摄取过少会引起饥饿性酮症。

2.加餐不要超过总热量的需要，因为热量过高会引起肥胖，肥胖使体内组织对胰岛素的敏感性降低，因而对胰岛素的需要量增多，病情难以控制。

糖尿病患者一周食谱随你选

糖尿病患者日常食谱与健康人的饮食没有太大的差别，但要有一定的规律性，不能像健康人吃饭那样随意，要控制主食，如米、面及其他淀粉类食物，忌食糖、糕点等。饮食疗法不是一劳永逸的事，需要天天执行，长期不懈地坚持下去，才能见到效果。下面是一份适用于糖尿病患者的一周食谱，供糖尿病患者参考。

	早　餐	午　餐	晚　餐
周　一	鸡蛋1个 菜包50克 米粥1碗 拌白菜心1小碟	荞麦面条100克 凉拌蔬菜、豆制品 番茄炒鸡蛋	米饭100克 蒜蓉菠菜 肉末豆腐

续表

	早 餐	午 餐	晚 餐
周 二	薏米粥1碗 鸡蛋1个 全麦小馒头50克 拌莴笋丝1小碟	荞麦大米饭100克 青椒肉丝 香菇豆腐汤	米饭100克 椒油圆白菜 葱花烧豆腐
周 三	鸡蛋1个 牛奶240克 馒头50克	茭白鳝丝面100克 醋熘大白菜	花卷100克 番茄炒扁豆 醋椒鱼
周 四	牛奶250克 鸡蛋1个 窝头50克 凉拌豆芽1小碟	雪菜豆腐 肉丝炒芹菜 米饭100克	馒头100克 鸡片炒油菜 盐水虾
周 五	豆浆300克 茶鸡蛋1个 全麦面包片50克 凉拌苦瓜1小碟	口蘑冬瓜 牛肉丝炒胡萝卜 烙饼100克	米饭100克 清炒虾仁黄瓜 鸡汤豆腐小白菜
周 六	荷叶绿豆粥1碗 鸡蛋1个 豆包50克 凉拌三丝1小碟	玉米面馒头100克 炒鱿鱼卷芹菜 素烧茄子	紫米馒头100克 沙锅小排骨 香菇菜心
周 日	鸡蛋羹（鸡蛋1个） 牛奶燕麦粥250克 海米拌芹菜1小碟	酱牛肉80克 醋烹豆芽菜 烙饼100克	葱油饼100克 紫菜冬瓜汤 芹菜拌豆干

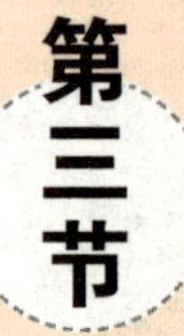

第三节 降“糖”不可或缺的营养素

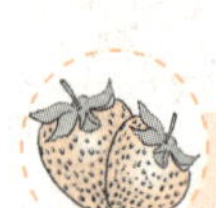

维生素——不可缺少的全能战士

维生素旧称维他命，是维持人体生命活动必须的一类有机物质，也是保持人体健康的重要活性物质。维生素在体内的含量很少，但不可或缺。糖尿病患者补充以下维生素对身体有益：

维生素B_1

维持人体的正常新陈代谢，以及神经系统的正常生理功能。而糖尿病患者经常处于高血糖状态，糖代谢过程要消耗维生素B_1，因此维生素B_1必然经常处于潜在性不足状态。维生素B_1不足可引起周围神经功能障碍，这是糖尿病患者常见症状。严重时甚至发生急性出血性脑灰质炎。因此，糖尿病患者宜适当补充维生素B_1。富含维生素B_1的食物主要有：谷类、动物内脏以及牛奶、鸡蛋、土豆、鲜冬菇、芝麻、花生等。

维生素B_6

维生素B_6是一种水溶性维生素，它是帮助蛋白质代谢的主要物质，因此摄取的蛋白质越多，所需的维生素B_6越多。维生素B_6可使人体组织代谢正常进行，缓解由糖尿病引起的肾脏病变；同时维生素B_6还能预防糖尿病性视网膜病变、减少血中糖化血红蛋白，改善糖耐量。富含维生素B_6的食物主要有：鸡蛋、牛奶、豆类、土豆、甜薯、牛肾、牛肝等。

维生素C

维生素C具有很强的抗氧化功能，能有效清除并阻断氧自由基的生成，预防脂质过氧化，因此摄入充足的维生素C可有效预防糖尿病并发症，尤其对糖尿病肾病和糖尿病神经病变的防治有一定功效。因此糖尿病患者应适量补充维生素C。富含维生素C的食物有：柠檬、橘子、苹果、酸枣、草莓、辣椒、土豆、菠菜等新鲜水果、蔬菜。

维生素E

维生素E是一种安全、高效的抗氧化剂。糖尿病患者服用大剂量维生素E（每日400～1000毫克），虽无降糖作用，但可限制蛋白质非酶糖基化、降低脂质过氧化、清除自由基、改善血小板与内皮功能、纠正脂代谢紊乱，从而起到防治糖尿病慢性并发症的作用。因此，糖尿病患者宜适量补充维生素E。富含维生素E的食物有：植物油、大豆油、坚果类食品、谷物、果仁、麦芽、新鲜绿叶蔬菜、动物内脏、蛋黄、瘦肉、花生、豆类等。

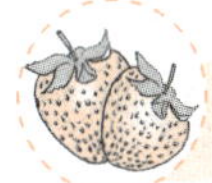

碳水化合物——热量的供应来源

糖类亦称碳水化合物，是自然界存在最多、分布最广的一类重要的有机化合物。控制碳水化合物的摄入，通常被认为是糖尿病饮食治疗的关键。但也不能过低，饮食中碳水化合物太少，不易被患者耐受，同时，机体因缺少糖而利用脂肪代谢供给热量，更

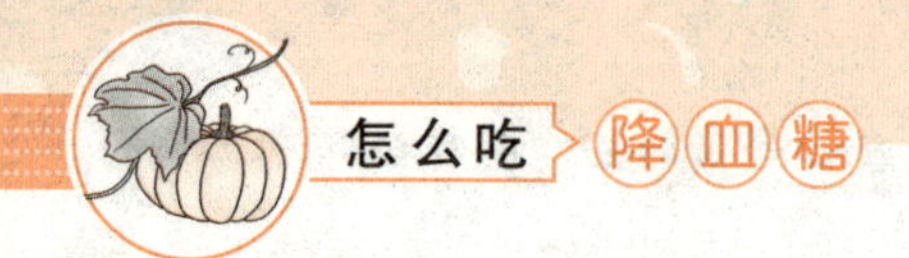

易发生酸中毒。对于空腹血糖正常的糖尿病患者，或同时应用磺脲类降糖药患者，以及用胰岛素的某些糖尿病，一般碳水化合物的供给量应占总热量的50%～65%，每日200～350克，折合主食250～400克。

食物中的碳水化合物分成两类：一类是人体可以吸收利用的有效碳水化合物，如：单糖、双糖、多糖，另一类是人体不能消化的无效碳水化合物，如纤维素，是人体必需的物质。

双糖和单糖都有甜味，多糖没有甜味。人们平时所说的“糖”往往是指带有甜味的单糖和双糖。糖类中能给人体提供热量的是单糖、双糖和淀粉，糖尿病患者应尽量避免双糖和单糖，而食用多糖类的淀粉。

富含碳水化合物的食物有：糖类、水稻、小麦、玉米、大麦、燕麦、高粱、甘蔗、甜瓜、西瓜、香蕉、葡萄、干果类、干豆类、胡萝卜、番薯等。

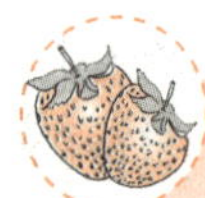

蛋白质——生命的物质基础

蛋白质是生命的物质基础，没有蛋白质就没有生命。因此，它是与生命及与各种形式的生命活动紧密联系在一起的物质。人体的每一个细胞和所有重要组成部分都有蛋白质参与。虽然目前还没有确切的证据表明膳食蛋白质含量与糖尿病有直接关系，但蛋白质代谢与糖类和脂肪代谢密切相关。当糖类和脂肪代谢出现紊乱时，蛋白质的代谢也必然处于不平衡状态，同样可以引起胰岛素分泌量的变化，促使糖尿病发病。因此，糖尿病患者应适量增加优质蛋白质摄入的比例。

蛋白质虽然对糖尿病患者有好处，但不代表越多越好。一般

蛋白质的摄入应视具体情况而定。动物性蛋白质在给人体提供大量蛋白质的同时，也会使我们摄入过多的饱和脂肪酸和胆固醇；而植物性蛋白质如豆类，尽管蛋白质含量低于动物性蛋白质，但几乎不含胆固醇，而且含有大量膳食纤维，适宜于糖尿病患者食用。为了提高蛋白质的营养价值，可将几种不同食物蛋白质按一定比例混合食用，通过蛋白质的互补作用，提高蛋白质的营养价值。

富含蛋白质的食物有：牛奶、羊奶、马奶等；牛、羊、猪肉；鸡肉、鸭肉、鹅肉、鹌鹑肉、鸵鸟肉等；鸡蛋、鸭蛋、鹌鹑蛋等及鱼、虾、蟹等；黄豆、大青豆、黑豆等；芝麻、瓜子、核桃、杏仁、松子等干果类。

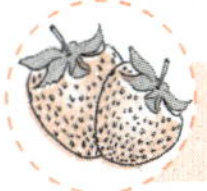

膳食纤维——防止餐后血糖上升

膳食纤维是一种活性多糖成分，有助于糖尿病患者降糖、降脂，对辅助治疗糖尿病有益。膳食纤维对糖尿病患者可起到以下辅助治疗作用：

1.血糖生成反应，预防糖尿病 许多研究证明某些水溶性纤维可降低餐后血糖和血胰岛素升高反应。这是因为膳食纤维中的果酸可延长食物在胃肠内的停留时间，延长胃排空时间，减慢人体对葡萄糖的吸收速度，使人体进餐后的血糖值不会急剧上升。并降低人体对胰岛素的需求，从而有利于糖尿病病情的改善。

2.增强肠道功能，防治便秘 膳食纤维体积大，可促进肠蠕动、减少食物在肠道中停留时间，其中的水分不容易被吸收。另一方面，膳食纤维在大肠内经细菌发酵，直接吸收纤维中的水分，使大便变软，产生通便作用。

3.控制体重，有利于减肥 膳食纤维，特别是可溶性纤维，可以减缓食物由胃进入肠道的速度并具有吸水作用，吸水后体积增大，从而产生饱腹感而减少热量摄入，达到控制体重和减肥的作用。

4.降低血脂，预防冠心病 由于膳食纤维中有些成分如果胶可结合胆固醇，木质素可结合胆酸，使其直接从粪便中排出，从而消耗体内的胆固醇来补充胆汁中被消耗的胆固醇，由此降低了胆固醇，从而有预防冠心病的作用。

富含膳食纤维的食物有：燕麦、玉米、糙米、白菜、油菜、菠菜、笋类、魔芋等。

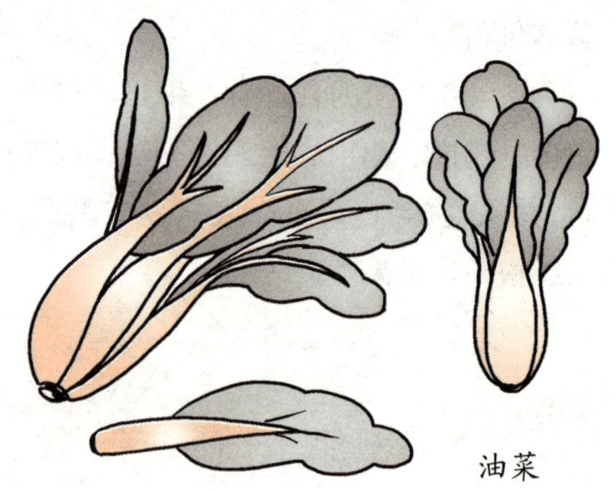

油菜

矿物质——有助于保持血糖平稳

矿物质又称无机盐，是人体内无机物的总称。矿物质和维生素一样，是人体必需的元素。饮食中的矿物质能影响胰腺的分泌功能，缺乏一些必需的矿物质可能导致糖尿病的发生，而糖尿病患者由于体内代谢障碍，会造成多种矿物质的异常。影响胰岛素活性和糖脂代谢的矿物质主要有：铬、锌、铁、硒、钒等，这些矿物质在糖尿病发病、并发症的发生和病程演化过程中起着重要作用。具体见下表。

名称	功效	来源
铁	铁有助于减少自由基，减少糖尿病及并发血管病变的概率	动物肝脏、肾脏、瘦肉、蛋黄、鸡、鱼、虾、豆类、苜蓿、菠菜、芹菜、油菜、苋菜、荠菜、黄花菜、番茄、杏、桃、李、葡萄干、红枣、樱桃等
镁	镁在胰岛素上的作用和在血糖调节上的作用十分重要。糖尿病患者特别是同时患冠心病或视网膜病的糖尿病患者，其血液中镁含量通常都偏低。对2型糖尿病患者而言，补充镁可同时改善进食糖分后胰岛素的分泌状况及胰岛素调节血糖的状况	麦芽、杏仁、腰果、葡萄干、花生、大蒜、青豆、螃蟹、山核桃
锌	锌是体内多种酶的组成成分，能影响胰岛素合成、贮存、分泌及胰岛素结构完整性，减少并发视网膜和周围神经病变。人体内缺锌会使血糖浓度增加，机体耐糖量受损，胰岛素功能降低，从而导致糖尿病	牡蛎、羔羊肉、山核桃、小虾、青豆、豌豆、蛋黄、全麦谷物、燕麦、花生、杏仁

续表

名称	功效	来源
铬	人体内的铬几乎全部是三价铬，它与烟酸、甘氨酸、半胱氨酸形成葡萄糖耐量因子，在人体内发挥生物活性作用。而葡萄糖耐量因子对糖代谢、脂代谢具有重要作用，可增强胰岛素与其特殊受体的结合，使胰岛素充分发挥作用。糖尿病患者补铬能改善糖耐量异常，降低胰岛素抵抗，减少降糖药或胰岛素需要量，在糖和脂质代谢中能增强胰岛素作用	面包、牡蛎、土豆、麦芽、青椒、鸡蛋、鸡肉、苹果、黄油、玉米粉、羔羊肉
硒	硒主要在小肠吸收，具有类胰岛素样作用，能降低血糖，抗动脉粥样硬化。同时，硒还能刺激葡萄糖转运，对糖尿病及其慢性合并症有重要的预防及治疗作用	牡蛎、蜂蜜、蘑菇、鲱鱼、金枪鱼、卷心菜、牛肝脏、小黄瓜、鳕鱼、鸡肉
铜	铜有助于降血糖，人体缺乏铜可以使胰岛素细胞内超氧化物歧化酶活性下降，更易受自由基的损伤	绿茶、乌龙茶、红茶、速溶咖啡、牡蛎、海蜇、墨鱼、番茄、豆类、果仁

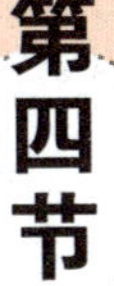

第四节 避开饮食陷阱

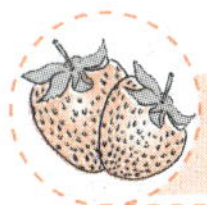

误区1：吃了药就不需要控制饮食了

经典案例

杨老师前天遇见多年未见的老友，他乡遇知己，一时兴起，畅饮了一番。回家后才想起有病在身，立刻加大降糖药物的剂量，心里总算松了一口气。又赶上校庆，中午饭也没顾得上吃，药物当然也就跟着免了。然而，不良症状却跟着出现了，这几天他觉得痛苦不堪，血糖总是忽高忽低。他说他想进行胰岛素治疗，很疑惑地问医生，是不是采用胰岛素治疗就不用控制饮食了？

专家解释

一些患者错误地认定了一种生活中常见的抵消法，像杨老师就自作主张地采取自己加大原来服药剂量的方法，误以为饮食增加了，多吃点降糖药物就可以把多吃的食物抵消掉，其实这是错误的。糖尿病患者不能贪酒，而且要严格做到定时定餐。因为像杨老师那样有时大吃大喝，有时又粒米不进，这样做不但使饮食控制形同虚设，而且在加重了胰腺负担的同时，也增加了低血糖及药物过量、药物不良反应发生的概率，非常不利于疾病控制，而且体重也会有上升的趋势。当杨老师发现药物控制没有达到预期的结果时，他想改用胰岛素治疗，并认为有了胰岛素就天下太平了，就不再需要费神控制饮食了。其实，胰岛素治疗的目的也只是为了血糖控制平稳，胰岛素的使用量也必须在饮食固定的基础上才可以调整，如果饮食不控制，血糖会更加不稳定，因此，胰岛素治疗不但需要配合营养治疗，而且非常必要。

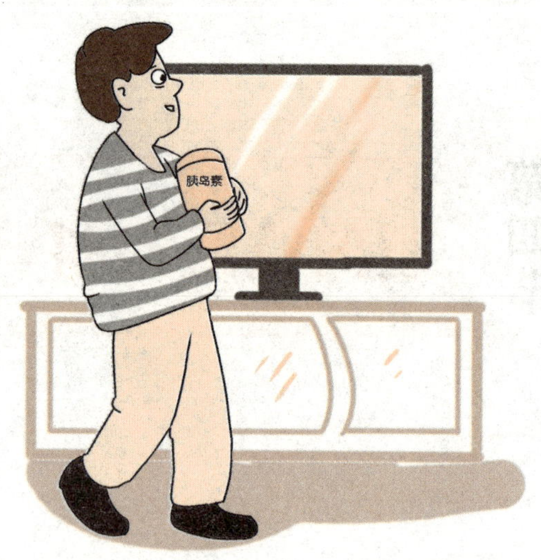

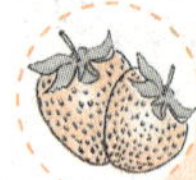

误区2：水果含糖量高，敬而远之

经典案例

王大爷退休不久，本想安度晚年，不曾想体检查出了糖尿病，自此，生活大打折扣，比如一向比较青睐的水果他再也不敢吃了，甚至到了“谈果色变”的地步，儿女们也奉劝他，并不是所有的水果都含糖量高，有些水果也是适合他吃的。真的是这样吗？水果和糖尿病之间的关系如何呢？

专家解释

很多糖尿病患者提起水果便谈虎色变，自患病后不敢问津。其实有些水果含糖量比较低，如苹果、梨含糖量10%～14%，香蕉含糖量20%，西瓜含糖量4%~5%。且水果中富含很多微量元素，如锰

等，对提高体内胰岛素活性有很好的帮助作用。

因此水果可以吃，但是要适量。对于餐后血糖低于10 毫摩/升的患者来说，每日可以吃一个苹果或梨，但要在两餐之间吃，并将水果的热量计算在总热量之内。如果进食水果量较大，则应从总的饮食中扣除这部分热量。换言之，就是要减少主食。

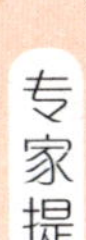

专家提示

糖尿病患者在以下五种情况下不适宜食用水果。1.空腹血糖超过11.1毫摩/升；2.餐前餐后不宜食用，应在两餐之间食用；3.含糖量高的水果不宜食用；4.不交换不宜食用，多吃水果应与主食交换；5.不监测不宜食用，应在吃水果前后进行监测，这样可以更好地把握。

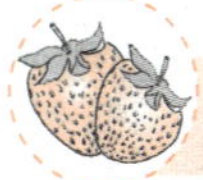

误区3：“无糖食品”可以放心地吃

经典案例

自从患上糖尿病之后，路女士真的是谈“糖”色变。本来也是一个嗜甜如命的人，那些面包啊、甜品啊、饼干啊，怎么看怎么可爱，当医生建议她不要吃这些含糖的食品时，她简直不能接受，以前她可是一个休闲食品不离口的人哪！后来在超市中发现竟然有无糖系列食品，她就很高兴，每次去逛超市，采购篮里都是无糖饼干、无糖面包、咸面包、咸饼干。每次都是尽情地吃，毫无顾忌，用她常说的话就是“反正是无糖的”。

专家解释

像路女士这样的糖尿病患者错误地认为，控制糖尿病就是不吃甜的东西，而咸饼干、咸面包等小食品可以随意用来充饥，不

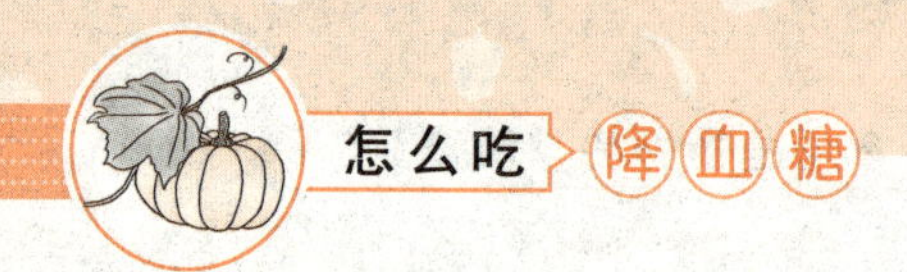

需要控制，是错误的想法。其实，各种面包、饼干等都是用粮食做的，与米饭、馒头一样，吃下去也一样在体内转化成葡萄糖而致血糖升高，并且糖尿病有并发高血压的风险，过量摄入咸味食物，有可能增加高血压的风险，因此，糖尿病患者不限制地吃无糖或咸味小食品是不可取的。

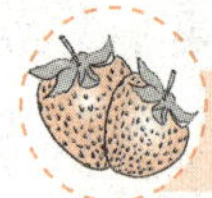

误区4：只喜欢喝稀饭

经典案例

喝粥已经成为中国人的一种饮食习惯，想改变这一固有的膳食模式很困难，同样一碗，稀饭肯定比干饭量少，所以喜欢喝稀饭。王大娘前不久曾因糖尿病入院治疗，住院期间，无论是空腹血糖还是餐后血糖都控制得很好。出院后王大娘继续按原方案治疗，前两天去医院复查，发现餐后血糖很高。医生经过了解得知，王大娘有早餐喝稀饭的习惯，早餐后血糖高很可能与之有关，于是建议她早餐改吃干食，几天后，王大娘再去复查，餐后血糖果然恢复正常了。

专家解释

稀饭与干饭的原料同为大米，但由于烹调方法不同，进入人体后其血糖指数相差悬殊。研究发现，大米烹调成稀饭进入人体后其血糖指数较干饭显著增加，其升血糖作用甚至接近等量葡萄糖。这主要是因为大米烹调为稀饭后，淀粉结构发生改变，许多大分子淀粉水解成糊精或麦芽糖，后两者在消化道中很容易被酶水解成葡萄糖而迅速吸收使血糖在短时间内升高。因此，糖尿病患者经常吃稀饭或类似稀饭的液态或半固态食物如米汤、面糊、米粉、肠粉等，可使血糖发生较大波动，不利稳定病情，应尽量不吃或少吃这类食物。

但是对于脾胃功能较弱的老年人，吃稀饭会有助于饭食的消化吸收，也有助于身体快速获得热量。因而适量进食稀饭，常需结合一些干粮，这样既有利于营养快速吸收，又可以防止喝粥后的高血糖。至于喝粥后的高血糖并不难克服，如餐后散步20~30分钟常可以抵消进食稀饭后引起的一过性高血糖。

专家提示

糖尿病患者不宜"吃软怕硬"。吃较软的食物，比较容易消化吸收，在体内很快转化成葡萄糖，这样血糖升得快。因此，糖尿病患者多吃些口感较硬的食物，因为硬的食物消化得比较慢，不轻易使血糖快速上升。

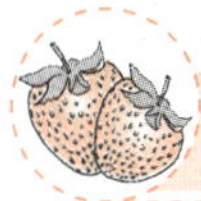

误区5：坚果随便吃

经典案例

一名老年糖尿病患者住院期间疗效不错，但出院一段时间后，血糖就出现波动，多次反复住院。细问之下，才知患者虽一日三餐能按规定量控制饮食，但平日常以花生、核桃、瓜子、腰果、大杏仁等干果类食物作为零食。他片面地认为干果类食物含糖量低，不会影响血糖水平，多吃点没关系。由于老年人味觉细胞减少，味蕾细胞敏感性下降，大多喜欢吃一些味香的食品，加之老年人生活内容相对单调，空闲时间多，有时想吃点零食解闷。那么糖尿病患者能不加控制地吃干果吗？

专家解释

从干果的营养成分分析，干果类食品含糖量低，10%～25%，含脂肪量高，30%～36%，在体内每克糖产热4千卡，每克脂肪产热9

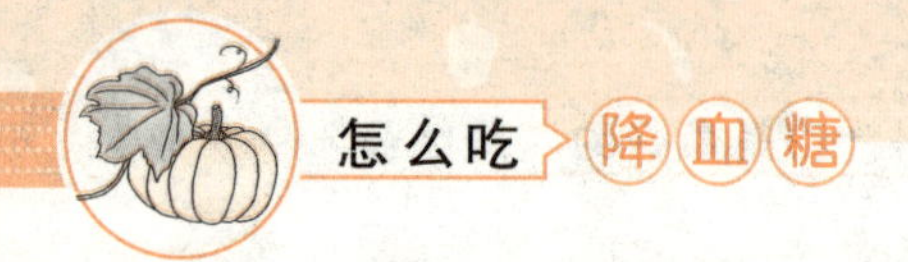

千卡，因此属于高热量食品。从体内营养代谢分析，脂肪虽然属于非糖物质，但如果摄入量超过需要量，一方面多余的热量可以转化为体脂贮存起来，使体重增加，加重胰岛负担，另一方面脂类物质在体内可以通过糖异生作用转化为葡萄糖和糖原，对血糖产生间接影响。

所以，干果类食品对血糖水平有一定影响，不能随意食用。但干果中富含人体所需的维生素E及不饱和脂肪酸，有利于预防心脑血管疾病及抗衰老。如果食用，可以按照等值互换的原则，减去同等热量的主食。25克干果的热量大约相当于50克主食，可以在总热量不超的情况下适量食用。总之，糖尿病患者不仅要控制主食，而且要注意控制总热量。

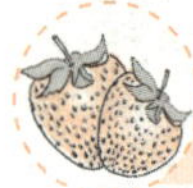

误区6：肉类食品可以多吃

经典案例

小潘单位体检时被查出患有糖尿病，这对于爱吃肉的他来说如同晴天霹雳，朋友们都劝他不要吃肉，可是他又忍不住。于是就经常偷偷吃肉，但并未出现较高的血糖，因而产生这种“肉类食品对血糖影响不大，可以多吃”的想法。

专家解释

在糖尿病饮食控制方面，每个患者都有自己的经验，也出现很多食疗方法，见仁见智。但糖尿病控制效果如何，不能仅凭自己的“感觉”如何来判断。肉类食物含有丰富的优质蛋白质、铁、锌、铬、B族维生素等营养素，这是其他食物所不能比拟的。对于糖尿病患者来说，由于每日的高消耗状态导致体内各种营养素，尤其是参与新陈代谢的营养素，如蛋白质、锌、铁、B族维生

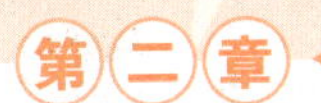

素、维生素C等大量流失，因此适当增加这些物质的摄入有利于机体的恢复。

若过多摄入肉类食物，会导致饱和脂肪酸及胆固醇升高，对血脂控制非常不利，它破坏了营养平衡，过多吃肉类食物，会导致脂肪及蛋白质摄入增加，可能会导致血糖上升。但并不代表不能吃肉，吃一些瘦肉或鱼肉不仅不会影响血糖的稳定，而且还有利于血糖的稳定，但需提醒的是，尽管能吃肉，也需适量，尽量保证总热量适当，同时保证营养的均衡。

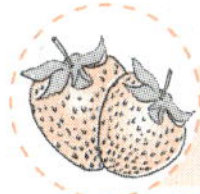

误区7：主食越少，糖尿病控制得越好

经典案例

34岁的范先生，是个典型的糖尿病患者，身材“臃肿”，已出现了视网膜病变。范先生的病，主要源于饮食不规律。3年前他的生意做大以后，就基本上没有在自己家吃过饭，每天都在外谈生意应酬，流连于酒肆之间。在外吃饭，喝酒吃肉是“主旋律”，米饭成了可有可无的食物，常常好几天不沾一粒米。长期的高脂肪、高蛋白质饮食，造成了范先生在两三年前就患上了糖尿病。发病后，听说米饭等谷物会使血糖升高，他就更不敢吃米饭了。饭吃得少的话，就要多吃高脂肪、高蛋白质的动物性食品，这是像范先生一样应酬繁忙的现代人的普遍膳食状态。而由于高脂饮食导致的肥胖则是糖尿病等慢性病发病的重要原因。

专家解释

中国人一直以米饭、馒头、面条等谷类作为主食，里边富含碳水化合物、膳食纤维、维生素和矿物质，给人体带来很多益处；碳水化合物进入体内后转化为糖分，再进一步转化为维持人体功能的

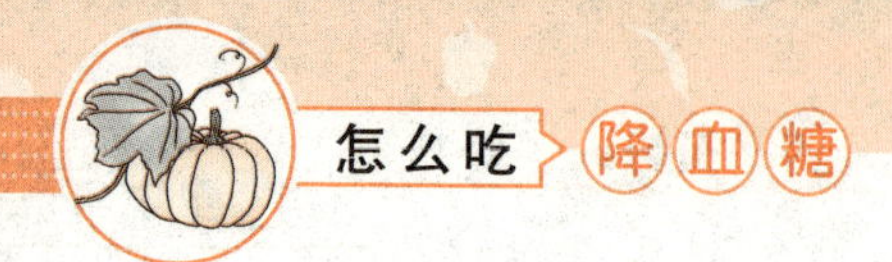

热量。除了谷类外，牛奶、水果等也含有碳水化合物，但含量均不及谷类。在糖分与热量之间的转换需要胰岛素的参与，胰岛素对葡萄糖有降解的作用。如果一味地强迫自己限制主食，每日摄入量极少甚至不吃，就会导致体内糖不足，此时，机体只有调动脂肪和蛋白质来供给热量。长此以往，患者体重下降，血糖波动较大，机体抵抗力差，甚至体内将产生大量的酮体、尿素氮和肌酐，直接导致患者酮症酸中毒，以及加重肾脏的损害等。

第三章

餐桌上的“降糖明星”

怎么吃，吃什么，如何吃，是糖尿病患者饮食时最担心的事情。只要吃得科学，糖尿病患者也一样能选择丰富、美味的食物。本章主要介绍糖尿病患者食物的选择，哪些是适合吃的，怎么搭配效果最好，哪些食物相克，并推荐了一些相应的食谱，方便糖尿病患者制作。

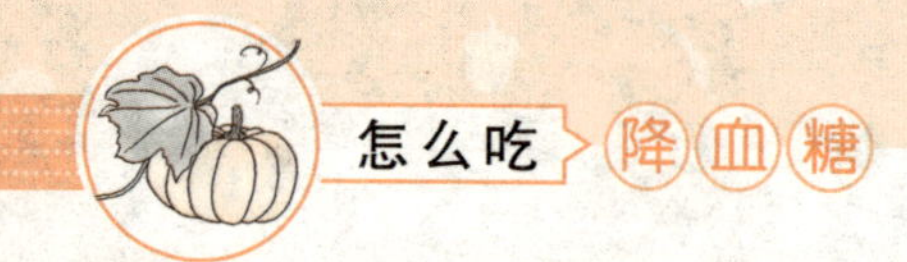

第一节 五谷杂粮降血糖

玉米，降脂降血糖，抗动脉粥样硬化

每日宜食70克，每100克含热量106千卡

营养成分	每100克含量
碳水化合物	22.8克
脂肪	1.2克
蛋白质	4克
纤维素	2.9克

【降糖功效】

玉米味甘、性平，具有健脾益胃、降脂降血糖、抗动脉粥样硬化和防癌等功效。玉米之所以能降血糖，是因为玉米富含膳食纤维，食用后可延缓消化速度，降低胰岛素需求量，减轻对胰岛细胞的负担，增进胰岛素与受体的结合，起到辅助控制血糖的功效。玉米中富含的铬可增加胰岛素的效能，促进机体利用葡萄糖，是胰岛素的加强剂。玉米中富含的镁可调节胰岛素分泌，能够辅助降低血糖。

【食用指导】

玉米中含有较多的粗纤维，约是精米、精面的5倍，每天最多

宜食用70克。玉米中还含有大量镁，镁可加强肠道蠕动，促进机体废物的排泄。

【搭配宜忌】

宜	**玉米＋洋葱** 洋葱能舒张血管、降血压、降血糖、降血脂，与玉米搭配同食，有生津止渴、降糖降脂的功效。 **玉米＋松子** 松子炒玉米可用于脾肺气虚、干咳少痰、皮肤干燥、大便干结等症状的辅助治疗。
忌	**玉米＋可乐** 玉米和可乐中都富含磷，两者同食会摄取过多的磷，干扰体内钙磷比例，影响钙的吸收与留存。

食疗妙方

玉米菠菜粥

【原料】菠菜50克，玉米面100克，麻油3毫升，精盐、花椒粉、鸡精各适量。

【做法】菠菜择洗干净，放入沸水中焯一下，捞出放冷水里过凉，沥干水分后切末。将玉米面用冷水调成没有结块的稀粥状，然后倒入锅中加入适量的水煮成稠粥，撒入菠菜末，放入精盐、花椒粉、鸡精和麻油调味即可。

【功效】补肝益肾，润肠利尿。适用于糖尿病并发高脂血症患者。

冬瓜玉米面粥

【原料】玉米面120克，新鲜连皮冬瓜250克。

【做法】将冬瓜洗净，切块，放入沙锅中，加适量清水，撒入玉米面，以文火煮至瓜烂粥熟即成。

【功效】益肺宁心，清热利尿。适用于糖尿病并发肥胖症、高脂血症患者。

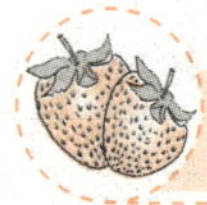

薏苡仁，健脾祛湿降血糖

每日宜食60克，每100克含热量357千卡

营养成分	每100克含量	营养成分	每100克含量
碳水化合物	71.1克	维生素E	2.08毫克
脂肪	3.3克	钙	42毫克
蛋白质	12.8克	镁	88毫克
钾	238毫克	磷	217毫克
膳食纤维	2克	铁	3.6毫克

【降糖功效】

薏苡仁是药食两用食物。薏苡仁味甘、淡，性微寒，有利水消肿、健脾祛湿等功效。薏苡仁中的微量元素硒，可修复胰岛素β细胞并保护其免受损害，维持人体正常的胰岛素分泌功能，调节血糖稳定。薏苡仁中的膳食纤维，可以促进排便，延缓餐后血糖上升。

【食用指导】

因为薏苡仁会使身体冷虚，虚寒体质不适宜长期服用，所以怀孕妇女及正值经期的妇女应该避免食用。薏苡仁所含的糖类黏性较高，所以吃太多可能会妨碍消化。

【搭配宜忌】

宜	**薏苡仁+板栗、鸡肉** 薏苡仁与板栗或鸡肉搭配同食，有补肾虚、益脾胃、利湿止泻的功效，还具有抗癌的功效。 **薏苡仁+山药** 薏苡仁健脾益胃；山药补脾养胃；两者搭配食用，可以健脾养胃、治疗食欲不振。
忌	**薏苡仁+海带** 海带含铁，若与薏苡仁同食，会妨碍薏苡仁中维生素E的吸收，易引起静脉曲张、淤血，使人缺乏 活力。

食疗妙方

薏苡仁粥

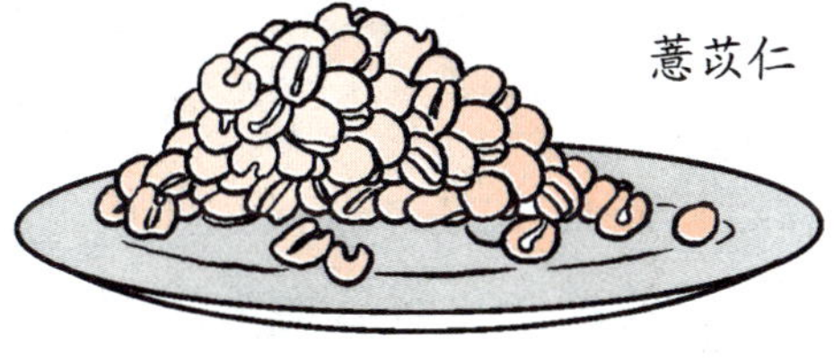

【原料】薏苡仁100克。

【做法】加水煮烂即可。

【功效】薏苡仁所含多糖有一定的降糖作用，可抑制肝糖原分解、肌糖原酵解，抑制糖异生，从而达到降低血糖水平的目的，防治糖尿病血管并发症的发生。

银耳山药薏苡仁羹

【原料】银耳50克，怀山药100克，薏苡仁25克。

【做法】银耳泡发撕成小朵，山药切成小片，薏苡仁加水泡软，三物入锅加水，煮成糊状，稍作调味。

【功效】益气健脾，和胃生津，降糖，抗癌，保肝。适用于糖尿病、高脂血症、肿瘤、病毒性肝炎、胃溃疡。

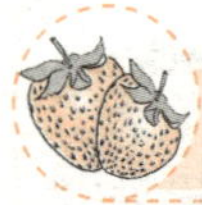

燕麦，防止餐后血糖急剧上升

每日宜食40克，每100克含热量367千卡

营养成分	每100克含量	营养成分	每100克含量
蛋白质	15克	维生素B_2	0.13毫克
脂肪	6.7克	钙	186毫克
碳水化合物	66.9克	铁	7毫克
膳食纤维	5.3克	锌	2.59毫克
维生素B_1	0.3毫克	维生素E	15毫克

【降糖功效】

燕麦中含有不饱和脂肪酸及可溶性纤维，能降低血液中胆固醇与三酰甘油的含量。而且燕麦所含的膳食纤维可以增加胰岛素的敏感性，防止餐后血糖急剧上升，这样机体只需分泌较少的胰岛素就能维持代谢。时间长了，膳食纤维就可降低循环中的胰岛素水平，减少糖尿病患者对胰岛素的需求。对于因肝、肾病变，糖尿病，脂肪肝等引起的继发性高脂血症也有同样明显的疗效。

【食用指导】

对于常常处于紧张状态的上班族来说，燕麦是一种兼顾营养又不致发胖的健康食品。而对于心脑血管人群、肝肾功能不全者、肥胖者、中年人及减肥的女性来说更是保健佳品。

【搭配宜忌】

宜	**燕麦＋牛奶** 牛奶与谷物营养精华集于一体，含有丰富的蛋白质、膳食纤维、维生素、钙等，是糖尿病患者所需营养的完美结合。 **燕麦＋小米** 两者同食，可增加各类维生素、矿物质的摄取量，既有助于减肥，又适合心脏病、高血压和糖尿病患者食用。
忌	**燕麦＋菠菜** 燕麦含有钙质，而菠菜中含有丰富的草酸，两者同食，易形成不易被人体吸收的草酸钙，长期食用，会影响人体对钙的吸收。

食疗妙方

凉拌燕麦面

【原料】燕麦面、黄瓜各100克，麻油5毫升，精盐、鸡精、香菜末、蒜末各适量。

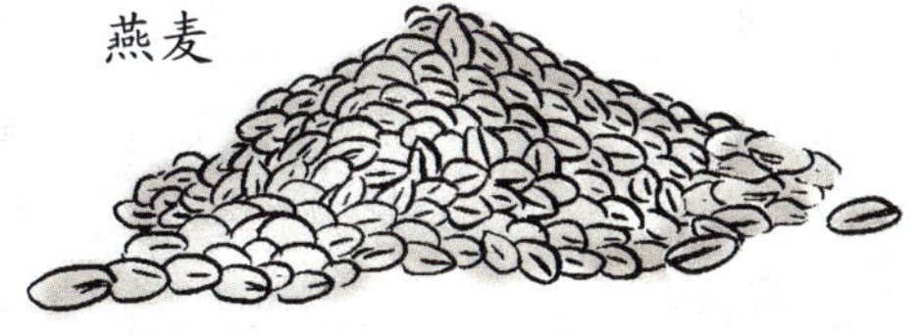

【做法】燕麦面加适量水揉成光滑的面团，然后擀成一大张薄面片，将面片切成细丝，煮熟，捞出，过凉。然后将黄瓜洗净，切丝，放在煮好的燕麦面上，加入精盐、鸡精、香菜末、蒜末、麻油调味即可。

【功效】补益脾胃，滑肠，止虚汗。适用于气阴两虚型糖尿病，症见大便干结，或兼心悸自汗患者。

燕麦南瓜粥

【原料】南瓜400克，燕麦片200克。

【做法】先将南瓜洗净，切成1厘米见方的小丁块，入锅中，加水煮至半熟，撒入燕麦片，搅拌均匀，以文火再煮至沸，继续煨煮15分钟即成。

【功效】补益健脾，降糖止渴，降低血脂。适用于肝火上炎，糖尿病并发高血压、动脉硬化症患者。

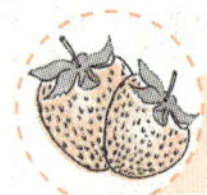

荞麦，改善葡萄糖耐量

每日宜食60克，每100克含热量324千卡

营养成分	每100克含量	营养成分	每100克含量
碳水化合物	59.7克	视黄醇当量	13.6微克
脂肪	1.7克	钙	154毫克
蛋白质	9.5克	镁	193毫克
钾	439毫克	磷	296毫克
膳食纤维	13.3克	铁	10.1毫克

【降糖功效】

荞麦淀粉中直链淀粉比例较高，可影响水分子进入，延迟糊化与消化速度，从而抑制了餐后血糖的升高速度。因其含有丰富的蛋白质、维生素，故有降血脂、保护视力、软化血管、降低血糖的功效。同时，苦荞中还含有荞麦糖醇，能调节胰岛素活性，具有降糖

作用。

【食用指导】

荞麦虽好，但也不宜天天吃，因为人的体质、病情变化是受生活习惯、环境影响的，如季节气候变化以及人的情绪。尤其是老年人，多种病缠身，食物应多样化，方利于养病。脾胃虚寒、消化功能不佳及经常腹泻的人不宜食用。

【搭配宜忌】

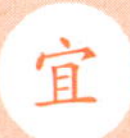 宜	**荞麦＋牛奶** 荞麦的蛋白质中缺乏精氨酸、酪氨酸，和牛奶搭配食用为好。
忌	**荞麦＋羊肉** 荞麦性寒，味甘性平，能降压止血，清热敛汗，而羊肉大热，两者功能反之，最好不要搭配一起吃。 **荞麦＋猪肉** 因为猪肉和荞麦相克，同食会使人的头发脱落。 **荞麦＋海带** 海带含铁，会妨碍人体对荞麦中维生素E的吸收，故不宜同食。

食疗妙方

荞麦粥

【原料】荞麦、土豆各100克，鸡腿50克，白扁豆、胡萝卜各20克，精盐、酱油各适量。

【做法】把荞麦洗净，沥干水分。鸡腿肉片成小块；土豆去皮切小块；胡萝卜切成片。锅中倒入适量的水，放入荞麦煮20分钟，捞出沥水。把所有的调味料（高汤200毫升、酱油10毫升、盐2克）

倒入锅中煮开，放入荞麦、鸡腿肉片和土豆、胡萝卜、白扁豆一起煮20分钟。煮到食材都变软即成。

【功效】此粥有止咳、平喘的作用，对高血压等心血管疾病也有辅助治疗的功效。但荞麦不易消化，不宜多食。

荞麦香菇粥

【原料】荞麦80克，鲜香菇2朵，粳米100克，精盐适量。

【做法】香菇切丝，粳米和荞麦洗净，将其加水用大火煮沸，再用小火煮45分钟，搅拌。放入香菇丝拌匀，添入适量开水稀释，以文火续煮10分钟，加精盐调味，即可出锅。

【功效】润肠通便，益胃和中。适用于糖尿病并发皮肤病瘙痒。

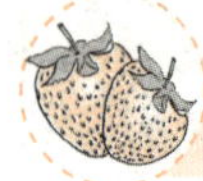

大豆，辅助降血糖，还可降血脂

每日宜食40克，每100克含热量359千卡

营养成分	每100克含量	营养成分	每100克含量
蛋白质	36.3克	铁	11毫克
脂肪	13.4克	硫胺素	0.78毫克
碳水化合物	25克	胡萝卜素	0.4微克
钙	367毫克	核黄素	0.25毫克
磷	571毫克	烟 酸	2.1毫克

【降糖功效】

大豆含有丰富的蛋白质，含有多种人体必需的氨基酸，可以提

高人体免疫力；大豆中含有一种抑制胰酶的物质，对糖尿病有治疗作用。大豆所含的皂苷有明显的降血脂作用，同时，可抑制体重增加。此外，大豆还含有丰富的矿物质、维生素、膳食纤维。

【食用指导】

一般人群均可食用大豆，大豆是更年期妇女、糖尿病和心血管病患者的理想食品；脑力工作者和减肥的人群也很适合；大豆在消化吸收过程中会产生过多的气体造成胀肚，故消化功能不良、有慢性消化道疾病的人应尽量少食。

【搭配宜忌】

宜	**大豆＋玉米**　将25%的大豆和75%的玉米混合煮食，营养价值就可提高到76%左右，几乎和牛肉媲美。 **大豆＋猪肉**　猪肉富含蛋白质，黄豆本身也是蛋白质的良好来源，两者搭配，可以提高蛋白质的营养价值。
忌	**大豆＋虾皮**　大豆含有大量植物有机酸，而虾皮富含铁、钙等矿物质，两者一起吃也许会引起消化不良。 **大豆＋酸奶**　大豆所包含的植物蛋白质和有机酸会影响人体对酸奶中钙质的吸收。

食疗妙方

豆浆粥

【原料】豆浆150毫升，粟米50克。

【做法】将粟米淘洗干净，放入沙锅。加水适量，大火煮沸后改用小火煨煮成稠粥，粥将成时调入豆浆，搅拌均匀，再煨煮至沸即成。

【功效】补虚益气，润燥降糖。适用于各型糖尿病。

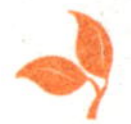

芝麻豆浆

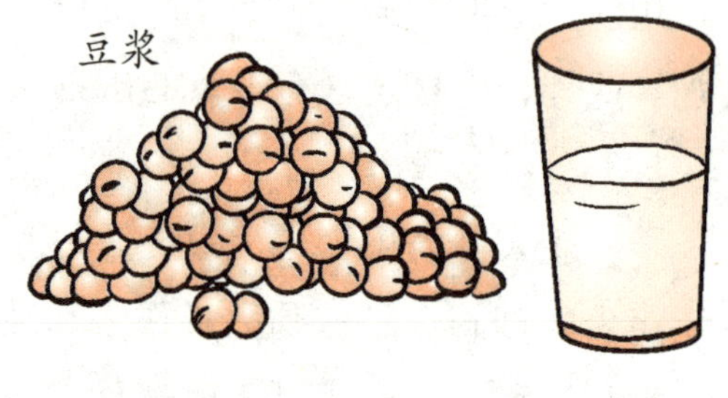

【原料】黄豆70克，芝麻10克，水1500毫升。

【做法】黄豆提前1天泡水，黑芝麻用水清洗，放入锅中炒一会儿，不要炒糊了，将泡好的黄豆和炒好的芝麻一起放在豆浆机中，倒入适量的水，搅打成糊状即可。

【功效】滋养肝血、益气养肾。适用于糖尿病并发动脉粥样硬化的患者。

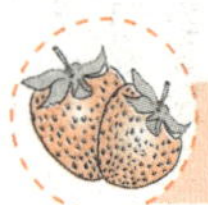

绿豆，可降低空腹血糖及餐后血糖

每日宜食40克，每100克含热量316千卡

营养成分	每100克含量	营养成分	每100克含量
脂肪	0.8克	钠	3.2毫克
蛋白质	21.6克	胡萝卜素	130微克
膳食纤维	62克	钙	81毫克
维生素E	10.95毫克	铁	6.5毫克
维生素A	122微克	锌	2.18毫克
镁	125毫克	磷	337毫克
钾	787毫克	硒	4.28微克

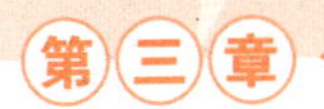

【降糖功效】

绿豆中所含球蛋白与大豆相似，而含脂肪量较大豆低，有降低胆固醇、降血脂、解毒、保肝等作用。绿豆中富含维生素和矿物质，其中B族维生素、钾、镁、铁等的含量要远远高于其他谷类，有止渴降糖、消水肿、利小便的作用，非常适合糖尿病合并肾病患者做主食。

【食用指导】

绿豆性寒凉，素体阳虚、脾胃虚寒、泄泻者慎食。服药特别是服温补药时不要吃绿豆，以免降低药效。未煮烂的绿豆腥味强烈，食后易恶心、呕吐。

【搭配宜忌】

宜	**绿豆+南瓜**　南瓜有补中益气的功效，并且富含维生素，是一种高纤维食品，能降低糖尿病患者的血糖。绿豆有清热解毒、生津止渴的作用，与南瓜同煮有很好的保健作用。 **绿豆芽+韭菜**　韭菜有温阳解毒、下气散血的功效，绿豆芽有解毒的功效。韭菜与绿豆芽搭配食用可解除人体内的热毒并有补虚作用，有利于肥胖者对脂肪的消耗，加之韭菜含粗纤维较多，通肠利便，有助于减肥。
忌	**绿豆＋狗肉**　同食会胀肚。

食疗妙方

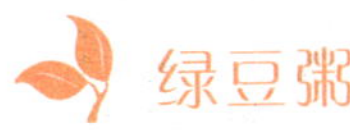

绿豆粥

【原料】绿豆100克，通草20克，粳米50克。

【做法】将绿豆先入锅中煮沸后，再加入粳米、通草同煮，熬至成稠粥即可，放凉食用。

【功效】清热解毒，利水通淋。适用于糖尿病肾病之热淋，小便灼热，淋漓涩痛等症。

绿豆冬瓜汤

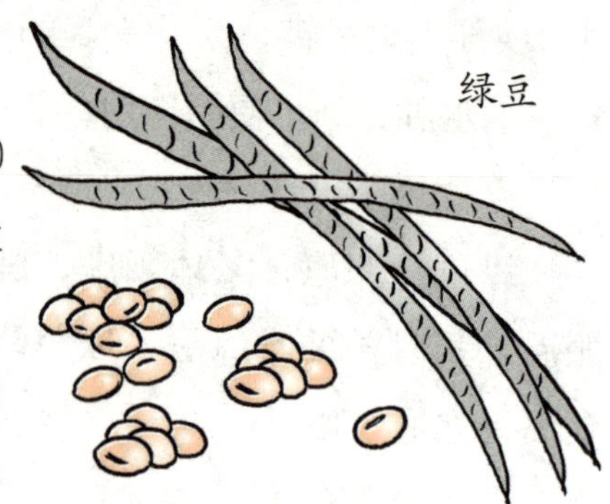

【原料】冬瓜200克，绿豆150克，姜片10克，葱段30克，精盐3克。

【做法】冬瓜去皮，去瓤，洗净，切成3厘米见方的块。绿豆淘洗干净，备用。锅中放入适量清水，将葱段、姜片、绿豆放入，武火熬煮20分钟，转中火煮至豆软，放入切好的冬瓜块，煮至冬瓜块软而不烂，撒入盐，搅匀即成。

【功效】解暑止渴，清热利水。适用于糖尿病合并肾病并发水肿患者。

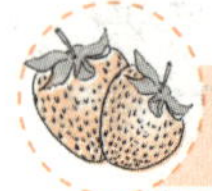黑豆，含有的铬可调整血糖代谢

每日宜食40克，每100克含热量381千卡

营养成分	每100克含量	营养成分	每100克含量
蛋白质	36克	钾	1377毫克
碳水化合物	33.6克	磷	500毫克
脂肪	15.9克	镁	243毫克
膳食纤维	10.2克	钙	224毫克
维生素E	17.36毫克	铁	7毫克

【降糖功效】

黑豆营养丰富，含有丰富的蛋白质、维生素、矿物质，有活血、利水、祛风、解毒之功效。其中所含微量元素如锌、铜、镁、钼、硒、氟等的含量都很高，而这些微量元素对延缓人体衰老、降低血液黏稠度等非常重要。还含有糖尿病患者体内易缺少的铬，可调节人体血糖代谢。

【食用指导】

适宜脾虚水肿、脚气水肿者食用；适宜体虚之人及小儿盗汗、自汗，尤其是热病后出虚汗者食用；适宜老年人肾虚耳聋、小儿夜间遗尿者食用；适宜妊娠腰痛或腰膝酸软、白带频多、产后中风、四肢麻痹者食用。

【搭配宜忌】

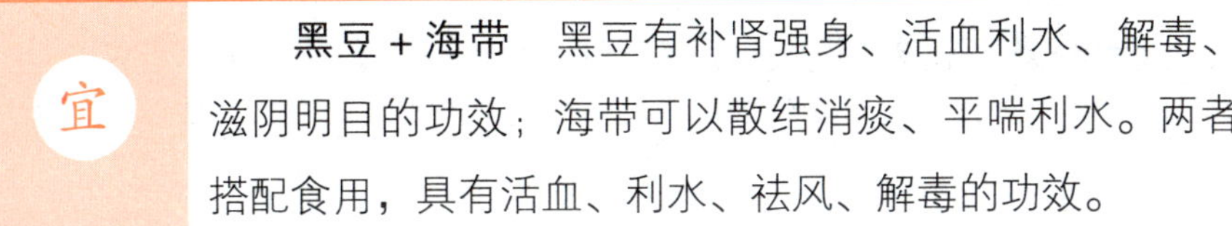

宜	**黑豆＋海带** 黑豆有补肾强身、活血利水、解毒、滋阴明目的功效；海带可以散结消痰、平喘利水。两者搭配食用，具有活血、利水、祛风、解毒的功效。
忌	**黑豆＋厚朴** 两者同食易引起腹泻。

食疗妙方

黄精黑豆汤

【原料】黄精、黑豆各30克，蜂蜜少许。

【做法】将黄精快速洗净，黑豆除去杂质洗净。将黄精和黑豆倒入小沙锅内，加入适量的清水，先浸泡10分钟，再用小火慢炖2小时，离火后加少许蜂蜜调味即成。

【功效】具有补中益气、强肾益胃、降血糖和降血压等功效。

常食此汤对食多易饥、形体消瘦的糖尿病患者有一定的疗效。糖尿病恢复期，用此方进行调养也甚相宜。

黑豆炖葚子

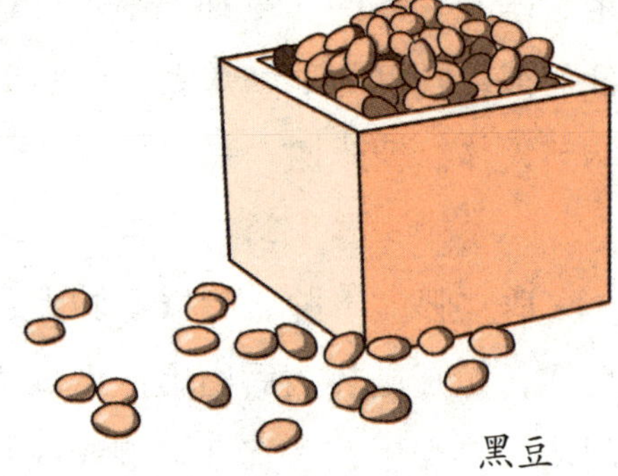
黑豆

【原料】黑豆、桑葚子各30克。

【做法】黑豆和桑葚子洗净，同入沙锅，加水适量，小火慢炖1小时至豆熟即成。每日1～2剂，吃豆、桑葚，饮汤，10～15天为1疗程。

【功效】有滋养肝肾、生津止渴、养血乌发的功效。适用于肝肾阴虚型糖尿病，症见口干、口渴、小便混浊、腰膝酸软、耳鸣健忘、白发脱发、舌红苔少、脉细数者。

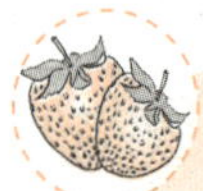

黑米，有利于维持血糖稳定

每日宜食50克，每100克含热量333千卡

营养成分	每100克含量	营养成分	每100克含量
蛋白质	9.4克	镁	147毫克
脂肪	2.5克	磷	356毫克
膳食纤维	3.8克	烟酸	7.5毫克
碳水化合物	68.3克	钠	7.1毫克
钙	12毫克	钾	253毫克

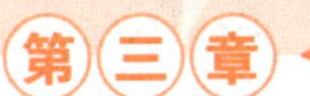

【降糖功效】

黑米中膳食纤维较多，且淀粉消化速度比较慢，可降低葡萄糖的吸收速度，防止餐后血糖急剧上升，有利于维持血糖平稳，很适合作为糖尿病患者的主食。黑米中的硒可以调节体内糖类的正常代谢，还能防止脂类在血管壁上的沉淀，减少动脉硬化剂及冠心病、高血压等糖尿病血管并发症的发病率。

【食用指导】

黑米粥若不煮烂，不仅大多数营养素不能溶出，而且多食后易引起急性肠胃炎，对消化功能较弱的儿童和老弱病者更是如此。因此，消化不良的人不要吃未煮烂的黑米。

【搭配宜忌】

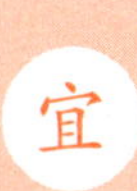 宜	**黑米＋葵花子** 葵花子富含植物油脂、胡萝卜素、亚油酸等多种微量元素。黑米富含烟酸，有助于吸收葵花子中的叶酸，对预防贫血、刺激食欲、促进儿童成长有益。
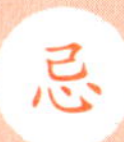 忌	**黑米＋四环类素药物** 服用四环素类药物（广普抗生素）时食用黑米，这些金属离子会和药物形成不溶性螯合物，影响四环素类药物的吸收而降低疗效。

食疗妙方

海带黑米粥

【原料】海带50克，黑米100克。

【做法】将海带用温水泡发，洗净，切碎，再剁成碎末状，盛入碗中备用。将黑米淘洗干净，放入沙锅，加适量水，大火煮沸后改用小火煨煮30分钟，调入海带碎末，搅拌均匀，继续煨煮20分钟，待黑米酥烂，加精盐、味精，调味即成。

【功效】清热解毒，补虚止渴。适用于糖尿病合并胃肠病患者。

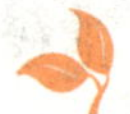

黑米鸡肉汤

【原料】黑米100克，鸡肉500克，鲜汤200毫升，麻油5毫升，葱花、花椒粉、精盐各适量。

【做法】先将鸡肉切块用沸水焯一下，然后将黑米与鸡块共同放入沙锅中，加入鲜汤和葱花、花椒粉，隔水蒸炖，待鸡肉与黑米烂熟后，加麻油及盐调味食之。

【功效】补虚益气，滋阴养血。适用于糖尿病合并胃肠病患者。

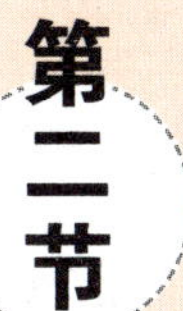

第二节 鲜嫩水灵的降“糖”蔬菜

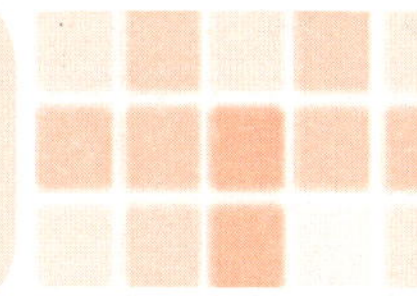

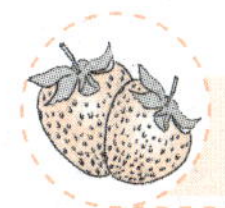

南瓜，促使胰岛素正常分泌

每日宜食200克，每100克含热量22千卡

营养成分	每100克含量	营养成分	每100克含量
蛋白质	0.6克	钙	10毫克
脂肪	1克	磷	32毫克
碳水化合物	5.7克	铁	0.5毫克
粗纤维	1.1克	胡萝卜素	0.57微克
灰分	6克	核黄素	0.04毫克
尼克酸	0.7毫克	抗坏血酸	5毫克

【降糖功效】

南瓜的降糖机制在于含有大量的果胶纤维素，与淀粉类食物混合时，会提高胃内容物的黏度，并调节胃内食物的吸收度，使糖类吸收减慢，从而推迟胃排空的时间，并改变肠蠕动速度，使饭后血糖不至于升高过快。同时果胶纤维素在肠道内形成一种凝

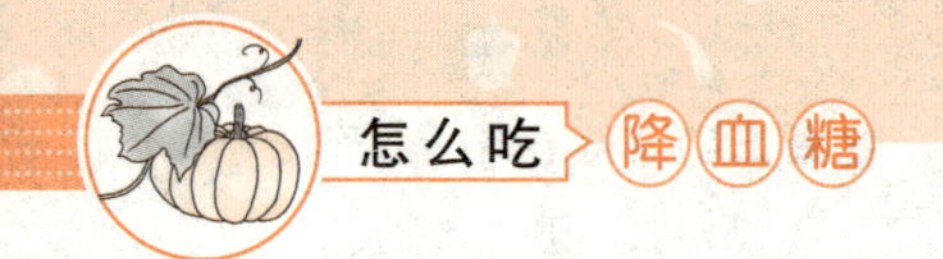

胶状物质，使消化酶和糖类（碳水化合物）能混合均匀，延缓肠道对单糖物质的消化和吸收，从而使血糖降低。而且，南瓜中钴的含量较高，能促使胰岛素的正常分泌。南瓜中还富含铬，能改善糖代谢，对糖尿病患者降低血糖很有帮助。

【食用指导】

一般人群均可食用。特别适宜肥胖、老年便秘者食用；南瓜性温，胃热炽盛者、气滞中满者、湿热气滞者少吃；同时患有脚气、黄疸、气滞湿阻病者忌食。

【搭配宜忌】

宜	**南瓜+猪肉** 南瓜有降血糖的作用；猪肉有丰富的营养，具有滋补作用。两者同食对保健和预防糖尿病有较好的作用。 **南瓜+绿豆** 南瓜可补中益气，降低血糖；绿豆有清热解毒、生津止渴的作用，与南瓜同食有很好的保健作用。
忌	**南瓜+辣椒** 南瓜中含有丰富的维生素C分解酶，与辣椒同食，会破坏辣椒中的维生素C。

食疗妙方

南瓜红枣杂粮粥

【原料】小米、赤豆（红小豆）、大枣、南瓜（比例可按照个人喜好选择）。

【做法】大枣清洗干净后浸泡30分钟；南瓜清洗后切成块；赤豆和小米清洗干净；把所有食材都放入高压锅里，加水，没过食材；大火煮，高压锅发出“扑哧”声后改中火继续煮15分钟即可。

【功效】小米富含B族维生素，有健胃、开胃、养胃之效，小

米粥营养丰富，有“代参汤”的美称。而南瓜不仅可以保护胃黏膜，促进溃疡的愈合，还能促进胆汁分泌，加强胃肠蠕动，以助消化。大枣具有补虚益气、养血安神、健脾和胃等功效，是脾胃虚弱、气血不足、倦怠无力、失眠等患者良好的保健营养品。赤豆有较多的膳食纤维，具有良好的润肠通便、降血压、降血脂、调节血糖、解毒抗癌、预防结石、健美减肥的作用。

素炒南瓜丝

【原料】嫩南瓜500克，菜油100毫升，泡海椒、精盐各5克，酱油、豆瓣各15克，葱白、水淀粉各10克。

【做法】将嫩南瓜洗净，切成约5厘米长的丝，放入精盐2克，拌匀码味；泡海椒和葱白切成同样长的丝；豆瓣剁细。菜油下锅，烧至七成热，放入豆瓣炒香，再放入南瓜丝和泡海椒、葱白丝炒匀，放入精盐、酱油、水淀粉，收浓起锅即可。

【功效】补中益气，降脂降糖，减肥轻体。适用于治疗各型糖尿病。

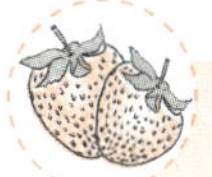

黄瓜，降血糖、降血压、降血脂的佳蔬

每日宜食1根，每100克含热量15千卡

营养成分	每100克含量	营养成分	每100克含量
蛋白质	0.8克	铁	1.1毫克
脂肪	0.2克	胡萝卜素	0.3毫克
碳水化合物	2克	硫胺素	0.04毫克

续表

营养成分	每100克含量	营养成分	每100克含量
灰分	0.5克	核黄素	0.4毫克
钙	19毫克	维生素C	11毫克
磷	33毫克	尼克酸	0.3毫克

【降糖功效】

黄瓜是低热能、低脂肪、含糖低的优质食物，糖尿病患者可以此代替水果食用，并可从中获取维生素C、胡萝卜素、纤维素、矿物质。黄瓜所含有的烯基二硫化合物可刺激胰岛素的合成和分泌，具有降血糖的功效，对中老年2型糖尿病患者最为有益。黄瓜中还含有丙醇二酸，能抑制身体中糖类物质转变为脂肪，故身体肥胖的糖尿病患者及合并有高血压、高脂血症的糖尿病患者多食黄瓜有益。此外，黄瓜中含有柔软的细纤维，有促进肠道中的腐败物质排泄及降低胆固醇的作用，故还有降血脂、美容、去皱等功效，尤其适合燥热伤肺、胃燥伤津型糖尿病患者常用。

【食用指导】

黄瓜性凉，久病体虚、脾胃虚寒的人不宜多吃；有肠胃病、肝病及心血管病的人不要吃腌黄瓜。黄瓜尾部含有较多的苦味素，具有养颜、抗癌的功效，因此，不要把“黄瓜尾部”全部丢掉。

【搭配宜忌】

宜

黄瓜＋木耳　黄瓜搭配木耳，具有排毒、减肥、补血、强身的作用，还可以平衡营养。

黄瓜＋大蒜　黄瓜可以减肥，与大蒜同食，可以抑制糖类转化为脂肪，降低胆固醇，对美容和减肥大有帮助。

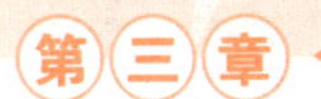

忌

黄瓜＋辣椒　黄瓜中含有一种维生素C分解酶，如果与富含维生素C的食物如辣椒或番茄等同食，黄瓜中的维生素C分解酶就会破坏其他食物的维生素C，降低人体对维生素C的吸收。

黄瓜＋花生　黄瓜性寒，常用来生食，而花生多油脂。一般来说，如果寒性食物与油脂相遇，会增加其滑利之性，可能导致腹泻。

食疗妙方

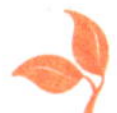

蒜蓉拌黄瓜

【原料】嫩黄瓜400克，大蒜头30克，精盐、酱油、味精、麻油、葱花、姜末各适量。

【做法】将嫩黄瓜用清水反复洗净外表皮，放入沸水锅中烫一下，捞出，用刀顺剖为两半，连瓜瓤斜切成片，码放入盘碗内，待用。大蒜头剥去外皮，切碎，拍成蒜蓉，放入碗中，加精盐、酱油、味精、麻油、葱花、姜末，调和成汁液，倒入盛放黄瓜的盘中，拌匀即成。

【功效】清热解毒，消脂减肥，润燥降糖。适用于2型糖尿病的中老年患者伴发高脂血症、高血压病患者。

粉皮拌黄瓜

【原料】干粉皮、黄瓜各100克，麻酱、蒜蓉、醋、麻油、精盐各适量。

【做法】将黄瓜洗净，切丝；干粉皮放入盆内用热水泡软，切条；麻酱加凉水调开，待用。将粉皮、黄瓜放入盆内，加入麻酱、精盐、蒜蓉、醋、麻油，拌匀即成。

【功效】清热利尿，生津降糖。适用于胃燥津伤型糖尿病合并高血脂患者。

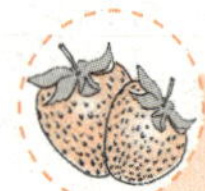

番茄，预防糖尿病并发症

每日宜食1~2个，每100克含热量19千卡

营养成分	每100克含量	营养成分	每100克含量
蛋白质	0.9克	叶酸	5.6微克
脂肪	0.2克	钾	179毫克
碳水化合物	3.3克	磷	24毫克
膳食纤维	1.9克	镁	12毫克
维生素A	63微克	钠	9.7毫克
胡萝卜素	375微克	钙	4毫克
维生素C	14毫克	铁	0.2毫克

【降糖功效】

番茄也叫西红柿，味甘、酸，性微寒，具有清热解毒、生津止渴、健胃消食的功效，适用于热病烦渴、胃热口干，不思饮食等症，并对糖尿病并发心血管、肾脏疾病者有益。番茄内的苹果酸和柠檬酸等有机酸，有增加胃液酸度，帮助消化，调整胃肠道功能的作用。番茄含有果酸，能降低胆固醇的含量，对高脂血症很有益处。

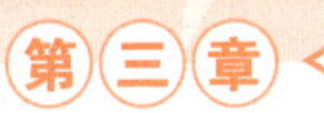

【食用指导】

番茄成熟的标志是软，如果摸起来感觉里面有明显硬芯的，最好不买；由于番茄微寒，生食番茄最好在饭后半小时，以免空腹刺激肠胃，与胃酸结合成不易消化的物质，引起肠胃不适。

【搭配宜忌】

宜	**番茄＋鸡蛋** 番茄中含果糖、葡萄糖、维生素C、矿物质、番茄红素等，尤其烟酸含量位居果蔬之冠。鸡蛋富含蛋白质，两者同食，可以补充多方面的营养。 **番茄＋芹菜** 芹菜和番茄都有降压的作用，另外，芹菜还含有丰富的膳食纤维，与番茄搭配可健胃消食。
忌	**番茄＋黄瓜** 黄瓜中的维生素C分解酶会破坏番茄中的维生素C。

食疗妙方

番茄猪胰汤

【原料】猪胰1副，番茄400克，精盐适量。

【做法】把猪胰切块，与番茄同煮，猪胰熟烂后，加盐调味即成。

【功效】补虚润燥、清热生津；对糖尿病有疗效。

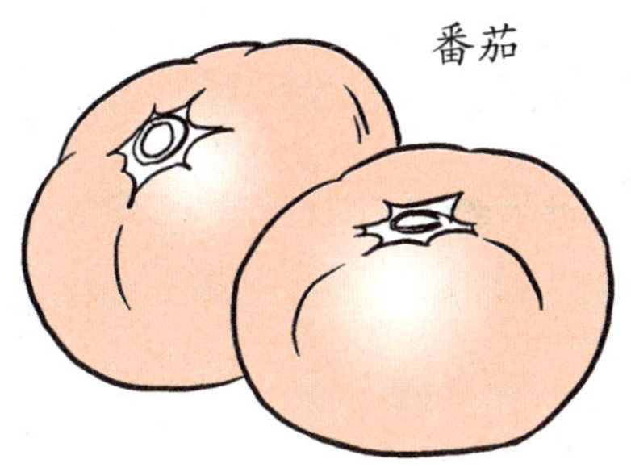
番茄

番茄炒牛肉

【原料】牛肉60克，番茄250克，植物油、精盐、生姜各适量。

【做法】番茄洗净，切片。牛肉洗净，切片，用调料腌制备用。生姜刮皮，洗净，切丝。起油锅，下姜丝和牛肉，炒至七成熟，取出备用。另起油锅，下番茄，用盐调味，加入牛肉炒熟即成。

【功效】本菜略带酸味，具有清热生津、补益脾胃之功效。适用于糖尿病性脑血管病合并高血压病、动脉粥样硬化症、高脂血症者。

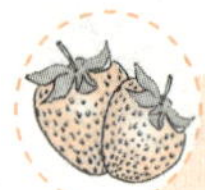

芹菜，降血糖、降血压又降血脂

每日宜食50克，每100克含热量17千卡

营养成分	每100克含量	营养成分	每100克含量
碳水化合物	2.3克	蛋白质	1克
抗坏血酸	13微克	膳食纤维	1.2克
硫胺素	0.1毫克	钠	73.7毫克
维生素C	12毫克	核黄素	0.1毫克
磷	103毫克	维生素E	2.21毫克
镁	10毫克	钾	86毫克
钙	70毫克	铁	0.7毫克
锌	0.71毫克	脂肪	0.1克

【降糖功效】

芹菜性凉，味甘、微苦，有平肝凉血、清热利湿之功效。现代研究表明，芹菜中含有的芹菜碱有降压安神作用。芹菜还有加速脂肪分解的作用。对于2型糖尿病伴肥胖症患者来说，吃芹菜大有益处。经常吃芹菜，不仅有助于降低血糖，而且可防治其并发症，如高血压病、肥胖症、高脂血症、冠心病等。

【食用指导】

在吃了芹菜等富含纤维素的食物后2小时内，最好不要服用阿莫西林。因为阿莫西林会被粗纤维吸收，从而导致其在胃肠道的药物浓度下降，最终无法达到用药目的。

【搭配宜忌】

宜	**芹菜＋番茄** 芹菜可降压，番茄可健胃消食，对高血压、高血脂患者尤为适宜。两者同食，降压效果更为明显。
忌	**芹菜＋黄瓜** 黄瓜中的维生素C分解酶会破坏芹菜中的维生素C，虽对人体没有危害，但会降低人体对维生素C的吸收。

食疗妙方

芹香炒鳝丝

【原料】芹菜200克，香干50克，黄鳝丝150克，葱花、姜末、植物油、精盐、味精、清汤各适量。

【做法】将芹菜去叶理好，洗净后切成段，用开水焯一下；香干洗净，剖片后切成香干丝；黄鳝丝洗净，切成段，放入烧至六成热的油锅中煸炒，加入葱花和姜末煸出香味，烹入料酒翻炒后，再加入芹菜段和香干丝，急火翻炒片刻，加入植物油、精盐、味精及清汤各少许，用大火快炒几下即成。

【功效】具有清热利湿、平肝降压和降血糖的功效。适用于各型糖尿病患者，对中老年人阴虚阳浮、胃燥津伤型糖尿病患者尤为适宜，对兼有糖尿病伴发高血压病者也有较好的防治作用。

芹菜瘦肉炒腐竹

【原料】芹菜200克，腐竹、猪瘦肉各50克，植物油、黄酒、酱油、精盐、味精、葱花、姜末各适量。

【做法】将腐竹用温水泡发，沥去水分，入沸水锅中焯透，切成3厘米长的小条。将猪肉洗净后切成薄片，盛入碗中。将芹菜择洗干净，去叶后切成3厘米长的小段。锅中加植物油，烧至六成热时加葱花、姜末煸炒出香，加肉片熘炒，烹入黄酒，加腐竹条及芹菜段，不断翻炒，加适量清汤，并加酱油、精盐、味精，再炒至肉片熟烂即成。

【功效】清热润燥，平肝潜阳，益气降糖。适用于阴虚阳浮型糖尿病，对糖尿病并发高血压病的中老年患者尤为适宜。

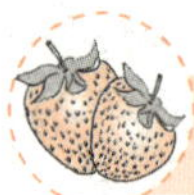

苦瓜，糖尿病患者的“植物胰岛素”

每日宜食80克，每100克含热量19千卡

营养成分	每100克含量	营养成分	每100克含量
蛋白质	1.2克	磷	36毫克
脂肪	0.1克	胡萝卜素	0.08毫克
碳水化合物	3克	尼克酸	0.8毫克

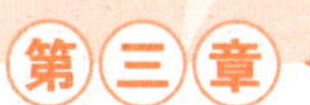

续表

营养成分	每100克含量	营养成分	每100克含量
钾	343毫克	硫胺素	0.01毫克
钠	1.8毫克	抗坏血酸	125毫克

【降糖功效】

苦瓜中的苦瓜苷和苦味素能增进食欲，健脾开胃；所含的生物碱类物质——奎宁，有利尿活血、消炎退热、清心明目的功效；苦瓜的新鲜汁液，含有苦瓜苷和类似胰岛素的物质，能将血液中的葡萄糖转化为热量，减轻人体胰岛的负担，具有良好的降血糖作用，被称为“植物胰岛素”，是糖尿病患者的理想食品。

【食用指导】

苦味食品不宜过量，过量易引起恶心、 呕吐等。苦瓜性凉，多食易伤脾胃，所以脾胃虚弱的人更要少吃苦瓜。另外，苦瓜含奎宁，会刺激子宫收缩，引起流产， 孕妇也要慎食苦瓜。

【搭配宜忌】

宜	**苦瓜＋青椒**　苦瓜有解除疲劳、延缓衰老的作用，并且营养丰富；青椒富含维生素C，苦瓜和青椒组合成菜，是理想的健美、抗衰老菜肴。
忌	**苦瓜＋豆腐**　苦瓜中含有丰富的草酸，会与豆腐中的钙形成草酸钙，影响人体对钙质的吸收。 **苦瓜＋鸡蛋**　苦瓜不宜与鸡蛋同吃，两者都属寒性食物，同食寒凉太过。

食疗妙方

排骨苦瓜汤

【原料】排骨500克，苦瓜1/2根，红枣6枚，香菇6朵，精盐适量。

【做法】排骨剁小段，飞水，冲洗干净备用；苦瓜去瓤后切大块，香菇、红枣泡发；沙锅中放入排骨、红枣、香菇，加足水大火烧开后改中火炖至排骨接近酥烂；放入苦瓜再煮至苦瓜用筷子可以轻易戳进去，下盐调味即可。

【功效】苦瓜中含有铬和类似胰岛素的物质，有明显的降血糖作用。它能促进糖分分解，能改善体内的脂肪平衡，是糖尿病患者理想的食疗食物。猪排骨提供人体生理活动必需的优质蛋白质、脂肪，尤其是其丰富的钙质可维护骨骼健康；具有滋阴润燥、益精补血的功效，适宜于气血不足、阴虚纳差者。

鱼香苦瓜丝

【原料】苦瓜500克，花生油20毫升，豆瓣酱15克，湿淀粉、麻油各5克，酱油、醋各3毫升，葱丝、姜丝各10克，红辣椒2根，精盐、蒜末各2克。

【做法】将苦瓜洗净，切成两半，去瓤，切成细丝，放入沸水锅中烫透，捞出控干水分；红辣椒去柄、籽，洗净，在开水中稍烫，沥干水分。炒锅烧热，放花生油烧至五成热，下葱丝、姜丝煸炒出香味，再下豆瓣酱煸出红油后，加入酱油、精盐、味精烧开，放入苦瓜丝、辣椒丝炒匀，加湿淀粉勾芡，淋入麻油，起锅装盘即成。

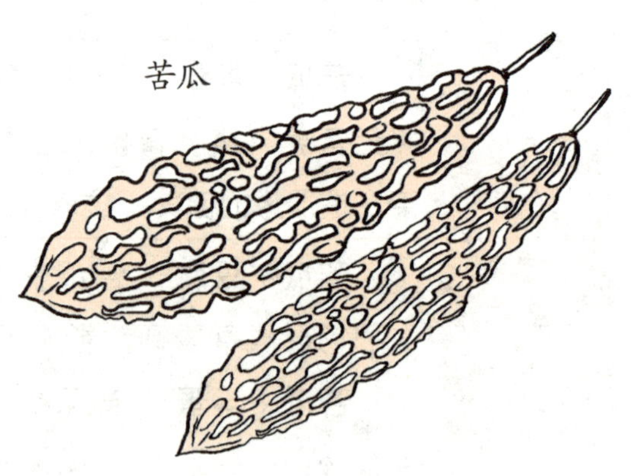

【功效】补脾益肾，活血利水。适用于脾肾两虚型糖尿病，症见水肿、腰痛明显者。

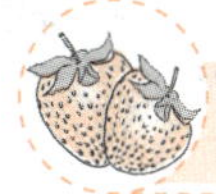

冬瓜，肥胖糖尿病患者的佳蔬

每日宜食50克，每100克含热量11千卡

营养成分	每100克含量	营养成分	每100克含量
蛋白质	0.4克	抗坏血酸	27毫克
碳水化合物	2.6克	钠	1.8毫克
膳食纤维	0.9克	钙	26毫克
钾	78毫克	磷	14毫克
胡萝卜素	80微克	镁	8毫克

【降糖功效】

冬瓜本身不含脂肪，是一种低热量、低脂肪、含糖量极低的高钾（K因子>43）低钠的蔬菜，且含多种无机盐、维生素和葫芦巴碱、丙醇二酸、甘露醇等活性成分，能够预防糖尿病合并冠心病、动脉硬化、水肿腹胀等症。对于2型糖尿病伴有肥胖者而言，多食冬瓜，既能减肥，又能降脂。

【食用指导】

冬瓜性寒凉，脾胃虚寒易泄泻者慎用；久病与阳虚肢冷者忌食。

【搭配宜忌】

宜

冬瓜＋鸡肉　鸡肉有补中益气的功效，冬瓜能防止身体发胖，有消食利尿、消肿轻身的作用。

冬瓜＋芦笋　冬瓜和芦笋做菜，保健作用好，适合高血压、高血脂、动脉硬化等症患者；也适用于糖尿病合并心血管疾病患者的辅助治疗。

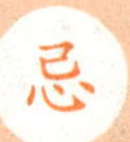

忌 **冬瓜+重盐** 冬瓜利尿、止咳，具有益肺补肾的功效，但若加盐过量，则会影响到化痰止咳的功效。

食疗妙方

冬瓜银耳羹

【原料】冬瓜250克，银耳30克。

【做法】先将冬瓜去皮、瓤，切成片状；银耳用水泡发，洗净；锅放火上加油烧热，把冬瓜倒入煸炒片刻，加汤、盐，烧至冬瓜将熟时，加入银耳、味精、黄酒调匀即成。

【功效】此汤羹具有清热生津、利尿消肿之功效，适宜于高血压、心脏病、肾炎水肿等患者服食。

冬瓜粟米粥

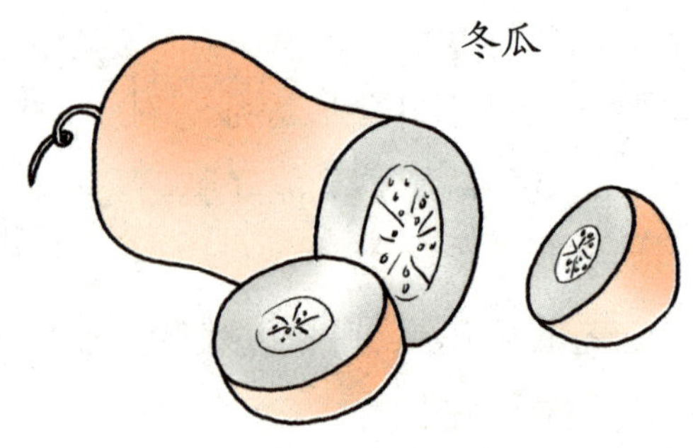

【原料】新鲜连皮冬瓜250克，粟米100克。

【做法】冬瓜洗净，先将冬瓜皮切成粗粒，放入纱布袋中，扎口备用；再将冬瓜肉及瓤切成1厘米见方的小块待用。将粟米淘洗干净，放入沙锅，加适量水，武火煮沸后加入冬瓜皮药袋及冬瓜小块，改用文火煨煮40分钟，取出冬瓜皮药袋，再煮至沸即成。

【功效】清热除烦，生津止渴。适用于糖尿病并发或伴发冠心病、高脂血症患者。

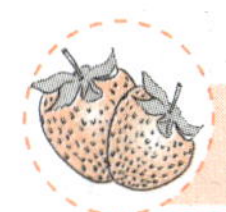

芦笋，防治“三高”的佳品

每日宜食60克，每100克含热量23千卡

营养成分	每100克含量	营养成分	每100克含量
碳水化合物	4.5克	镁	18毫克
脂肪	0.2克	钾	273毫克
蛋白质	2.3克	叶酸	128毫克
膳食纤维	2.1克	胡萝卜素	100毫克
维生素C	13.2毫克	钠	3.1毫克

【降糖功效】

芦笋，又称龙须菜、石刁柏、长命菜。芦笋性凉、味甘，具有补虚减肥、润肺止渴、益气降糖和防癌抗癌的功效，适用于肥胖症、高血压病、高脂血症等，对消除糖尿病慢性并发症及各种症状效果明显。芦笋含有多种特殊的营养成分，现代医学研究结果显示，芦笋所含香豆素等成分有降低血糖的作用。对中老年2型糖尿病患者来说，经常服食芦笋制剂或食品，不仅可改善糖尿病症状，而且对糖尿病并发高血压病、视网膜损害以及肥胖等病症也有较好的防治作用。

【食用指导】

芦笋虽好，但不宜生吃，也不宜存放1周以上才吃，而且应低温避光保存；芦笋中的叶酸很容易被破坏，所以若用来补充叶酸应避免高温烹煮，最佳的食用方法是用微波炉小功率热熟。痛风患者不宜多食。

【搭配宜忌】

宜	**芦笋＋苦瓜** 苦瓜含有叶酸，搭配富含铁的芦笋食用，能使皮肤恢复血色，对治疗贫血、消除疲劳很有帮助。
忌	**芦笋＋巴豆** 芦笋，味甘微苦，性冷。而巴豆辛热，故不相宜，凡服用巴豆治病者，不宜吃芦笋。否则冷热杂进，产生不良效果。

食疗妙方

凉拌鲜芦笋

【原料】新鲜芦笋150克。

【做法】将芦笋洗净后切成丝，放入沸水锅中焯3分钟，捞出，晾干，码入盘中，加入适量葱花、姜末、红糖、精盐、味精，拌和均匀，淋入麻油即成。

【功效】益气补虚，宁心除烦，止渴降糖。适用于阴虚阳浮型糖尿病。

芦笋茶

【原料】芦笋罐头1听，麦冬15克。

【做法】将麦冬洗净，切成薄片，晒干或烘干备用。将芦笋罐头启开后取出30克切成片，并倒出芦笋汁液，与麦冬片同入杯中，用沸水冲泡，加盖，焖15分钟即成。

【功效】清热解毒，生津止渴，降血糖。适用于燥热伤肺、胃燥津伤型糖尿病。

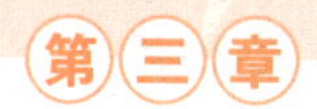

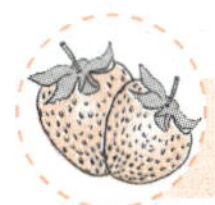

花菜，调节血糖并防治并发症

每日宜食70克，每100克含热量15千卡

营养成分	每100克含量	营养成分	每100克含量
碳水化合物	4.6克	镁	18毫克
脂肪	0.2克	钾	200毫克
蛋白质	2.1克	磷	47毫克
膳食纤维	1.2克	钙	23毫克
维生素C	61毫克	胡萝卜素	30微克

【降糖功效】

花菜含有蛋白质、脂肪、糖类（碳水化合物）、食物纤维、多种维生素和钙、磷、铁等矿物质。花菜含有丰富的矿物质铬，铬能有效调节血糖，降低糖尿病患者对胰岛素的需求量，有助于糖尿病的治疗，对2型糖尿病患者尤为有益。花菜中富含的类黄酮是最好的血管清理剂，能够阻止胆固醇氧化，防止血小板凝结成块，从而减少心脏病和脑卒中的危险。

【食用指导】

花菜质地细嫩，味甘鲜美，食后极易消化吸收，其嫩茎纤维，烹炒后柔嫩可口，适宜于中老年人、儿童和脾胃虚弱、消化功能不良者食用。红斑狼疮、尿少、痛风患者不宜食用。

【搭配宜忌】

宜	**花菜＋鸡肉**　花菜含多种维生素和矿物质，具有补脑、利内脏、益气壮骨及抗衰等功效，与鸡肉搭配食用，可以增强肝脏的解毒作用，提高免疫力，防止感冒和坏血病。
忌	**花菜＋猪肝**　花菜含纤维素中的醛糖酸残基，与猪肝中的铁、铜、锌等会形成螯合物。

食疗妙方

牛肉花菜汤

【原料】牛肉50克，花菜150克，土豆120克，胡萝卜100克，芹菜30克，洋葱80克，牛肉汤、精盐、味精各适量。

【做法】将上述材料洗净，切好。将胡萝卜放在锅内用油焖熟，加入芹菜调味，盛出备用。将适量牛肉汤倒入沙锅中，放入土豆、牛肉片煮沸。把花菜在清水中煮沸后，倒入牛肉汤中，煮15分钟。再加洋葱、胡萝卜，煮至花菜熟透，加入精盐、味精调味即可。

【功效】补脾和胃，清热止渴。适用于肺燥、咳嗽痰滞、胸膈不利的糖尿病患者。

蚝油花菜

【原料】花菜400克，花生油500毫升（约耗30毫升），虾子酱油、精盐、蚝油、料酒、白糖、干淀粉各适量，葱花、麻油各少许。

【做法】花菜洗净，掰成小朵，随凉水下锅，同时加入盐5克，

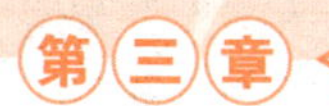

煮熟后捞出，沥去水分，均匀地滚上干淀粉。将虾子酱油、精盐、蚝油、白糖、料酒、干淀粉放入碗内，调成芡汁。炒锅中放入花生油，烧至七成热，下花菜炸呈金黄色，捞出，沥油。锅内留底油，下葱花略煸，投入花菜，倒入芡汁，翻炒均匀，淋入麻油，盛入盘内即成。

【功效】开胃消食，化滞消积。适用于糖尿病并发慢性胃炎患者。

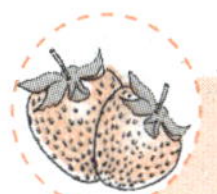

海带，降血糖、降血压、防治缺碘性甲状腺肿

每日宜食20克，每100克含热量94.1千卡

营养成分	每100克含量	营养成分	每100克含量
碳水化合物	1.6克	钠	8.6毫克
脂肪	0.1克	镁	25毫克
蛋白质	1.2克	钾	246毫克
膳食纤维	0.5克	磷	22毫克
钙	46毫克	尼克酸	16毫克

【降糖功效】

海带含碘和碘化物，有防治缺碘性甲状腺肿的作用；海带氨酸及钾盐有降压作用；藻胶酸和海带氨酸有降血清胆固醇的作用；海带中含有60%的岩藻多糖，是极好的食物纤维，糖尿病患者食用后，能延缓胃排空和食物通过小肠的时间，因此，即使在胰岛素分泌量减少的情况下，血糖含量也不会上升，从而达到治疗糖尿病的目的。

【食用指导】

患有甲亢的患者不要吃海带，因海带中碘的含量较丰富，会加重病情。孕妇和乳母不要多吃海带。这是因为海带中的碘可随血液循环进入胎儿和婴儿体内，引起甲状腺功能障碍。

【搭配宜忌】

宜	**海带+紫菜** 海带具有散结消痰、平喘利水、祛脂降压的作用；紫菜能清热化痰、补肾养心、利水肿、软坚散结，两者搭配食用，可治疗水肿、甲状腺肿、贫血、高脂血症等。 **海带+菠菜** 两者都富含钙和磷，适量搭配食用，有助于人体维持钙与磷的平衡，对骨骼和牙齿很有帮助，且还可以避免形成泌尿系结石。
忌	**海带+鞣酸性水果** 海带中的钙离子可与柿子、葡萄、山楂、石榴、橄榄等水果中的鞣酸结合，生成不溶性的结合物，影响营养成分的消化吸收，导致胃肠道不适，因此，海带不宜与上述水果同食。 **海带+猪血** 两者一起吃容易导致便秘，从而影响人体对营养的消化吸收。

食疗妙方

海带豆腐汤

【原料】海带150克，豆腐50克，调味料适量。

【做法】把海带切片，豆腐切块，锅内加入油烧热，放入大料、姜丝、炒出香味，加入海带、豆腐、水、盐、味精，大火炖熟，撒上葱花即可。

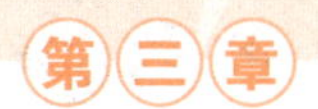

【功效】豆腐可以补中益气、中和润燥、清热解毒，海带含有多种营养成分，可以控制血糖而不缺碘，适合糖尿病患者食用。

海带汤

【原料】海带10克，决明子15克，藕20克，麻油、精盐、味精各适量。

【做法】海带洗净切丝，藕洗净去皮、切块，决明子水煎去渣留汁备用。沙锅置火上，倒入决明子汁，加入海带丝、藕片，煮至熟，加麻油、精盐、味精调味即可。

【功效】本汤具有益心善淤之功效，适用于糖尿病并发冠心病属心血瘀阻者食用。

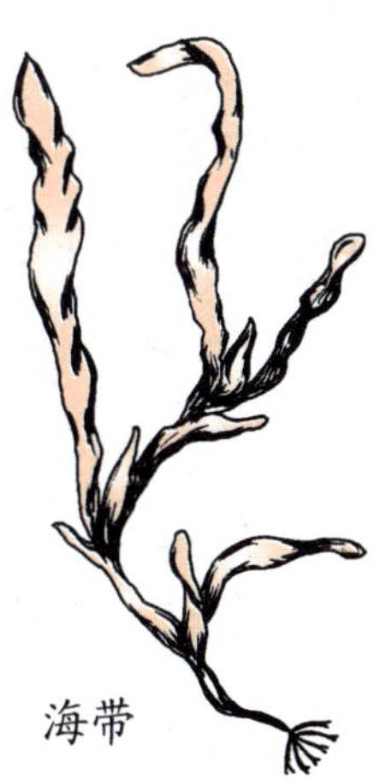
海带

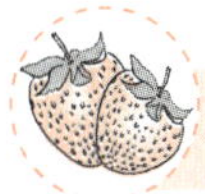

西葫芦，糖尿病患者的优选食物

每日宜食80克，每100克含热量18千卡

营养成分	每100克含量	营养成分	每100克含量
碳水化合物	3.3克	胡萝卜素	40微克
脂肪	0.2克	维生素C	6毫克
蛋白质	0.9克	钙	29毫克
膳食纤维	0.9克	钾	92毫克

【降糖功效】

现代研究发现，西葫芦富含维生素C，可增强胰岛素的作用，

可调节血糖，有效预防糖尿病。同时，西葫芦还是低脂肪、低糖蔬菜，是糖尿病患者的优选食物。西葫芦质地鲜嫩，含有多种营养素，对烦渴、水肿腹胀、疮毒以及肾炎、肝硬化腹水等症具有辅助治疗的作用。

【食用指导】

西葫芦不宜生吃，烹调时不宜煮得太烂，以免营养损失。此外，西葫芦性寒，脾胃虚寒的人应少吃。

【搭配宜忌】

宜	**西葫芦＋黄瓜**　西葫芦和黄瓜都含多种维生素，两者同食，具有抗氧化之功效。
忌	**西葫芦＋番茄**　番茄富含维生素，若与西葫芦同食，其营养易被西葫芦中的维生素分解酶破坏。

食疗妙方

蒜泥西葫芦

【原料】西葫芦200克，大蒜30克，黑木耳25克，虾米15克，麻油3克，精盐、味精、醋各适量。

【做法】西葫芦洗净去皮、瓤，切条，与黑木耳一同放入开水锅中焯熟，捞出沥水。黑木耳泡发后洗净，切丝。大蒜捣成蒜泥。将西葫芦条、黑木耳、虾米装入盘中，加入精盐、味精、醋、蒜泥、麻油拌匀即成。

【功效】解毒止痛，消肿散结。适用于糖尿病口渴、生痈、长疖者。

韭菜炒西葫芦

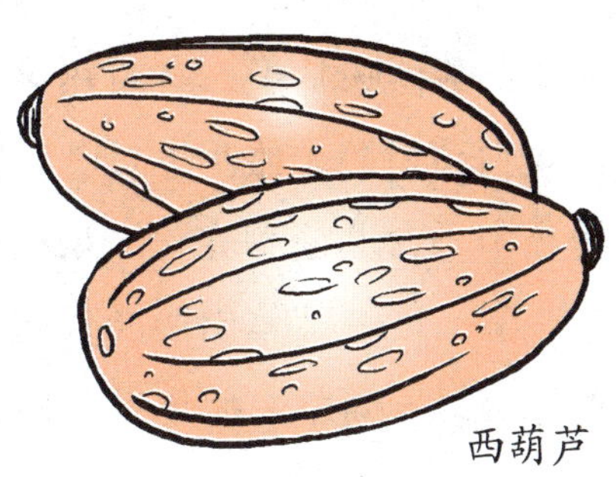
西葫芦

【原料】韭菜100克，西葫芦250克，植物油4毫升，葱花、酱油、精盐、鸡精各适量。

【做法】西葫芦洗净，切丝；韭菜洗净，切断。炒锅放油烧至七成热，放入葱花炒出香味，倒入西葫芦丝，翻炒至软，加入酱油，投入韭菜段炒软，用精盐和鸡精调味即成。

【功效】润肺止渴，清热利尿。适用于糖尿病性高血压属湿热者。

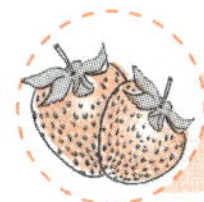

白菜，治疗糖尿病并发高脂血症

每日宜食100克，每100克含热量17千卡

营养成分	每100克含量	营养成分	每100克含量
碳水化合物	3.2克	锌	0.38毫克
脂肪	0.1克	镁	11毫克
蛋白质	1.5克	磷	31毫克
膳食纤维	0.8克	钙	50毫克
胡萝卜素	120微克	钠	57.5毫克
维生素C	31毫克	钾	30毫克

【降糖功效】

白菜性味甘平，有清热除烦、解渴利尿、通利肠胃的功效，经常吃白菜可防止维生素C缺乏症。现代医学研究发现，白菜所含的糖类中不含蔗糖和淀粉，是糖尿病患者的食疗佳蔬。大白菜中所含的胆碱，能调节体内脂肪代谢，抑制胆固醇在血管壁的沉积，适宜糖尿病并发高脂血症患者食用。

【食用指导】

大白菜性凉偏寒，虚寒体质者、大便溏泄、肺寒咳嗽者不宜食用。也不适合单吃生冷的白菜，如泡菜等，此时可以加点姜丝或是茴香、肉桂一起炖煮，便可中和白菜的寒性。

【搭配宜忌】

宜	**白菜＋辣椒** 可以促进胃肠道蠕动，帮助消化。 **白菜＋虾仁** 白菜和虾仁搭配着吃，可以防治牙龈出血，解热除燥，还可预防便秘、痔疮及结肠癌，特别适宜虚弱者经常食用。
忌	**白菜＋兔肉** 白菜中含有丰富的维生素C，兔肉含有优质蛋白质，同时食用会使蛋白质变性，降低营养价值，甚至会造成腹泻或者呕吐。

食疗妙方

白菜炒冬菇

【原料】白菜200克，冬菇3克，精盐4克，猪油10克，味精1克。

【做法】用温水泡冬菇，去蒂洗净；白菜洗净切成3厘米的长段。将猪油烧热，放入白菜炒至半熟。再将盐、冬菇、味精放入，

加点肉汤或水，加盖烧烂即成。

【功效】补益气血、降脂利尿。适用于痛风伴原发性高血压、肥胖症及糖尿病患者食用。

 白菜炖豆腐

白菜

【原料】白菜200克，豆腐50克，酱油15毫升，植物油10毫升，精盐、姜各2克。

【做法】白菜洗净切段；豆腐切成块。油锅热后先煸姜，放入白菜略炒并加入酱油，再放豆腐，加水没过菜加精盐熬熟即成。

【功效】生津润燥，通利肠胃。适用于糖尿病并发痛风、心血管疾病、便秘患者。

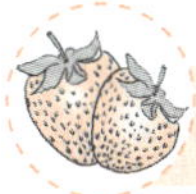 莴笋，有效改善糖的代谢功能

每日宜食60克，每100克含热量14千卡

营养成分	每100克含量	营养成分	每100克含量
碳水化合物	2.8克	胡萝卜素	150微克
脂肪	0.1克	维生素C	4毫克
蛋白质	1克	钾	212毫克
膳食纤维	0.6克	铁	0.9毫克

【降糖功效】

莴笋味甘、苦，性微寒，具有开通疏利、消积下气、利尿通乳、增进食欲、宽肠通便的功效。莴笋中的糖类含量较少，维生素和烟酸较多，烟酸是胰岛素的激活剂，因此糖尿病患者常食莴笋可改善糖的代谢。另外，莴笋含钾量高，有利于促进排尿，减少对心房的压力，对高血压和心脏病患者极为有益。

【食用指导】

莴笋中的某种物质对视神经有刺激作用，古籍记载莴笋多食使人目糊，停食数天，则能自行恢复，故视力弱者不宜多食，有眼疾特别是夜盲症的人也应少食。

【搭配宜忌】

宜	**莴笋＋猪肉** 莴笋可以消除猪肉的油腻，两者搭配食用，不仅可以补虚强身，而且味道更加清新爽口，对预防糖尿病也有较好的作用。 **莴笋＋大蒜** 大蒜能降血脂、降血压、降血糖；莴笋含有钾，可降血压。两者搭配，可清热、降压，很适合高血压、高血脂患者食用。
忌	**莴笋＋蜂蜜** 蜂蜜具有润肠通便的作用，莴笋是寒性食物。两者同食，不利肠胃。

食疗妙方

凉拌莴笋

【原料】莴笋1根，香醋、糖、精盐、鸡精、麻油各适量。

【做法】莴笋削去叶子和外皮， 切成（擦成）细丝，切（擦）

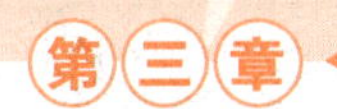

好的细丝放入大碗中，加入适量香醋、糖、精盐、鸡精、麻油，拌匀，装盘，撒上熟芝麻，喜辣的再浇些辣椒油即可。

【功效】降糖降压，防治动脉硬化。

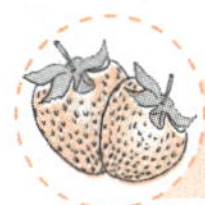

山药，糖尿病患者的食疗佳品

每日宜食60克，每100克含热量56千卡

营养成分	每100克含量	营养成分	每100克含量
碳水化合物	11.6克	钾	213毫克
脂肪	0.2克	磷	34毫克
蛋白质	1.9克	硫胺素	1.04毫克
膳食纤维	0.8克	钠	18.6毫克
胡萝卜素	0.7微克	镁	20毫克
钙	6毫克	锌	0.32毫克

【降糖功效】

山药含有淀粉酶、多酚氧化酶等物质，有利于脾胃消化吸收，是一味平补脾胃的药食两用之品。不论脾阳亏或胃阴虚，皆可食用。山药几乎不含脂肪，所含黏液蛋白能预防心血管系统的脂肪沉积，且具有降低血糖的效果，是糖尿病患者的食疗佳品。山药还含有可溶性膳食纤维，能推迟胃内食物的排空时间，控制饭后血糖升高的速度。

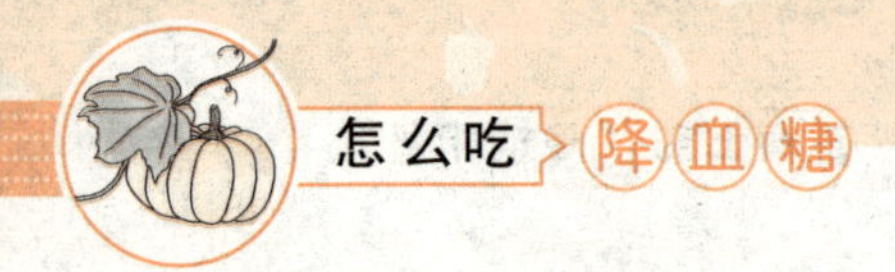

【食用指导】

山药皮容易导致皮肤过敏，皮肤容易过敏的人，削皮时最好戴上手套。新鲜山药一定要煮熟、煮透，因为山药中含有一种碱性物质，在高温下才能被破坏，如果没熟透，吃后口腔会发麻，非常难受，甚至还会引起恶心、呕吐等中毒症状。

【搭配宜忌】

宜	**山药＋莲子**　莲子可补益脾胃、止泻固精，与山药同食，可以健脾补肾、延缓衰老。 **山药＋红枣**　山药能健脾益气、强壮肌肉；大枣能补脾和胃、益气生津、养血安神。两者搭配，可以补脾胃、补气养血、补充热量、解除疲劳、增强抵抗力。
忌	**山药＋甘遂**　山药有收涩的作用；甘遂味苦性寒，有毒，有泻水饮、消肿散结之功。两者搭配，性味有所抵触。 **山药＋菠萝**　菠萝中的酸性物质会破坏山药中的淀粉酶，使淀粉的分解受到影响而滞留胃中，从而导致消化不良。

食疗妙方

山药排骨汤

【原料】山药50克，排骨250克，麻油3毫升，葱花、姜片、精盐、味精各适量。

【做法】山药去皮，洗净，切块；排骨剁段，洗净，入沸水中焯去血水，捞出。锅中放入焯好的排骨，加葱花、姜片和适量清水烧至排骨八成熟，倒入山药块煮熟，用精盐和味精调味，淋上麻油

即可。

【功效】健脾补肺，固肾益精。适用于肺热水肿型糖尿病消瘦、肌肤干燥不润、便秘患者。

山药粥

【原料】粳米100克，干山药片50克，白糖适量。

【做法】将山药片和大米放入锅中，煮至粳米黏稠后熄火，加入白糖调味即可食用。

【功效】补益脾胃，滋阴养液。适用于肾虚型糖尿病患者。

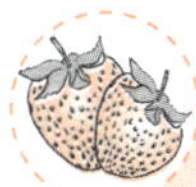

菠菜，维持餐后血糖的平衡

每日宜食80~100克，每100克含热量24千卡

营养成分	每100克含量	营养成分	每100克含量
碳水化合物	3.1克	钾	502毫克
脂肪	0.5克	磷	53毫克
蛋白质	2.4克	氯	200毫克
膳食纤维	1.7克	钠	98.6毫克
维生素C	39毫克	镁	34.3毫克
维生素A	487微克	钙	72毫克
叶酸	110微克	铁	1.8毫克

【降糖功效】

菠菜富含膳食纤维，不但能清除肠胃内的有害毒素，还可促进胰腺分泌和肠道蠕动，帮助消化，对糖尿病患者有益。菠菜还是叶黄素的最佳来源之一，而叶黄素对于预防眼睛衰老导致的“视网膜黄斑变性”十分有效，可预防老年性视网膜黄斑病变引起的视力下降与失明，同时对白内障的预防也可起到一定的作用。菠菜叶中还有一种类胰岛素物质，其作用与胰岛素非常相似，可以维持餐后血糖的平衡，对糖尿病患者维持血糖稳定有一定帮助。

【食用指导】

为了预防形成结石和影响人体对钙的吸收，烹饪菠菜时最好用沸水焯一下，由于草酸极易溶于水，经过水焯以后，大部分的草酸可以释出。正在服用钙片者，最好少吃或不吃菠菜。

【搭配宜忌】

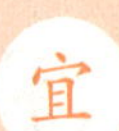 宜	**菠菜＋鸡蛋**　菠菜中钙的含量高于磷，鸡蛋中的磷含量高于钙，两者搭配，有助于人体达到钙与磷的摄取平衡，还可以预防贫血及营养不良。
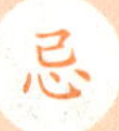 忌	**菠菜＋黄鳝**　黄鳝味甘，性大温，且黄鳝油腻多脂，菠菜冷滑，同食容易导致腹泻。

食疗妙方

菠菜银耳汤

【原料】鲜菠菜根200克，银耳20克。

【做法】将菠菜根洗净切碎，与银耳水煎成汤即成。

【功效】滋阴清热、补益肝肾。适用于糖尿病合并眼病、大便

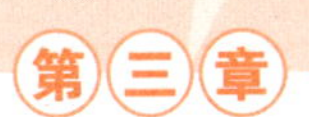

秘结者。

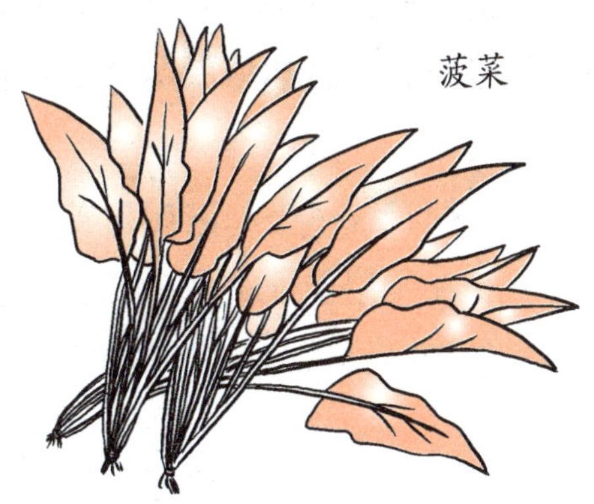
菠菜

菠菜大枣粥

【原料】菠菜250克，粳米100克，大枣20枚。

【做法】将菠菜洗净，切细备用；将粳米、大枣淘洗后与菠菜一同放入锅内，倒入适量清水，大火煮沸后，改小火继续煮至米开花即成。空腹服用，可常服。

【功效】消食导滞，止消渴。适用于肾虚型糖尿病患者。

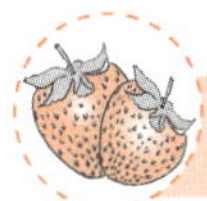

香菇，调节糖代谢的生理活性

每日宜食4～5朵，每100克含热量19千卡

营养成分	每100克含量	营养成分	每100克含量
碳水化合物	5.2克	钾	20毫克
脂肪	1.8克	磷	53毫克
蛋白质	2.2克	镁	11毫克
膳食纤维	3.3克	硒	2.58微克
叶酸	41.3微克	钠	1.4毫克

【降糖功效】

香菇中含有干扰素诱生剂和核酸类物质，可抑制血清和肝脏中的胆固醇增加，阻止血管硬化和降低血压，并具有防治流感的作

用。最新研究发现，香菇中的香菇嘌呤和香菇干粉可抑制胆固醇形成和吸收，对防治糖尿病并发血脂异常有辅助食疗作用。

【食用指导】

吸烟者或早上起床后口苦者，以及肝脏衰弱者，可以常喝香菇汤。正在服用洋地黄的患者，应该少食或不食香菇。

【搭配宜忌】

宜	**香菇＋油菜**　香菇含有碳水化合物、多种微量元素，更为可贵的是，人体必需的8种氨基酸，香菇中就含有7种。两者搭配食用，可以益智健脑、润肠通便、预防癌症。 **香菇＋豆腐**　香菇中的香菇嘌呤能降低血胆固醇，豆腐中的植物蛋白质有降低血脂的作用。两者搭配，功效显著，是降血压、减肥的良方。
忌	**香菇＋冷水**　香菇不宜用冷水浸泡，因为香菇的鲜味是它含有核糖酸的缘故。核糖酸只有在60～80℃的热水中慢慢浸泡，才容易被水解成具有鲜味的鸟苷酸，这样的香菇口感最好。把香菇泡在热水里，一定把有香菇蒂一面朝下浸泡，等香菇回软后，用手捏住香菇的柄轻轻旋转搓洗，这样可以使香菇里的泥沙沉下去。在热水里加点白砂糖，可以加快水分渗透香菇的速度。

食疗妙方

香菇炖豆腐

【原料】鲜香菇50克，嫩豆腐500克，笋片25克，麻油、酱油、清汤、味精、精盐、酒各适量。

【做法】豆腐切小块，加入适量料酒，用清水煮至豆腐内有小孔后，沥去沸水，再加入鲜香菇、笋片、酱油、精盐及清汤（以刚没过豆腐为度），用小火炖20多分钟，撒上味精，淋入麻油起锅食用。

【功效】降脂，补钙，滋补肝脾，抗癌。适用于糖尿病并发高血压、脂肪肝、高脂血症患者。

冬笋香菇

【原料】冬笋250克，香菇50克，酱油、醋、盐、湿淀粉、花生油各适量。

【做法】将冬笋去皮后洗净，滚刀切块。将油烧热，把洗净的冬笋块与香菇同放锅内翻炒20分钟，然后加汤少许，加酱油、醋、盐调味，煮沸，用湿淀粉勾芡，再炒至汤汁稠浓即成。

【功效】健脾开胃，理气化痰。适用于糖尿病并发高脂血症患者。

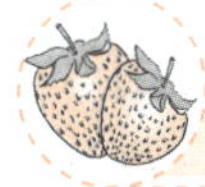

红薯，有助于控制血糖

每日宜食50克，每100克含热量55千卡

营养成分	每100克含量	营养成分	每100克含量
蛋白质	0.9克	胡萝卜素	6.42毫克
碳水化合物	13.4克	硒	0.16微克
脂肪	0.1克	钾	111毫克
钙	21毫克	钠	15.4毫克

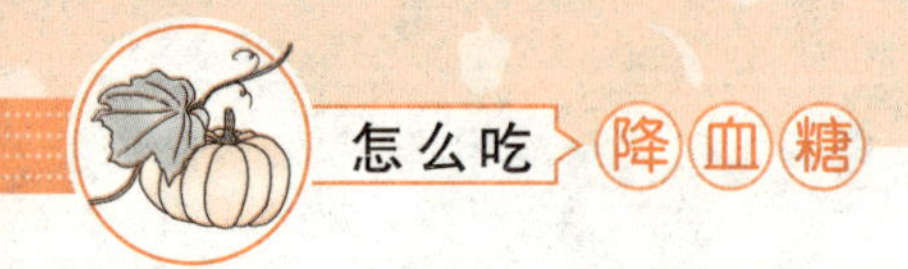

【降糖功效】

日本最新研究发现，糖尿病肥胖大鼠在进食白皮红薯4周和6周后血液中胰岛素水平分别降低了26%和60%；并发现红薯可有效抑制糖尿病肥胖大鼠口服葡萄糖后血糖水平的升高；进食红薯也可以降低糖尿病大鼠三酰甘油和游离脂肪酸的水平，研究提示白皮红薯有一定的抗糖尿病作用。奥地利维也纳大学的一项临床研究发现，2型糖尿病患者在服用白皮红薯提取物后，其胰岛素敏感性得到改善，有助于控制血糖。红薯还具有一定的抗癌效果，能起到减少人体内垃圾、毒素积存的作用。

【食用指导】

食用红薯过量或不合理时，会引起腹胀、胃灼热、反酸、胃疼等病症，故湿阻脾胃、气滞食积者应慎食。

【搭配宜忌】

宜	**红薯+莲子**　红薯和莲子熬成粥，适宜大便干燥、习惯性便秘、慢性肝病、癌症患者食用，还具有美容的功效。 **红薯+胡萝卜**　红薯的营养价值很高，含有碳水化合物、膳食纤维、胡萝卜素、赖氨酸等10余种微量元素。胡萝卜富含胡萝卜素，在体内可以转化成维生素A，与红薯搭配做菜，营养更丰富。
忌	**红薯+柿子**　柿子中含有大量的鞣酸和果胶，而红薯中富含淀粉，吃后会产生大量的胃酸，两者同食后容易促使胃内柿石的形成，量多严重时可使肠胃出血或造成胃溃疡。

食疗妙方

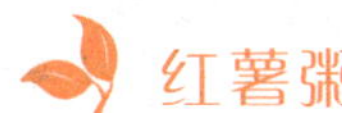

红薯粥

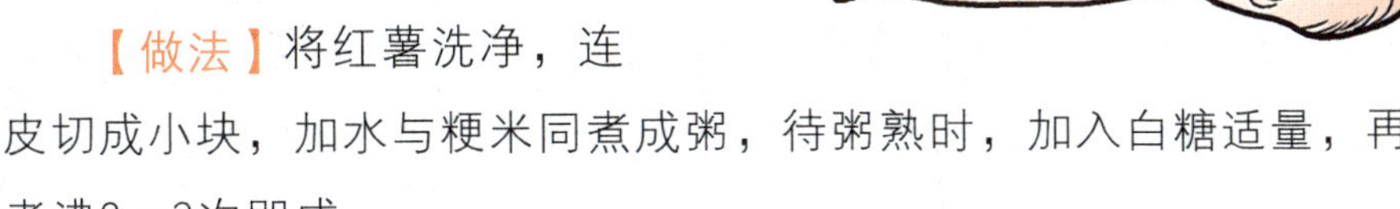

【原料】新鲜红薯（以红皮黄心者为最好）150克，粳米100克，白糖适量。

【做法】将红薯洗净，连皮切成小块，加水与粳米同煮成粥，待粥熟时，加入白糖适量，再煮沸2～3次即成。

【功效】益气力，健脾胃，强肾阴。适用于糖尿病合并胃肠道疾病患者。

红薯小窝头

【原料】红薯400克，胡萝卜200克，藕粉100克，白糖适量。

【做法】红薯、胡萝卜洗净后放入蒸锅中蒸熟，取出晾凉后剥皮，挤压成细泥，加入藕粉和少许白糖拌匀，并切成50克左右一个的小团，揉成小窝头。放入蒸锅中用旺火蒸约10分钟后取出，装盘即可食用。

【功效】养胃消食，生津止渴。适用于糖尿病合并胃肠病患者。

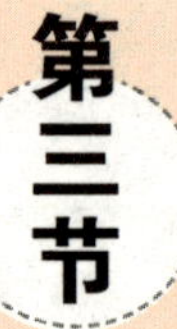

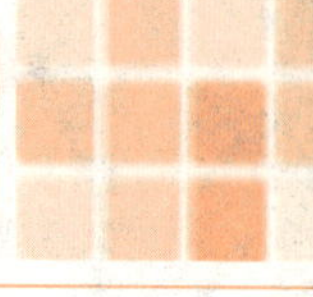

第三节 清新爽口的降“糖”水果

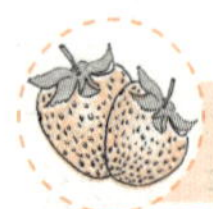

苹果，糖尿病患者的健康小吃

每日宜食半个，每100克含热量52千卡

营养成分	每100克含量	营养成分	每100克含量
蛋白质	0.2克	维生素C	4毫克
脂肪	0.2克	磷	12毫克
碳水化合物	12.3克	硫胺素	0.06毫克
膳食纤维	1.2克	钙	4毫克
钾	119毫克	镁	4毫克
维生素E	2.12毫克	钠	1.6毫克

【降糖功效】

苹果是很多人喜欢吃的水果。很多糖尿病患者认为苹果中含有糖分，要少吃甚至不吃。这种想法其实也不是完全正确的。苹果含有丰富的铬，能提高人体对胰岛素的敏感性，苹果中的胶质能保持血糖的

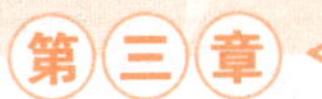

稳定，所以苹果不但是糖尿病患者的健康小吃，而且是一切想要控制血糖的人必不可少的水果，并且它还能有效地降低胆固醇。

【食用指导】

糖尿病患者宜适量吃酸味苹果。对于糖尿病患者来说，应该尽量做到每天一个苹果的摄入量，这样对自身病情是十分有利的。因苹果性凉，心肾功能较差以及腹痛腹泻的人应禁食。由于苹果质地较硬，吃的时候最好细嚼慢咽，以免损伤肠胃。

【搭配宜忌】

宜	**苹果＋牛奶** 苹果含有蛋白质、脂肪、碳水化合物、膳食纤维、多种维生素等30多种人体所需的营养物质，与牛奶搭配食用，不仅营养丰富，还具有清凉解渴、生津除热、抗癌防癌的作用。 **苹果＋芦荟** 两者食用，可生津止渴、健脾益肾、消食顺气，气管炎、多痰、胸闷者宜食用，有润肺、宽胸的作用。
忌	**苹果＋红薯** 吃完红薯会分泌大量胃酸，再吃苹果，胃中生成不易溶解的凝块，以致引起肠胃不适。

食疗妙方

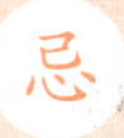

苹果胡萝卜饮

【原料】苹果1个，胡萝卜1根。

【做法】苹果、胡萝卜洗净，去皮，均切成2厘米见方的小块，加半杯纯净水后，榨汁。

【功效】生津止渴、润肺除烦。适用于糖尿病口干、口渴者。

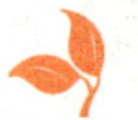

苹果粥

【原料】苹果干粉30克，粳米50克。

【做法】把未熟透的苹果切成四瓣晒干，碾成细粉，过筛即成苹果干粉。然后取粳米50克，先加水如常法煮粥，将熟时加入苹果干粉即成。

【功效】生津止渴，解暑除烦，和脾止泻。适用于糖尿病并发结肠炎、高血压患者。

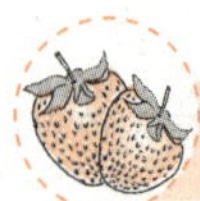

菠萝，改善餐后血糖水平

每日宜食50克，每100克含热量41千卡

营养成分	每100克含量	营养成分	每100克含量
蛋白质	4.9克	磷	68毫克
脂肪	0.3克	硫胺素	0.03毫克
碳水化合物	34.4克	钙	18毫克
膳食纤维	2.3克	镁	27毫克
钾	400毫克	钠	1.2毫克
维生素C	16毫克	铁	0.2毫克

【降糖功效】

菠萝营养丰富，其成分包括糖类、蛋白质、脂肪、多种维生素，蛋白质分解酵素及钙、磷、铁、有机酸类、烟酸等，尤其以维

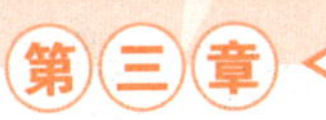

生素C含量最高。

据专家研究表示，菠萝中的膳食纤维，可以促进排便。菠萝的生糖指数为中等，能改善餐后血糖水平，减少糖尿病患者对胰岛素和药物的依赖性，并可增加饱腹感。

【食用指导】

吃菠萝时，可先把菠萝皮削去，除尽果丁，放盐水中浸泡10～15分钟，可以使一部分有机酸分解在盐水里，且吃起来味道更甜润爽口。另外，患口腔溃疡、溃烂性胃炎、消化性溃疡及脾胃虚寒的人应少吃或不吃，以免身体不适。

【搭配宜忌】

宜	**菠萝＋冰糖**　菠萝饭后食用，其所含的菠萝酶和柠檬酸可以帮助消化；冰糖有滋润作用，两者搭配，可以生津止渴，醒酒开胃。 **菠萝＋猪肉**　菠萝里含有菠萝蛋白酶，可以分解猪肉蛋白，促进人体消化吸收。
忌	**菠萝汁＋牛奶**　如果饮用菠萝汁（工业化生产）同时饮用牛奶，有可能影响人体对牛奶中蛋白质的消化吸收，因为这种菠萝汁是经过调味和其他食品加工工艺处理的。

食疗妙方

菠萝饮

【原料】鲜菠萝果肉250克，精盐少许。

【做法】先将菠萝果肉洗净，切成3厘米见方的果丁，榨取果汁备用；取一大口杯，盛入凉开水100毫升，加入菠萝汁、精盐，搅匀后服用，每日2次。

【功效】此饮具有清热解渴，除烦的功效、适用于虚热烦渴之症。糖尿病患者饮用大有裨益。

菠萝咕老肉

【原料】猪肉、菠萝各100克，青、红大椒各25克，葱、姜、油各适量。

【做法】猪肉洗净，切成厚片，加入调料拌好；菠萝去皮，切块。青、红大椒去蒂去子切成三角形，在油锅中过一下捞出，锅底留少许油，放入葱、姜等调味品，再放入肉片和菠萝炒熟即可。

【功效】健胃消食，补脾止泻，固元益气。适用于脾肾气虚、糖尿病、小便不利等病。

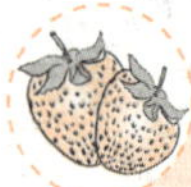木瓜，降血糖降血脂软化血管

每日宜食1/4个，每100克含热量27千卡

营养成分	每100克含量	营养成分	每100克含量
蛋白质	0.4克	维生素A	145微克
脂肪	0.1克	维生素C	43毫克
碳水化合物	7克	钙	17毫克
膳食纤维	0.8克	镁	9毫克
钾	18毫克	磷	12毫克
胡萝卜素	870微克	锌	0.25毫克

【降糖功效】

木瓜素有“百益果王”之称，现代科学研究表明，木瓜果肉中含有丰富的木瓜碱、木瓜蛋白酶、凝乳酶和β-胡萝卜素，并富含17种以上氨基酸及多种元素，有助于分解蛋白质和淀粉质，有助于减轻肠胃负担，降低血糖。木瓜含有一种叫齐墩果酸的成分，能够软化血管、降低血脂，对于糖尿病并发高脂血症及动脉硬化患者很有好处。

【食用指导】

孕妇、过敏体质和小便淋痛者不宜食用。木瓜中的番木瓜碱对人体有微毒，每次不宜食用过多。孕妇、脾胃虚寒及体质虚弱者不宜吃冷藏过的木瓜。

【搭配宜忌】

宜	**木瓜＋莲子**　莲子可养心安神、健脾止泻；木瓜能帮助消化及清理肠胃，两者搭配，具有清心润肺、健胃益脾之功效，可辅助治疗产后虚弱等症。
忌	**木瓜＋油炸食物**　木瓜与油炸食物同食，会引起肠胃不适，并可能导致腹泻、呕吐。

食疗妙方

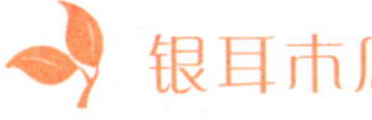

银耳木瓜汤

【原料】银耳50克，木瓜100克，排骨200克，精盐、葱段、姜片各适量。

【做法】银耳泡发，择净待用；木瓜去皮、去子，切块备用；排骨焯水待用。汤锅加清水，放入排骨、葱段、姜片同煮，大火烧沸后放入银耳，再小火慢炖约40分钟。把木瓜放入汤中，再炖15分钟，加入适量的精盐调味即成。

【功效】平肝和胃，抗菌消炎。适用于糖尿病并发高脂血症、冠心病患者。

木瓜莲子乳

【原料】熟木瓜600克，新鲜牛奶500毫升，莲子肉25克，红枣2枚，冰糖适量。

【做法】熟木瓜去皮核，切成块状备用；莲子洗净去心，保留红棕色莲子衣；红枣洗净，去核备用。然后将木瓜、莲子肉、红枣放入锅中炖煮30分钟，加入新鲜牛奶和适量冰糖，煮至莲子肉熟即可食用。

【功效】软坚散结，祛瘀降脂，抗衰养颜。适用于糖尿病并发高脂血症及动脉硬化患者。

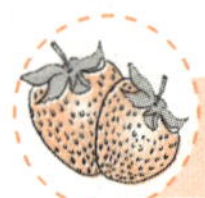

草莓，防止餐后血糖值迅速上升

每日宜食150克，每100克含热量30千卡

营养成分	每100克含量	营养成分	每100克含量
脂肪	0.2克	胡萝卜素	30微克
蛋白质	0.4克	维生素C	47毫克
碳水化合物	9克	磷	27毫克
膳食纤维	1.1克	钾	131毫克

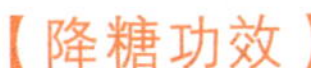

【降糖功效】

草莓营养价值高，热量较低，可防止餐后血糖迅速上升，不会增加胰腺的负担。此外，草莓富含维生素和矿物质，具有辅助降糖的功效。此外，草莓含丰富维生素C，有帮助消化的功效。与此同时，草莓还可以强固齿龈，清新口气，润泽喉部。

【食用指导】

风热咳嗽、咽喉肿痛、声音嘶哑者；夏季烦热口干或腹泻如水者；癌症，特别是鼻咽癌、肺癌、扁桃体癌、喉癌患者尤宜食用。痰湿内盛、肠滑便泻者、尿路结石患者不宜多食。

【搭配宜忌】

宜	**草莓＋牛奶**　草莓含有大量营养物质、矿物质和部分微量元素，两者搭配吃，不但营养丰富，还具有清凉解渴、养心安神的功效。
忌	**草莓＋红薯**　红薯富含淀粉，使用后胃会分泌大量胃酸，与草莓搭配，易使胃肠道不适。

食疗妙方

酸奶草莓羹

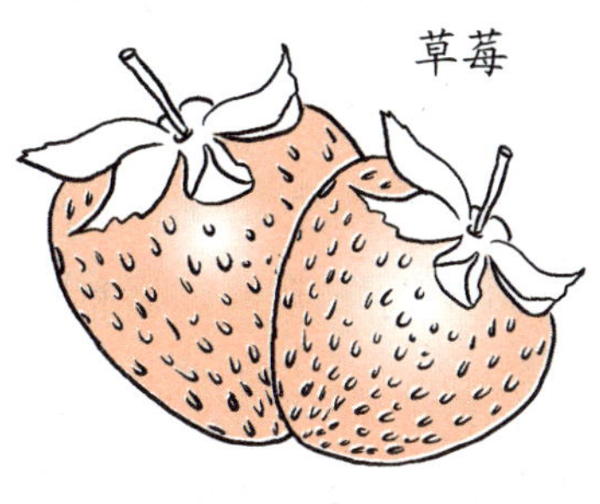

【原料】草莓50克，酸奶30毫升。

【做法】将草莓洗净并捣烂，同酸奶一起放入碗中拌匀，加冷开水冲泡，放入冰箱冷藏10分钟即成。

【功效】凉血活血，解毒抗癌。适用于糖尿病生痈、长疖、便秘患者。

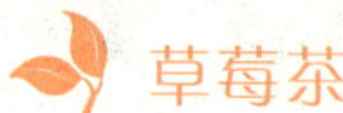

草莓茶

【原料】新鲜草莓50克，蜂蜜30克。

【做法】将新鲜草莓除去柄托，放入冷开水中浸泡片刻，洗净。用榨汁机绞成糊状，盛入碗中，调入蜂蜜，拌匀，加冷开水冲泡至500毫升，放入冰箱即成。

【功效】补虚养血，润肺利肠。适用于糖尿病并发动脉硬化、冠心病以及脑溢血患者。

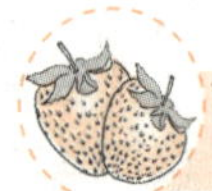

柚子，降血压降血糖防并发症

每日宜食1大瓣，每100克含热量41千卡

营养成分	每100克含量	营养成分	每100克含量
碳水化合物	12.2克	钾	119毫克
蛋白质	0.7克	磷	43毫克
钙	41毫克	镁	4毫克
维生素C	23毫克	铁	0.9毫克

【降糖功效】

现代科学研究表明，柚子含有大量维生素C、维生素P，有一定的降压作用。新鲜柚子果汁中含有胰岛素样成分，有降低血糖的功效。另外，柚子还含有丰富的钙，不仅能改善糖尿病患者的骨质疏松症，还能对抗糖尿病肾病的发展。对中老年2型糖尿病患者来说，经常食用柚子果汁，不仅有助于降低血糖、尿糖，而且有助于防治糖尿病并发动脉粥样硬化、肾病。

【食用指导】

柚子一次不宜吃得太多。柚子性寒，脾胃虚寒、大便溏泄的人不宜食用。高血压病患者在服用降压药物期间，不要吃柚子或饮用柚子汁，否则，会产生血压骤降等严重不良反应。

【搭配宜忌】

宜	**柚子＋白酒** 用白酒泡柚子，再加适量白糖后服用，可润肺、止咳、化痰，对咳嗽痰盛与老年咳喘等效果明显。 **柚子＋栗子** 栗子与维生素C含量高的柚子搭配食用，有助于预防感冒，防止牙龈出血，并能帮助伤口愈合。
忌	**柚子＋某些药物** 目前认为不能与柚子同服的药物，一是他汀类药物，如洛伐他汀、血脂康、辛伐他汀（舒降之）、阿托伐他汀（立普妥）；二是钙拮抗剂，如硝苯地平、尼群地平、尼莫地平、尼索地平、非洛地平；三是安定类药物，如艾司唑仑（舒乐安定）、阿普唑仑（佳乐定）；四是抗组胺药，如特非那丁；五是免疫抑制剂，如环孢素等。

食疗妙方

柚子炖鸡

【原料】去皮柚子200克，子鸡500克，麻油4毫升，葱段、姜片、料酒、精盐各适量。

【做法】柚子肉切块；子鸡宰杀去毛，去内脏，冲洗干净。鸡腹中塞入柚子肉，放到沙锅里，加入葱段、姜片、料酒、精盐、麻油和适量水，炖熟即成。

【功效】滋肝养肾，理气止痛。适用于糖尿病合并肾病、骨质疏松症。

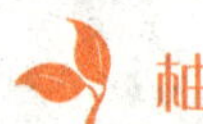

柚子茶

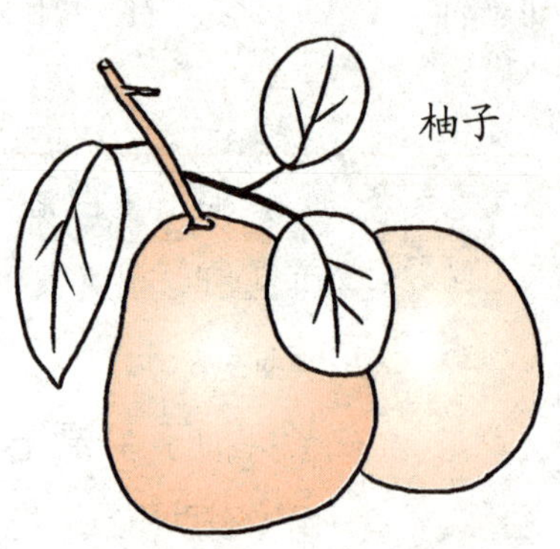

【原料】柚子1个（约200克），绿茶100克。

【做法】将柚子顶部平切下一盖，取出果肉，装进绿茶，然后盖顶包扎，置阴凉处1年以上，可取茶叶开水冲服。

【功效】行气、消食、止痛。适用于糖尿病合并肾病、腹泻及消化不良患者。

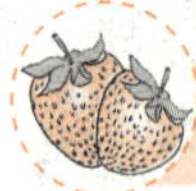

山楂，防治糖尿病性脑血管并发症

每日宜食3~4个，每100克含热量95千卡

营养成分	每100克含量	营养成分	每100克含量
碳水化合物	25.1克	钙	52毫克
蛋白质	0.5克	钠	5.4毫克
脂肪	0.6克	维生素C	53毫克
膳食纤维	3.1克	胡萝卜素	100微克

【降糖功效】

山楂中含有丰富的钙、维生素C、胡萝卜素、黄酮类物质、胆

碱、乙酰胆碱及有机酸等，可降血脂，防治糖尿病性脑血管并发症。山楂还含有三萜类和黄酮类成分，对加强和调节心肌，增大心室心房运动振幅和心血管血液流量，防止电解质不均衡而引起的心律失常，降低血清胆固醇和血压等均有良好的作用。山楂还能促进胃液中酶类的分泌，增进消化，开胃消食，减轻因消化不良引起的腹胀、饱焖、反酸等症。

【食用指导】

脾胃虚弱者不宜多食，健康的人食用山楂也应有所节制，儿童不宜多食山楂。尤其注意：孕妇忌食山楂！孕妇早期妊娠反应，喜欢选择味道酸的水果，但山楂有破血散瘀的作用，能刺激子宫收缩，可能诱发流产！但产后服用可促进子宫复原。

【搭配宜忌】

宜	**山楂＋排骨** 两者同食，肉烂稠润，略带酸味，有祛斑消瘀之功能。 **山楂＋核桃仁** 两者合用，相辅相成，具有补肺肾、润肠燥、消积食的功效。
忌	**山楂＋海鲜** 山楂中含鞣酸较多，海鲜中含有丰富的蛋白质和钙，两者同食，易使钙质与鞣酸结合成鞣酸钙，影响营养吸收，甚至会让人腹痛、呕吐、恶心及腹泻。因此，山楂不宜与海鲜同食，以间隔4小时后再吃为宜。

食疗妙方

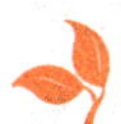

山楂炖牛肉

【原料】山楂100克，瘦牛肉250克，植物油5毫升，葱花、花椒粉、精盐、鸡精各适量。

【做法】山楂洗净，用小刀挖去蒂及籽。瘦牛肉洗净，切块，放入开水中焯去血水。炒锅倒入植物油烧至七成热，下葱花、花椒粉炒出香味，放入牛肉块翻炒均匀。再倒入开水和山楂小火炖熟，用精盐和鸡精调味即成。

【功效】开胃消食，祛脂降压。适用于糖尿病合并脑血管疾病患者。

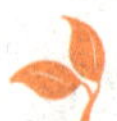

山楂雪梨羹

【原料】生山楂500克，白糖150克，雪梨、藕各适量。

【做法】山楂洗净，用小刀挖去蒂及籽，加水煮15分钟，用勺将山楂碾压成糊浆，放入白糖150克，溶化后倒入盛器，再将雪梨、藕切薄片放入即成。随意食之。

【功效】清热平肝，消食和胃。适用于糖尿病脑血管疾病及肠胃不清患者。

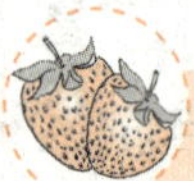

火龙果，低热量、高纤维的降“糖”减肥果

每日宜食半个，每100克含热量51千卡

营养成分	每100克含量	营养成分	每100克含量
碳水化合物	13.91克	钙	8.8毫克
蛋白质	0.6克	磷	36毫克
脂肪	1.1克	镁	30毫克

续表

营养成分	每100克含量	营养成分	每100克含量
膳食纤维	1.62克	铁	0.3毫克
维生素C	5.22毫克	葡萄糖	7.83克

【降糖功效】

火龙果作为一种低热量、高纤维的水果，其食疗作用不言而喻。经常食用火龙果，能降血压、降血脂、润肺、解毒、养颜、明目，对便秘和糖尿病有辅助治疗的作用。低热量、高纤维的火龙果也是那些想减肥养颜的人们最理想的食品。

【食用指导】

火龙果性凉，有面色苍白、四肢乏力、经常腹泻等症状的寒性体质者不宜多吃；而女性月经期间也不宜食用火龙果。

【搭配宜忌】

宜	**火龙果＋牛奶** 火龙果可抗氧化、清除自由基，常食可以减肥、美白、抗衰老，与富含钙质的牛奶搭配，营养更加丰富。 **火龙果＋雪梨** 雪梨清火润肺、润肠通便，与同样清火润燥的火龙果搭配，可辅助治疗百日咳等疾病。
忌	**火龙果＋菱角** 两者同食，不利于蛋白质的吸收。

食疗妙方

火龙果炒虾仁

【原料】火龙果1个，鲜虾仁200克，鸡蛋清1个，芹菜2根，淀粉、色拉油、精盐各适量。

【做法】用干布将鲜虾仁的水分去掉。盐腌一会儿，沥干水分再用干布挤掉水分。把虾放在鸡蛋清中加入干淀粉，顺一个方向搅拌。最后用色拉油抓拌（防止虾进锅后粘在一起），静置10分钟。芹菜洗净切段，火龙果去皮切片，葱洗净切段。油锅不要烧的太热，把虾放进锅中用筷子顺时针打转，颜色一变就出锅。放油，入芹菜段、火龙果、葱花，略翻炒放入虾，翻炒出锅。

【功效】减肥、降血糖、润肠滑肠。尤其适合糖尿病并发肾病患者食用。

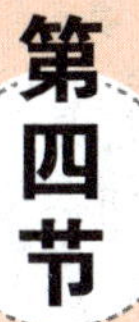

第四节 醇香可口的降“糖”肉食

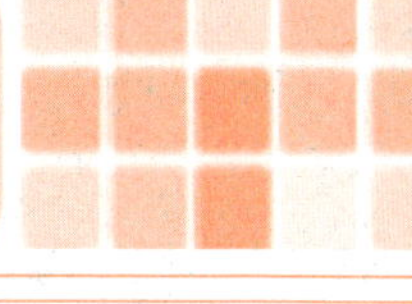

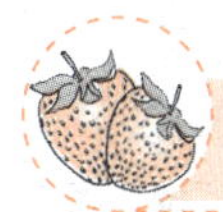

牛肉，提高胰岛素合成的效率

每日宜食80克，每100克含热量125千卡

营养成分	每100克含量	营养成分	每100克含量
脂肪	2.3克	磷	172毫克
碳水化合物	1.2克	钙	9毫克
蛋白质	20.2克	镁	21毫克
胆固醇	58毫克	钾	284毫克
硒	10.55微克	钠	53.6毫克

【降糖功效】

牛肉中锌含量很高，锌除了支持蛋白质的合成、增强肌肉力量外，还可以提高胰岛素合成的效率。牛肉中的硒也可促进胰岛素的合成，对控制血糖也有一定的好处。其中蛋白质所含的必需氨基酸较多，含脂肪和胆固醇却较少，适合肥胖者和高血压、血

管硬化、冠心病患者食用。牛肉中的镁，有助于降低心血管并发症的危险。

【食用指导】

由于牛肉肌纤维较粗糙不易消化，胆固醇和脂肪的含量也相当高，因此老年人、幼儿以及消化能力不强的人都不宜多食，皮肤病、肝病、肾病患者应当慎食。

【搭配宜忌】

宜	**牛肉＋芹菜**　两者相配既能保证营养供给，又不会增加人的体重，还可以缓解更年期综合征。 **牛肉＋生姜**　牛肉补阳暖胃；生姜驱寒保暖，炖牛肉时加适量生姜，不但味道鲜美，而且可增加温阳祛寒的作用。
忌	**牛肉＋韭菜**　两者合用会增进祛寒生热的作用，热性病患者少用。即便是健康人，也不宜多吃这两种食物，以免上火。

食疗妙方

牛肉萝卜汤

白萝卜

【原料】黄牛肉200克，白萝卜100克，葱2段，精盐、黄酒各适量。

【做法】牛肉洗净，滤干，切成大块。白萝卜洗净，刮皮，再洗净，切滚刀块。用大火烧热油后，倒入牛肉，翻炒5分钟，加黄酒4匙，再焖烧10分钟至出香味时，盛入大沙锅内，一次加足冷水将牛肉浸没。继续用大火烧开，放

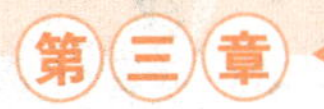

葱2段，黄酒1匙，然后改用小火慢炖约3小时，至牛肉筋膜熟透时，倒入白萝卜，加精盐1匙（宜淡），最后慢炖1小时，待牛肉、萝卜均已熟烂时，离火盛盘。

【功效】补血养阴，益精明目。适用于气血虚弱、面色苍白、视力减退、病后体虚的糖尿病患者。

荞麦牛肉粥

【原料】牛肉50克，荞麦100克，鸡蛋1个，姜丝、黄酒各适量，精盐5克，葱花少许。

【做法】牛肉洗净，切丝，用姜丝、蛋清、黄酒腌制片刻后加水煮。荞麦洗净，加足水，大火烧开后转小火继续煮10分钟。待牛肉煮开后，放姜丝，撇去浮沫至汤水清澈，全部倒入荞麦粥内同煮45分钟，调入精盐，再煮至米粒黏稠，撒葱花即可。

【功效】健脾强胃，补中益气。适用于糖尿病并发肾病、脂肪肝患者。

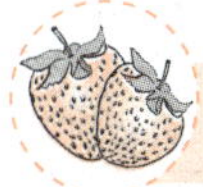

鸡肉，适合瘦弱型糖尿病患者

每日宜食100克，每100克含热量167千卡

营养成分	每100克含量
蛋白质	21.5克
脂肪	2.5克
钙	11毫克
磷	190毫克

【降糖功效】

鸡肉含有维生素C、维生素E等，蛋白质的含量比较高，种类多，而且消化率高，很容易被人体吸收利用，有增强体力、强壮身体的作用，另外含有对人体生长、发育有重要作用的磷脂类，适合瘦弱型糖尿病患者食用。

【食用指导】

鸡肉不但适于热炒、炖汤，而且是比较适合冷食凉拌的肉类。感冒伴有头痛、乏力、发热的人及内火偏旺和痰湿偏重之人忌食鸡肉、鸡汤，肥胖症患者和患有热毒疖肿之人忌食，高血压患者和血脂偏高者忌食。

【搭配宜忌】

宜	**鸡肉＋辣椒**　两者搭配，含有丰富的蛋白质、维生素和矿物质，对儿童的生长发育很有帮助，而且还可以防止动脉硬化，消除疲劳，减轻压力，维持毛发、肌肤与指甲的健康。 **鸡肉＋竹笋**　竹笋有清热消痰、健脾胃的功效，与鸡肉搭配，可暖胃、益气、补精、填髓，还具有低脂肪、低糖、多纤维的特点，适合体态较胖的人食用。
忌	**鸡肉＋大蒜**　大蒜、葱等辛辣之物属火，性温喜散，而鸡肉味甘温补，两者功效相左，所以不宜同食。

食疗妙方

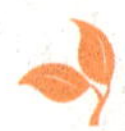

鸡肉馄饨

【原料】鸡肉100克，馄饨皮、生抽、花椒粉、姜、精盐各适量。

【做法】鸡肉剁烂，加生姜（切细）、盐、生抽、花椒粉少许

混匀，用馄饨面皮包成馄饨煮食。

【功效】本方取鸡肉补益脾胃，调以五味以健胃进食，做馄饨吃更易于消化。适用于脾胃虚弱，营养不良，萎黄瘦弱、消瘦型糖尿病患者食用。

鸡丝冬瓜汤

【原料】鸡脯肉100克，冬瓜200克，党参3克。精盐、料酒、调料各适量。

【做法】将鸡脯肉洗净，切成细丝。将鸡肉丝与党参同放沙锅内，加水适量，小火炖至八成熟。加入冬瓜片、精盐、料酒、调料，煮至冬瓜熟即可。

【功效】鸡肉有补中益气的功效，冬瓜能防止身体发胖，有消食利尿、消肿轻身的作用。

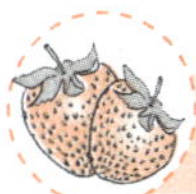

兔肉，糖尿病患者的理想肉食

每日宜食80克，每100克含热量102千卡

营养成分	每100克含量	营养成分	每100克含量
碳水化合物	0.9克	磷	165毫克
蛋白质	19.7克	镁	15毫克
脂肪	2.2克	钾	284毫克
钙	12.7毫克	硒	10.93微克
胡萝卜素	1微克	锌	1.3毫克

【降糖功效】

兔肉富含大脑和其他器官发育不可缺少的卵磷脂，有健脑益智的功效。经常食用可保护血管壁，阻止血栓形成，对高血压、冠心病、糖尿病患者有益处，并增强体质、健美肌肉，它还能保护皮肤细胞活性，维护皮肤弹性。兔肉属于高蛋白质、低脂肪、低胆固醇的肉类，尤其是胆固醇和脂肪远远低于其他肉类，是糖尿病患者的理想肉食。

【食用指导】

一般人群均可食用，也是肥胖者和肝病、心血管病、糖尿病患者的理想肉食。孕妇及经期女性、有明显阳虚症状的女子、脾胃虚寒者不宜食用。

【搭配宜忌】

宜	**兔肉＋枸杞子** 兔肉止渴健胃、凉血解毒；枸杞子有滋补肝、肾、肺及明目、清肝去火等功效，两者搭配食用，对腰酸膝软、头晕耳鸣、两目模糊、糖尿病有一定的治疗作用。 **兔肉＋玉兰花** 玉兰花味辛、性温，具有祛风散寒通窍、宣肺通鼻的功效，与兔肉搭配，适合于治疗阴虚咳嗽、口渴、体弱、呕血、便血等症。
忌	**兔肉＋橘子** 橘子含糖量高，热量较大，多吃易上火。兔肉酸冷，食兔肉后，不宜马上食橘子。同时，多吃也会引起肠胃功能紊乱，造成腹泻。 **兔肉＋鸡蛋** 兔肉味甘、酸，性寒凉，鸡蛋味甘、性平微寒。两者各有一些生物活性物质，若同炒共食，则易产生刺激肠胃的物质而引起腹泻，所以不宜同食。

食疗妙方

枸杞炖兔肉

【原料】枸杞子15克，兔肉250克，精盐适量。

【做法】将枸杞子洗净，兔肉洗净，切块，备用。枸杞子、兔肉加水炖熟，加适量盐调味即可。

【功效】兔肉还有较多人体最易缺乏的赖氨酸、色氨酸，因此常食可以防止有害物质沉积，保护心脑血管壁，阻止血栓形成，对高血压、冠心病、糖尿病患者有益处。

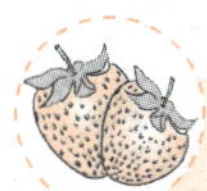

鸭肉，可用于糖尿病脾虚水肿

每日宜食60克，每100克含热量240千卡

营养成分	每100克含量	营养成分	每100克含量
碳水化合物	0.2克	钙	12毫克
蛋白质	15.5克	磷	122毫克
脂肪	19.7克	镁	14毫克
胆固醇	94毫克	钾	213毫克
维生素A	52微克	钠	80.7毫克

【降糖功效】

有研究表明，鸭肉中的脂肪不同于黄油或猪油，其饱和脂肪酸、单不饱和脂肪酸、多不饱和脂肪酸的比例接近理想值，其化学成分近似橄榄油，有降低胆固醇的作用，对防治心脑血管疾病有

益，对于担心摄入太多饱和脂肪酸会形成动脉粥样硬化的人群来说尤为适宜。对于糖尿病患者的身体虚弱、病后体虚、营养不良性水肿等症状有良好的效果。

【食用指导】

一般人均可食用。体内有热、发低热、体质虚弱、食欲不振、大便干燥和水肿的人，食之更佳。同时适宜营养不良、产后、病后体虚、盗汗、遗精、妇女月经少、咽干口渴者食用；还适宜糖尿病、肺结核、慢性肾炎水肿者食用。

【搭配宜忌】

宜	**鸭肉＋姜** 鸭肉性偏凉，具有滋阴补血的作用；生姜味辛性温，具有活血祛寒的作用，两者搭配，性味可以互补，还可以促进血液循环。 **鸭肉＋酸菜** 鸭肉具有滋五脏之阴、清虚劳之热、养胃生津、利尿消肿等功效，与酸菜搭配，具有开胃利膈、杀菌消肿等功效。
忌	**鸭肉＋豌豆** 豌豆所含的植物酸会与鸭肉中的蛋白质、铁、锌相结合，不仅会降低营养，还可能导致便秘。

食疗妙方

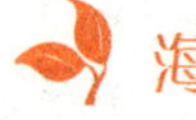

海带炖鸭肉

【原料】鸭子1只，海带60克。

【做法】鸭子去肠杂等切块；海带泡软洗净切段。鸭块、海带加水一同炖熟，略加食盐调味服食。

【功效】海带味咸凉，有降血压、降血脂、控制血糖的作

用；鸭肉能补阴抑阳，亦属凉性，故民间多用来防治高血压、血管硬化。

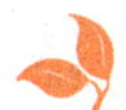

清炖雄鸭

【原料】青头雄鸭1只。

【做法】将鸭肉切块，加水煮至肉烂熟，可略加食盐调味，饮浓汤。

【功效】雄鸭长于利水消肿，取汗以助除湿消肿之力。用于“治卒大腹水病”。若同冬瓜、薏苡仁之类同用，其效尤佳。适用于因患有糖尿病而水肿的患者食用。

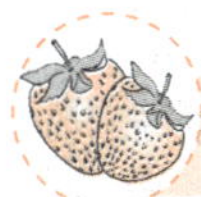

鸽肉，降低血压，调整人体血糖

每日宜食60克，每100克含热量201千卡

营养成分	每100克含量	营养成分	每100克含量
碳水化合物	1.7克	钙	30毫克
蛋白质	16.5克	磷	136毫克
脂肪	14.2克	镁	27毫克
胆固醇	99毫克	钾	334毫克
维生素A	53微克	钠	63.6毫克

【降糖功效】

中医学认为，鸽肉有补肝壮肾、益气补血、清热解毒、生津止渴等功效。现代医学认为，鸽肉含有蛋白质、脂肪、碳水化合物、

钙、磷、铁、维生素等多种成分，具有壮体补肾、健脑补神、提高记忆力、降低血压、调整人体血糖、养颜美容、使皮肤洁白细嫩、延年益寿等功效。

【食用指导】

鸽肉鲜嫩味美，可做粥，可炖，可烤、炸等。清蒸或煲汤能最大限度地保存其营养成分。

【搭配宜忌】

宜	**鸽肉＋竹笋** 竹笋中的粗纤维有增进肠胃蠕动的作用，对治疗便秘有一定的作用；鸽肉含有大量蛋白质，脂肪含量非常低，易于吸收消化。两者搭配对脾胃功能不佳者大有好处。 **鸽肉＋辣椒** 鸽肉蛋白质丰富，脂肪含量非常低，并且易于吸收消化。辣椒能促进食欲，两者同时食用能够增强机体免疫力。
忌	**鸽肉＋猪肉** 两者同食会令人滞气。

食疗妙方

金银花鸽子汤

【原料】鸽子1只，金银花、香菇、笋干、料酒、精盐各适量，枸杞子少许，姜3片，小葱1把。

【做法】鸽子清洗干净，放在开水里焯一下，可以去除杂质和部分的腥味。浸泡好香菇和笋干。把鸽子放入高压锅后加入生姜片、香菇和笋干，倒入料酒。大火烧到高压锅发出扑哧的声音后中火烧15分钟。然后再转移到陶瓷锅里，放入金银花和枸杞子小火慢

炖20分钟，最后加精盐调味即成。

【功效】金银花能抗菌及抗病毒、抗炎、解热，还有增强免疫力的功能，和鸽子放在一起是完美的搭配。适合各型糖尿病患者食用。

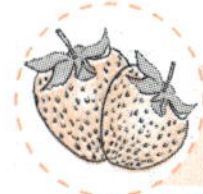

羊肉，提高机体抗病能力

每日宜食80克，每100克含热量109千卡

营养成分	每100克含量	营养成分	每100克含量
碳水化合物	2克	钙	12毫克
蛋白质	18克	钾	108毫克
脂肪	4克	维生素A	16微克
磷	145毫克	镁	9毫克

【降糖功效】

羊肉历来被视作补阳佳品，其肉质细嫩，味道鲜美，含有丰富的营养物质，较猪肉和牛肉的脂肪、胆固醇含量都要少，而且羊肉容易消化，多吃羊肉可提高抗病能力。故《本草拾遗》将羊肉与人参相提并论，认为它有温中祛寒、温补气血、开胃健力、益肾气、防衰老之功效，对防治男性阳痿、早泄，女性白带增多、性欲低下有很好的食疗功效，是温补、强身、壮体的肉类上品。有些人会对糖尿病患者吃羊肉提出质疑，事实上，糖尿病患者可以吃羊肉，只是不能吃得太多而已。

【食用指导】

发热、牙痛、口舌生疮、咳吐黄痰等上火症状者不宜食用；肝病、高血压、急性肠炎或其他感染性疾病的患者，或者在发热期间也不宜食用；素体有热者慎用。暑热天或发热患者慎食之；水肿、骨蒸、疟疾、外感及一切热性病症者禁食。

【搭配宜忌】

宜	**羊肉＋生姜**　羊肉温阳取暖，有促进血液循环、增强御寒能力的作用；生姜驱寒保暖，两者配用可以治疗腹痛（因寒凉所致的腹痛）、胃寒。 **羊肉＋香菜**　羊肉具有益气血、固肾壮阳、开胃健力等功效；香菜具有消食下气、壮阳助性等功效，两者搭配食用，适用于身体虚弱、阳气不足、性冷淡、阳痿等症。
忌	**羊肉＋醋、茶叶**　羊肉与醋、茶叶同食，会降低壮阳效果，产生鞣酸蛋白质，引发便秘。 **羊肉＋西瓜、黄瓜**　羊肉与西瓜、黄瓜等凉性食物同食，不仅会大大降低羊肉的温补作用，还会有碍脾胃功能。

食疗妙方

羊肉当归汤

【原料】羊肉500克，当归、生地黄各20克，干姜15克，酱油、黄酒、白糖、精盐各适量。

【做法】羊肉冲洗干净，切块，放入锅中，加清水、当归、生地黄、干姜、黄酒，煮至七成熟时，再加酱油、白糖、精盐，小火煮熟即成。

【功效】补气养血，温中暖下。适用于糖尿病合并性功能障碍患者。

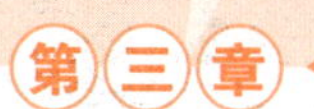

枸杞羊肾粥

【原料】枸杞叶250克，羊肉60克，羊肾1个，粳米60～100克，葱白2段，精盐适量。

【做法】将羊肾剖开，去筋膜，洗净，切碎；羊肉洗净切碎；煮枸杞叶，去渣，取汁；用枸杞叶汁同羊肾、羊肉、粳米、葱白煮粥。粥成后放入盐调匀，稍煮即可。

【功效】温肾阳，益精血，补气血。适用于糖尿病合并性功能障碍患者。

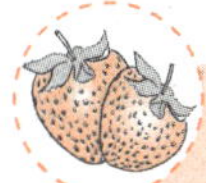

驴肉，适宜消瘦型糖尿病患者食用

每日宜食80克，每100克含热量116千卡

营养成分	每100克含量	营养成分	每100克含量
碳水化合物	0.4克	磷	178毫克
蛋白质	21.5克	镁	7毫克
脂肪	3.2克	钾	325毫克
胆固醇	74毫克	维生素A	74微克
钙	2毫克	硫胺素	0.04毫克

【降糖功效】

驴肉中氨基酸构成十分全面，并且含量都十分丰富，包括8种人体必需氨基酸和10种非必需氨基酸。对糖尿病患者而言，驴肉中氨基酸含量丰富，且营养构成比较全面，能营养胰岛细胞，改

善胰腺功能，促进胰岛素的分泌，调节血糖水平。驴肉是典型的高蛋白质、低脂肪、无糖食物，营养丰富，尤其适宜消瘦型糖尿病患者食用。

【食用指导】

孕妇、胃虚寒者、肠炎患者、腹泻者忌食。

【搭配宜忌】

宜	**驴肉＋枸杞子**　两者一起煲汤食用，可疏肝理气，安心养神，适用于抑郁及更年期综合征等征状。 **驴肉＋红枣**　两者搭配具有很好的补益作用，同食适合气血不足、食少乏力、体瘦者。
忌	**驴肉＋猪肉**　驴肉味甘性凉，与猪肉一起食用，有碍于消化吸收，还有可能导致腹泻。

食疗妙方

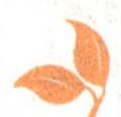

驴肉水饺

【原料】面粉400克，驴肉末150克，芹菜200克，葱末、姜末、酱油、精盐、味精、胡椒粉、麻油各适量。

【做法】面粉加入清水揉成面团；芹菜洗净，用沸水焯烫后切末，加入驴肉末、葱末、姜末、酱油、味精、胡椒粉、麻油，拌匀制成馅，做成饺子，放入沸水锅中煮至熟透，捞出装盘即可。

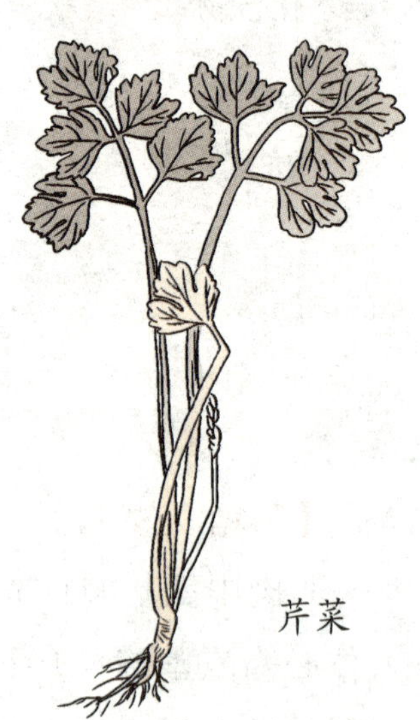
芹菜

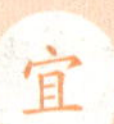

【功效】强筋骨，益气血，降血糖。适用于脾胃虚寒、腹泻、水肿的糖尿病患者。

豆豉驴肉粥

【原料】粳米100克，驴肉150克，豆豉10克，姜末、葱末、精盐、料酒各适量。

【做法】将驴肉洗净，切丁。粳米洗净，用冷水浸泡半小时，捞出。取锅放入冷水、驴肉丁、豆豉、姜末、料酒，用大火煮沸。加入粳米，再煨煮至驴肉熟烂，撒上葱末，用精盐调味即可。

【功效】疏肝理气，养心安神。适用于气血不足、营养不良、身体瘦弱的糖尿病患者。

第五节 水产海鲜助你降血糖

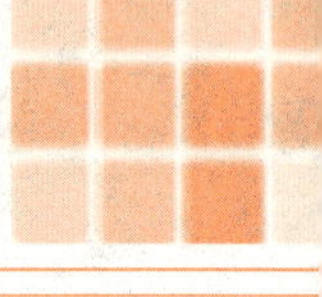

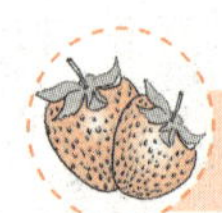

黄鳝，降低并调节血糖

每日宜食40~50克，每100克含热量89千卡

营养成分	每100克含量
蛋白质	18.8克
脂肪	0.9克
钙	38毫克
磷	150毫克
铁	1.6毫克

【降糖功效】

黄鳝也叫鳝鱼，肉嫩味鲜，营养价值甚高。它所含的特种物质“黄鳝素”，有清热解毒、凉血止痛、祛风消肿、润肠止血等功效，能降低血糖和调节血糖，对痔疮、糖尿病有较好的治疗作用，加之所含脂肪极少，因而是糖尿病患者的理想食品。

【食用指导】

黄鳝要用活的，死黄鳝会分解出有毒的物质，食后可中毒。

黄鳝不宜过量食用，否则不易消化，可能引起旧疾复发。

【搭配宜忌】

宜	**黄鳝+莲藕**　熟藕味甘性温，性由凉变温，失去了消瘀清热的性能，能健脾补胃、滋阴润燥，有益血、止泻的功效，是一种很好的补品，与黄鳝同食，具有很强的补益功效。 **黄鳝＋青椒**　黄鳝含蛋白质、卵磷脂、维生素A、黄鳝素（具有显著的降低血糖和调节血糖的功能）等成分，与青椒搭配，不仅味美，而且营养丰富。
忌	**黄鳝＋狗肉**　黄鳝和狗肉性温，都属于动火、动血类发物，都有助火动血的作用，两者搭配食用，温热助火的作用更强，容易耗气伤阴，不适于常人。

食疗妙方

姜汁黄鳝饭

【原料】粳米、黄鳝各150克，酱油2克，植物油15克，姜汁20克，小葱5克。

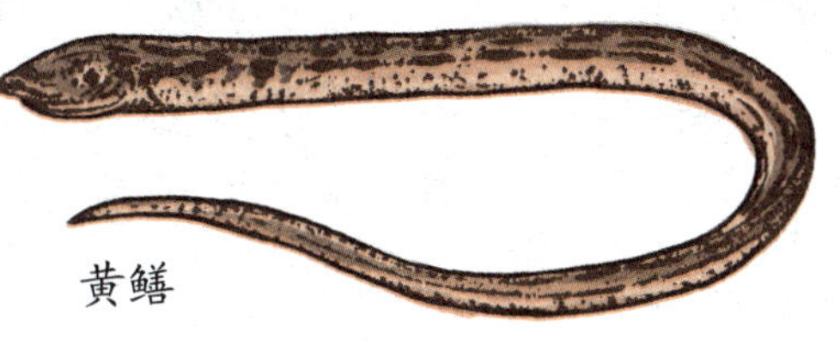

黄鳝

【做法】黄鳝去骨、内脏，切丝，放入碗内加姜汁、酱油、植物油拌匀；粳米置盆内，加水上笼，武火蒸约40分钟，开笼，将黄鳝倒于饭面上，继续蒸20分钟，最后撒入切碎的小葱，拌匀即可。

【功效】本品具有补阴血、健脾胃之功效，适用于各型糖尿病患者。

 洋葱炒黄鳝

【原料】黄鳝2条，洋葱2个。

【做法】将黄鳝去肠杂切块，洋葱切片。起油锅，先放入黄鳝煎热，再放入洋葱，翻炒片刻，加盐、酱油、清水少量，焖片刻，至黄鳝熟透即可。

【功效】理气健脾，降糖降脂。适用于糖尿病并发高脂血症。两味相伍，能健脾、降糖，且味道鲜香可口。

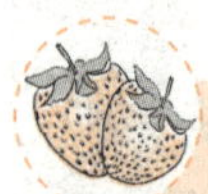 鲫鱼，健脾利湿、和中开胃的佳品

每日宜食80克，每100克含热量108千卡

营养成分	每100克含量	营养成分	每100克含量
碳水化合物	3.8克	镁	41毫克
蛋白质	17.1克	钾	290毫克
脂肪	2.7克	维生素A	17微克
胆固醇	130毫克	硒	14.31微克
钙	79毫克	锌	1.94毫克
磷	193毫克	维生素E	0.68毫克

【降糖功效】

鲫鱼所含的蛋白质质优、齐全，易于消化吸收，是肝肾疾病、心脑血管疾病患者的良好蛋白质来源；鲫鱼有健脾利湿、和中开胃、活血通络、温中下气之功效，对脾胃虚弱、水肿、溃疡、气管

炎、哮喘、糖尿病有很好的滋补食疗作用。

【食用指导】

一般人群均可食用，适宜慢性肾炎水肿、肝硬化腹水、营养不良性水肿之人食用；适宜孕妇产后乳汁缺少之人食用；适宜脾胃虚弱、饮食不香之人食用；适宜小儿麻疹初期，或麻疹透发不利者食用；适宜痔疮出血、慢性久痢者食用。感冒发热期间不宜多吃。

【搭配宜忌】

宜	**鲫鱼＋豆腐** 两者做汤，具有清心润肺、健脾益胃的功效，可作为秋冬干燥季节的清润汤品。 **鲫鱼＋黑木耳** 两者配合，具有温中补虚、利尿的作用，且脂肪含量低、蛋白质含量高，适合肥胖者和老年人食用，常吃有润肤养颜和抗衰老的作用。
忌	**鲫鱼＋芥菜** 鲫鱼味甘性温，有消水肿、解热毒的功效，如与芥菜同食，反而易发水肿。

食疗妙方

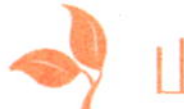

山楂鲫鱼汤

【原料】山楂30克，鲫鱼350克，马蹄、鸡粉各适量。

【做法】将马蹄洗净，去皮；将山楂和马蹄放入煮锅中，一次性倒入适量的清水，大火煮沸。热油锅，放入鲫鱼，煎至双面金黄放入汤锅中。盖锅盖，大火煮沸，转小火煮1小时，加入适量的鸡粉，煮沸，即可关火。

【功效】“酸甜苦辣咸”这五味，对身体各有不同的好处。相对最适合老年人的就是酸味食物。因为老年人的味觉多会随着年龄增长而退化，还面临消化吸收上的困难，酸味食物不但可以开胃，也有促消化的作用。山楂有降血脂、降压、抗心律不齐、强心、增加冠状动脉血流量等功效，故有利于糖尿病并发心脑血管病的预防和治疗。

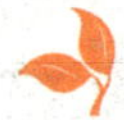

豆腐鲫鱼汤

【原料】鲫鱼750克，豆腐400克，油、鸡汤、油菜、竹笋、佐料各适量。

【做法】鲫鱼宰杀，去杂洗净。豆腐洗净，切成2厘米见方的块，油菜洗净，竹笋洗净、切块备用。锅内倒油，烧热，放鲫鱼煎至两面金黄色，放入料酒、鸡汤、豆腐、盐，中火煮至汤呈乳白色，放入油菜和笋片稍煮，加佐料调味即可。

【功效】豆腐的蛋白质含量很丰富，而且豆腐蛋白质属完全蛋白质，不仅含有人体所需要的8种氨基酸，而且比例也接近人体需要，营养价值较高，有降低血脂、保护血管细胞、预防心血管疾病的作用。

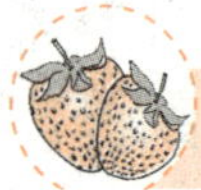

三文鱼，防治糖尿病并发心脑血管病

每日宜食50克，每100克含热量139千卡

营养成分	每100克含量	营养成分	每100克含量
蛋白质	17.2克	镁	36毫克
脂肪	7.8克	烟酸	4.4毫克
胆固醇	68毫克	钾	361毫克

续表

营养成分	每100克含量	营养成分	每100克含量
钙	13毫克	维生素A	45微克
磷	154毫克	硒	29.47微克
钠	110毫克	锌	1.11毫克

【降糖功效】

三文鱼中含有丰富的不饱和脂肪酸，能有效降低血脂和血胆固醇，防治心血管疾病，每周两餐，就能将因心脏病死亡的概率降低1/3。三文鱼还含有一种叫做虾青素的物质，是一种非常强力的抗氧化剂。其所含的Ω－3脂肪酸，可改善胰岛素敏感性和减少炎症，更是脑部、视网膜及神经系统所必不可少的物质，有增强脑功能、防止老年痴呆和预防视力减退的功效。75%的糖尿病死亡病例，其实都是因为心脏病或中风导致的。因此糖尿病患者适量吃三文鱼对身体健康是有益的。

【食用指导】

三文鱼一般以块状售出，购买时以鱼肉光彩自然、不脱水、不黯淡、用手压有弹性者为佳。

【搭配宜忌】

宜	**三文鱼＋菠菜** 两者同食，可以补充维生素C，保持营养平衡。
忌	**三文鱼＋啤酒** 三文鱼和啤酒一起食用，有可能引起痛风。

食疗妙方

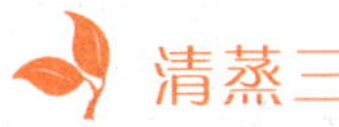

清蒸三文鱼

【原料】三文鱼200克，洋葱（小个的）1/2个，香菇1朵，姜

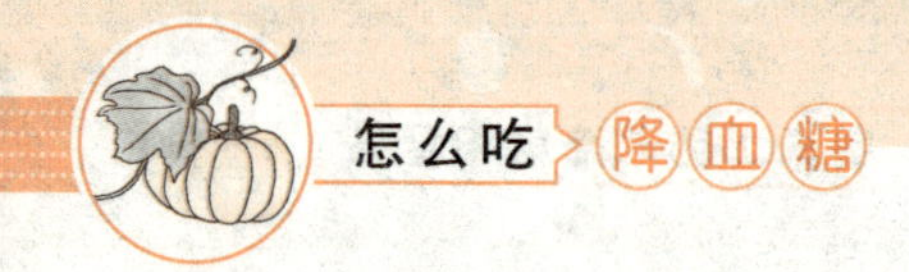

丝、蒜末、白糖、香菜末各少许，海鲜酱油1小匙。

【做法】把三文鱼切大块；洋葱切丝；香菇切片；香菜、蒜切末；姜切丝；取一个大盘，盘子不宜太浅（蒸鱼的时候会流出很多汤汁），在盘子上铺上一层洋葱丝，再铺一层香菇片，最后撒上一些姜丝；把三文鱼放在洋葱丝、香菇片、姜丝上，上锅蒸6~7分钟；取一个小碗，把刚刚蒸鱼流出来的汤汁倒入小碗，再放入切好的蒜末，滴几滴海鲜酱油，加一点点白糖，拌匀然后淋在三文鱼上，撒少许香菜末就可以了，或者直接取鱼肉蘸着味汁食用。

【功效】三文鱼能有效地预防诸如糖尿病等慢性疾病的发生、发展，具有很高的营养价值，适合各型糖尿病患者食用。

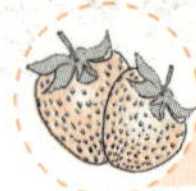

牡蛎，有助增强胰岛素的分泌

每日宜食2~3个，每100克含热量73千卡

营养成分	每100克含量	营养成分	每100克含量
蛋白质	5.3克	钙	131毫克
脂肪	2.1克	硒	86.64毫克
碳水化合物	8.2克	锌	9.39毫克
胆固醇	100毫克	铁	7.1毫克

【降糖功效】

锌和胰岛素联结成复合物，可以调节和延长胰岛素的降血糖作用。牡蛎中锌含量很高，食用后可增加胰岛素的敏感性，增强胰岛素的分泌，辅助治疗糖尿病。

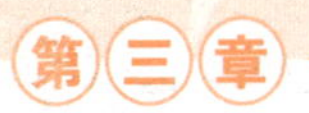

【食用指导】

有胆囊结石的人不宜食用，牡蛎里面的沙粒多，容易形成结石。对海鲜过敏的人，也不能食用牡蛎。

【搭配宜忌】

宜	**牡蛎＋牛奶** 牡蛎和牛奶都含有丰富的钙，两者搭配食用，可强化骨骼，有利于糖尿病并发骨质疏松的患者食用。 **牡蛎＋菠菜** 菠菜富含牡蛎中缺少的胡萝卜素与维生素C，两者搭配食用，有助于减缓更年期不适。
忌	**牡蛎+啤酒** 同食易痛风。

食疗妙方

牡蛎萝卜汤

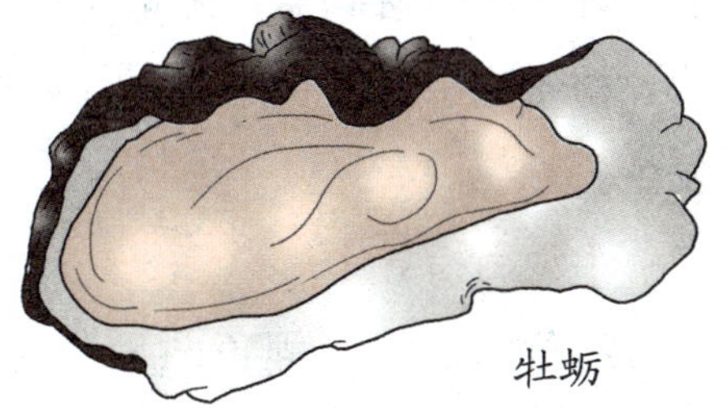
牡蛎

【原料】牡蛎肉200克，白萝卜150克，葱花、高汤、精盐、白胡椒粉、料酒各适量。

【做法】白萝卜去皮切条，牡蛎肉洗净。将适量高汤倒入锅中，加白萝卜条煮至透明，下入牡蛎肉，烹入料酒汆烫2分钟，加精盐、白胡椒粉调味，撒葱花即可。

【功效】滋阴养血，调中补虚，润泽肌肤，利水减肥。

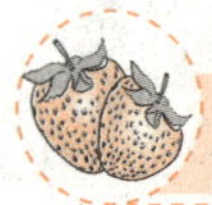

鲤鱼，有利降糖并保护心脑血管

每日宜食80克，每100克含热量109千卡

营养成分	每100克含量	营养成分	每100克含量
蛋白质	17.6克	镁	33毫克
脂肪	4.1克	钾	334毫克
钙	50毫克	维生素A	25微克
磷	204毫克	硒	15.38微克

【降糖功效】

鲤鱼味甘、性平，归脾、肾、肺经。有补脾健胃、利水消肿、通乳、清热解毒、止嗽下气等功效，对各种水肿、腹胀、少尿、黄疸、乳汁不通皆有益。鲤鱼含有丰富的镁，利于降糖，保护心脑血管。糖尿病患者常食用鲤鱼，可有效预防糖尿病并发心脑血管病的发生。

【食用指导】

鲤鱼为发物，鲤鱼两侧各有一条如同细线的筋，剖洗时应抽去。恶性肿瘤、淋巴结核、红斑狼疮、支气管哮喘、小儿痄腮、血栓闭塞性脉管炎、痈疖疔疮、荨麻疹、皮肤湿疹等疾病患者均忌食。

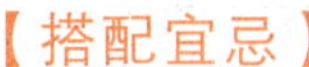

【搭配宜忌】

 宜	**鲤鱼＋黄瓜**　两者同食用有利于人体健康，特别适合消化不良、下肢水肿、高血压等患者及肥胖者食用。 **鲤鱼＋白菜**　两者搭配营养丰富，能提供丰富的蛋白质、碳水化合物和维生素C，还可辅助治疗妊娠水肿和体质虚弱。
忌	**鲤鱼＋甘草**　鲤鱼、甘草性味相反，同食对身体健康不利，且甘草不宜和任何鱼类搭配食用。

食疗妙方

 鲤鱼瘦身汤

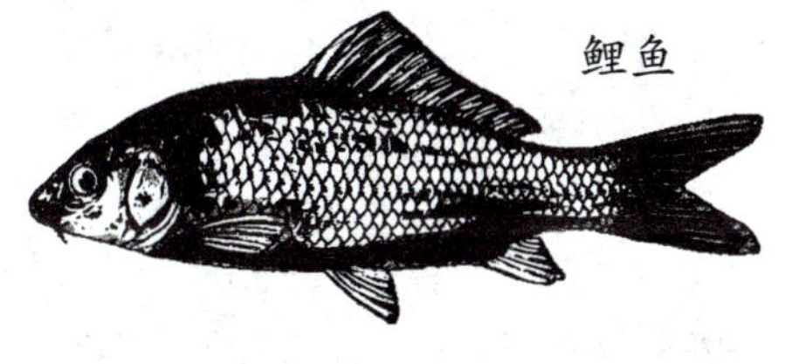

【原料】荜茇5克，鲜鲤鱼1000克，川椒15克，生姜、香菜、料酒、葱、味精、醋各适量。

【做法】将鲤鱼去鳞，剖腹去内脏洗净，切成小块；姜、葱洗净，拍破待用。把荜茇、鲤鱼、葱、姜放入烧开，改小火炖熬约40分钟，加入香菜、料酒、味精、醋即成。

【功效】鲤鱼瘦身汤能利水消肿而减肥。适合糖尿病患者身体浮肿食用。

 鲤鱼赤小豆汤

【原料】鲤鱼500克，赤小豆50克。

【做法】将赤小豆用水煮沸后，放入鲤鱼，一同煮熟，不加任

何调料服食。

【功效】鲤鱼有补脾利尿消肿作用，赤小豆有类似功效。《食疗本草》说："和鲤鱼煮烂食之，长治脚气及大腹水肿。"故将两者配伍应用。宜于脾虚水肿、脚气患者服食。现用于门静脉性肝硬化伴水肿或腹水，以及慢性肾炎水肿，均有明显利尿消肿的效果，亦可用于妊娠水肿。

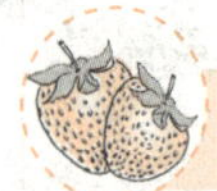

鳕鱼，降低并发脑血管疾病的发病率

每日宜食80克，每100克含热量88千卡

营养成分	每100克含量	营养成分	每100克含量
蛋白质	20.4克	磷	232毫克
脂肪	0.5克	镁	84毫克
碳水化合物	0.5克	钠	130.3毫克
胆固醇	114毫克	钾	321毫克
钙	42毫克	硒	24.8微克
铁	0.5毫克	锌	0.86毫克

【降糖功效】

鳕鱼胰腺含有大量的胰岛素，可以从1千克胰腺中提取12000IU胰岛素，有较好的降血糖作用，用于治疗糖尿病。现代科学研究表明，鳕鱼中富含二十碳五烯酸（EPA）和二十二碳六烯酸（DHA），这是两种人体必需的不饱和脂肪酸，能够降低糖尿病

患者血液中胆固醇、三酰甘油和低浓度脂蛋白的含量，从而降低糖尿病性脑血管疾病的发病率。鳕鱼富含的多烯脂肪酸具有抗炎、抗痛、增强免疫功能的功效，对1型糖尿病患者的大脑发育、智力和记忆力增长有促进作用。

【食用指导】

鳕鱼是一种深海鱼种，挑选时非常有讲究，在超市买到的一般都是速冻的，所以挑选时要选择冰较薄，鳕鱼较厚，鳞片分明的，这样的鳕鱼新鲜好吃。痛风、尿酸过高患者不宜食用。

【搭配宜忌】

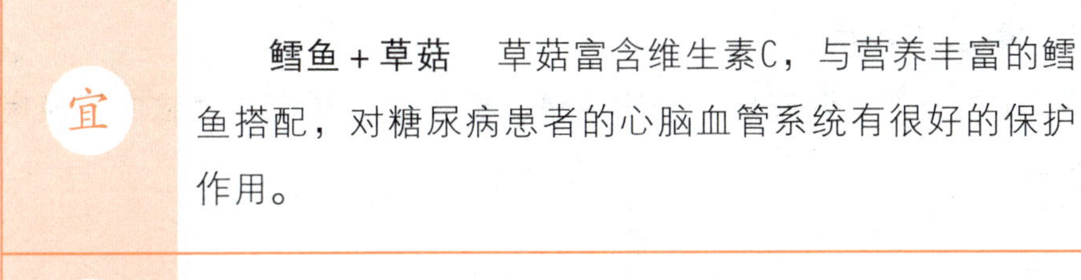

宜	**鳕鱼＋草菇** 草菇富含维生素C，与营养丰富的鳕鱼搭配，对糖尿病患者的心脑血管系统有很好的保护作用。
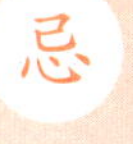 忌	**鳕鱼＋红酒** 会产生腥味。

食疗妙方

鳕鱼草菇粥

【原料】鳕鱼200克，草菇50克，稠粥1碗，青豆、葱、姜末、高汤、精盐、味精、麻油各适量。

【做法】将鳕鱼切长方形薄片；草菇、青豆焯水烫透，捞出，沥干水分备用；将葱切段，待用。锅中倒入高汤煮沸，下入姜末、草菇略煮一下，加入稠粥煮开，再加入鳕鱼片煮熟，最后加入少许精盐调匀，下青豆，撒葱花，淋麻油出锅装碗即可。

【功效】活血化瘀，止痛通便。适用于糖尿病合并脑血管疾病患者。

萝卜滚鳕鱼汤

【原料】鳕鱼300克，萝卜500克，生姜3片，香菜、葱各2棵，蒜、胡椒粉、绍酒各少许。

【做法】将鳕鱼切长方形薄片；萝卜洗净，削皮切为薄片；香菜、葱洗净，切段；葱、生姜、蒜入油锅爆香，下萝卜，炒约3分钟至出香气，下水浸过萝卜为度，煮约20分钟，下鳕鱼至熟，最后下香菜。

【功效】滋阴养血、补肾益精。适用于糖尿病并发脑血管疾病患者。

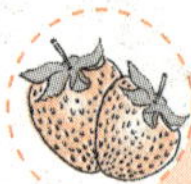

鳗鱼，有益糖尿病患者调节血糖水平

每日宜食40克，每100克含热量122千卡

营养成分	每100克含量	营养成分	每100克含量
蛋白质	18.8克	胆固醇	71毫克
脂肪	5克	镁	27毫克
碳水化合物	0.5克	磷	159毫克

【降糖功效】

现代科学研究表明，新鲜鳗鱼的鱼肉中含蛋白质18.6%，加工成烤鳗后蛋白质则高达63%，还富含脂肪、碳水化合物、各种维生

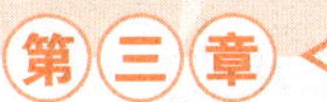

素以及钙、磷、铁、硒等多种营养成分，其营养价值位居鱼类前茅。此外，鳗鱼富含不饱和脂肪酸，能降低糖尿病患者血液中的胆固醇、低密度脂蛋白和三酰甘油的含量，进而降低糖尿病患者并发心脑血管疾病的概率。鳗鱼中还含有丰富的铬，铬是人体制造胰岛素的原料，有助于糖尿病患者调节血糖水平。

【食用指导】

鳗鱼分为河鳗和海鳗两种，糖尿病患者应多吃海鳗，少吃河鳗。因为河鳗的脂肪含量、胆固醇含量远远超过海鳗。此外，不宜过量食用鳗鱼，否则不仅不易消化，而且还可能引发旧症。感冒、发热、红斑狼疮患者不宜食用鳗鱼。

【搭配宜忌】

宜	**鳗鱼＋料酒** 清蒸鳗鱼时适当地加些料酒，对虚劳体弱的糖尿病患者有很好的补益作用。
忌	**鳗鱼＋梅肉** 鳗鱼与梅肉同食易中毒。 **鳗鱼＋牛肝** 鳗鱼与牛肝同食易产生某些生化反应，不利于人体健康。

食疗妙方

百合炖鳗鱼

【原料】百合30克，山药50克，鳗鱼250克，精盐、味精各适量。

【做法】先将鳗鱼宰杀，去除肠脏，清洗干净，晾干备用。然后将鳗鱼与山药、百合一起放入沙煲内，加适量清水，隔水炖熟，加入适量精盐、味精等调味即成。

【功效】清肺补虚，滋阴养血。适用于糖尿病合并脑血管疾病患者。

红焖芦笋鳗鱼

【原料】芦笋300克，鳗鱼段500克，冬菇15克，猪肉25克，料酒30毫升，酱油60毫升，味精3克，汤500毫升，湿淀粉、花椒、葱、姜、椒油各适量。

【做法】鳗鱼段洗净，在鱼肉两面刮几刀，用少许酱油腌渍一下；葱切段，姜切片；猪肉洗净，切片；冬菇切开，芦笋开罐，沥去水分，切刀。锅烧热下入油，油至八成热时，将鳗鱼肉放入油内炸成金黄色时，捞出。锅中留底油少许，葱、姜下入锅内，煸炒出香味，加入冬菇、猪肉片煸炒，再放入料酒、酱油、花椒等佐料翻炒，加入汤、鳗鱼肉、芦笋，武火烧沸，转用文火焖，焖至汤汁稠浓时，拣去葱、姜、花椒，放入味精，调好口味，用湿淀粉勾芡，浇上椒油即可。

【功效】养阴润肺，祛湿化痰。适用于糖尿病并发心脑血管、眼病患者。

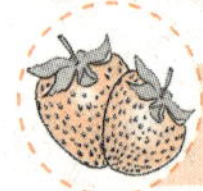

海参，有效预防糖尿病并发症

每日宜食40克，每100克含热量78千卡

营养成分	每100克含量	营养成分	每100克含量
蛋白质	16.5克	磷	28毫克
碳水化合物	2.5克	镁	149毫克

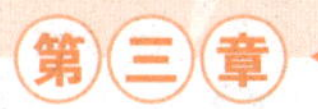

续表

营养成分	每100克含量	营养成分	每100克含量
胆固醇	51毫克	钠	502.9毫克
钙	285毫克	钾	43毫克
硒	63.93微克	铁	9毫克

【降糖功效】

现代医学研究表明，海参含有多种人体必需的微量元素、酸性黏多糖和海参皂苷，具有激活胰岛β细胞活性，降低高浓度血糖的作用。海参含胆固醇较低，脂肪较少，且氨基酸组成模式理想，可有效补充维生素和矿物质，调节体内代谢紊乱，从而有效预防糖尿病并发症的发生。此外，海参具有提高记忆力、延缓性腺衰老、防止动脉硬化、糖尿病以及抗肿瘤等作用。

【食用指导】

患急性肠炎、菌痢、感冒、咳痰、气喘及大便溏薄、出血兼有瘀滞及湿邪阻滞的患者忌食。

【搭配宜忌】

宜

海参＋木耳　两者都具有养血的作用，一起搭配食用，可滋阴养血、润燥滑肠，适用于产妇血虚津亏、大便燥结者食用。

海参＋枸杞子　海参养血润燥、益精壮阳又补肾，与滋补肝肾的枸杞子搭配食用，具有补肾益气、养血润燥的功效。

忌

海参＋含鞣酸的水果 海参含有丰富的蛋白质和钙等营养物质，如果与含鞣酸较多的水果（如柿子、葡萄、山楂、石榴、橄榄等）同食，不仅会降低蛋白质的营养价值，甚至还会引起胃肠道不适。

海参＋醋 酸性环境会让胶原蛋白的空间结构发生变化，蛋白质分子出现不同程度的凝结和紧缩，进而影响口感和味道，而且由于胶原蛋白受到了破坏，营养价值也大打折扣。因此，烹饪海参时不宜加醋。

食疗妙方

白菜烧海参

【原料】水发海参300克，瘦猪肉100克，白菜200克，高汤、姜片、葱段、精盐、酱油、料酒、淀粉、麻油、胡椒粉各适量。

【做法】将水发海参洗净，放入姜片、葱段，在开水中煮5分钟，捞出洗净，控干水分；将猪瘦肉切丝，用酱油和湿淀粉码味；白菜洗净，用油、盐炒熟后围于盘边。锅内放油烧热，入姜片、葱段爆香，加精盐、酱油、料酒、高汤及海参，烧10分钟，放入瘦肉，再烧至熟；用淀粉、麻油、胡椒粉、清水调芡收汁即成。

【功效】补肾益精，养血润燥。适用于糖尿病并发肾病患者。

双耳海参汤

【原料】海参100克，银耳80克，木耳30克，红枣10枚，姜片、香菜段、料酒、麻油、清汤、精盐各适量。

【做法】海参洗净，切块；木耳、银耳均浸泡，洗净，撕小片；红枣洗净。将油锅烧热，放入姜片炒香，加入银耳、木耳、料酒、清汤，放入海参、红枣，文火炖煮至熟，加盐适量，淋入麻油，撒上香菜段即成。

【功效】补肾益精，壮阳润燥。适用于糖尿病患者大便燥结者。

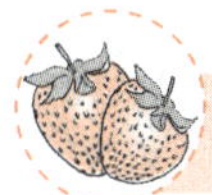

鱿鱼，预防贫血，调治糖尿病

每日宜食50克，每100克含热量75千卡

营养成分	每100克含量	营养成分	每100克含量
蛋白质	17克	磷	60毫克
脂肪	0.8克	镁	61毫克
维生素A	16微克	钠	134.7毫克
钙	43毫克	钾	16毫克
硒	13.65微克	铁	0.5毫克

【降糖功效】

鱿鱼口味清淡，不油腻，营养丰富，含有大量的优质蛋白质、钙、铁等，和同样重量的肉类相比，脂肪含量相对较低，而且鱿鱼的脂肪多藏在内脏，能吃的并不多，因此，热量也不高，能够满足糖尿病患者控制热量、保持营养的双重标准。此外，鱿鱼还含有十分丰富的诸如硒、碘、锰、铜等微量元素，特别是硒。临床研究发现，糖尿病患者体内普遍缺硒，其血液中的硒含量明显低于健康人。因此，补硒有利于改善糖尿病患者的各种症状，并可减少糖尿病患者各种并发症的产生。

【食用指导】

鱿鱼需煮熟、煮透后再食，因为鲜鱿鱼中含有一种多肽成分，若未煮透就食用，会导致肠运动失调。脾胃虚寒、高血脂、高胆固醇血症、动脉硬化等心血管病及肝病患者应慎食。

【搭配宜忌】

宜	**鱿鱼＋黄瓜**　鱿鱼有滋阴养胃、补虚润肤的作用，与排毒养颜的黄瓜搭配食用，具有健脾益气、健身美容、减肥的功效。 **鱿鱼＋青椒**　鱿鱼不易消化，而青椒中富含多种鱿鱼缺少的营养素，并含有膳食纤维，可均衡营养、帮助消化。
忌	**鱿鱼＋番茄酱**　鱿鱼中钠的含量很高，若搭配上同样富含钠的番茄酱，多吃会加重肾脏负担。

食疗妙方

香菇鱿鱼汤

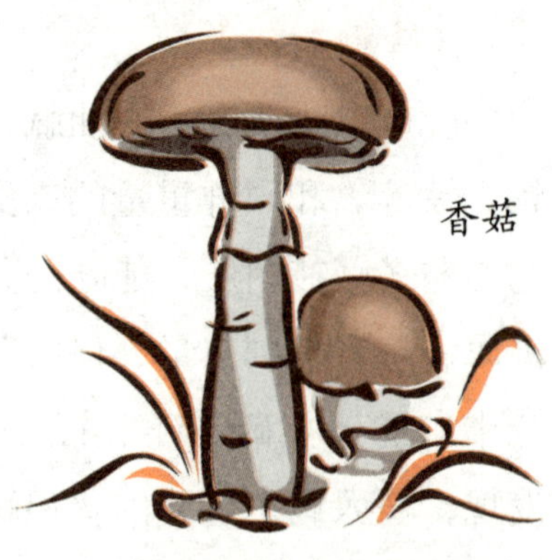
香菇

【原料】水发香菇50克，水发鱿鱼100克，虾仁、肉末各20克，冬笋片30克；精盐、黄酒、胡椒粉、味精、猪油、湿淀粉、葱末、麻油各适量。

【做法】先将水发鱿鱼洗净切成斜方块，放在开水中焯一下，捞起沥干。香菇去蒂，洗净撕片。炒锅上火，放入猪油烧热，加葱末、肉末、冬笋片、香菇片煸炒。

注入清水，然后加入浸泡过的虾仁及黄酒、精盐，煮开后放入鱿鱼片，片刻后用水淀粉勾芡，加味精、胡椒粉，淋上麻油即成。

【功效】鱿鱼为海洋珍品，具有滋阴养血、润燥生津的作用；香菇，除一般营养外，还含有降低血脂和抗肿瘤的物质；配以虾仁、肉末、冬笋共具滋阴养血、降脂肮癌之效；除可作为滋补营养汤肴使用外，亦可作为各型糖尿病患者的食疗保健佳品。

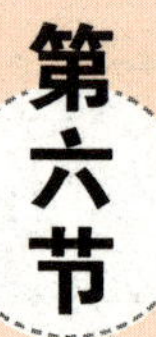

第六节 调节血糖少不了豆蛋奶

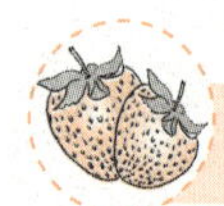

豆腐，糖尿病患者的优质食品

每日宜食80克，每100克含热量81千卡

营养成分	每100克含量
蛋白质	8.1克
脂肪	3.7克
碳水化合物	4.2克

【降糖功效】

豆腐是高蛋白质、低脂肪的食品，有降血压、降血脂、降胆固醇的功效。是生熟皆可、老幼皆宜、养生摄生、益寿延年的美食佳品。豆腐是糖尿病患者的优质食品，它营养丰富，含有多种蛋白质及丰富的矿物质，少量脂肪和糖类，不含单糖和双糖，也不含胆固醇，特别适合糖尿病患者食用。

【食用指导】

老年人和肾病、缺铁性贫血、痛风、动脉硬化患者更要控制食

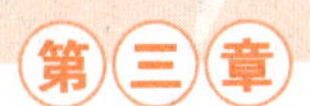

用量。中医学认为，豆腐性偏寒，胃寒者和易腹泻、腹胀、脾虚者以及常出现遗精的肾亏者也不宜多食。

【搭配宜忌】

宜	**豆腐+黄瓜** 黄瓜能清热解毒、生津止渴、利尿消肿；豆腐可泻火解毒、生津润燥、解酒毒，还可降低血清胆固醇。两者同食，具有清热、解渴、除烦的功效，用于小儿夏季热、咽喉肿痛等症。 **豆腐皮+香菜梗** 香菜梗含蛋白质、脂肪、糖类、矿物质和大量维生素；豆腐皮中膳食纤维含量较高。两者搭配食用，营养丰富。
忌	**豆腐+蜂蜜** 植物蛋白质、有机酸等，会在人体内发生生化反应，导致腹泻。 **豆腐+碳酸饮料** 豆腐中的钙遇到碳酸饮料容易凝结成块，因此，两者若一起食用，会降低人体对钙的吸收。

食疗妙方

苦瓜炖豆腐

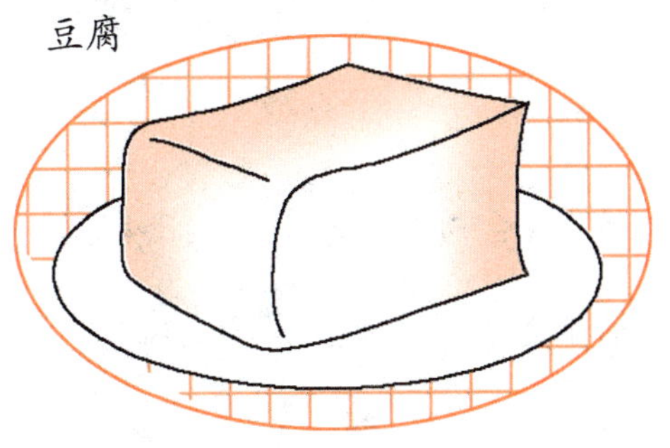

【原料】苦瓜250克，豆腐200克。

【做法】苦瓜去瓤、切片，豆腐洗净切块。食油烧热后，将苦瓜片入锅内煸炒，加盐、酱油、葱花等佐料，注入适量清水，放入豆腐一起炖熟。淋麻油调味，即可食用。

【功效】豆腐益气和中、生津润燥、清热解毒。主治目赤、消渴等症。苦瓜含有类似胰岛素的物质，有显著降血糖的作用，为糖尿病患者的夏季食疗上品。

 天麻煮豆腐

【原料】天麻10克，豆腐60克，调料适量。

【做法】将天麻洗净打碎加水煮沸，再放入豆腐煮透，加入少许精盐、味精调味后即成。

【功效】本菜具有息风止痉、平肝潜阳之功效。食材含生物碱、苷类、香荚豆醇、维生素A、黏液质、蛋白质、胡萝卜素、异黄酮，有镇静、镇痛作用。适用于脾虚痰盛、肝风上扰之糖尿病并发高血压而致头目眩晕、头重如裹者。

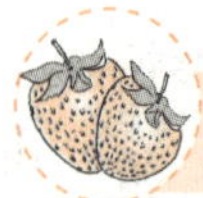 牛奶，糖尿病患者的低脂高钙饮品

每日宜饮250毫升，每100克含热量54千卡

营养成分	每100克含量	营养成分	每100克含量
蛋白质	3克	磷	73毫克
脂肪	3.2克	镁	11毫克
碳水化合物	3.4克	钠	37.2毫克
维生素A	24微克	钾	109毫克
钙	104毫克	硒	1.94微克
胆固醇	15毫克	铁	0.3毫克

【降糖功效】

牛奶含有丰富的蛋白质、维生素和微量元素，是低脂高钙食物，能给糖尿病患者提供多种营养成分，且对血糖、血脂影响不大。牛奶中含有大量的钙，且钙、磷比例搭配比较合理，容易被人体吸收，能促进胰岛素的分泌，缓解糖尿病病情。

【食用指导】

糖尿病患者喝牛奶，一般用作早餐或者加餐。注意糖尿病患者喝牛奶时不能加糖。如果要吃酸性水果或喝橘子汁等，应在饮用牛奶1小时后。服用药物时不宜用牛奶送服，可以在服药1～2小时后再饮用牛奶。牛奶与巧克力同吃易缺钙，不要空腹喝牛奶，不宜多饮冰冻牛奶。

【搭配宜忌】

宜	**牛奶＋燕麦** 两者同食利于蛋白质消化吸收，且两者营养互补。 **牛奶＋蜜枣** 两者做成粥吃，有补虚、止渴、润大肠、养心肺、解热毒的功效，适宜于营养不良、病后体虚、气血不足、癌症等患者食用。
忌	**牛奶＋菠菜** 菠菜富含草酸，草酸会与牛奶中的钙结合，形成不溶性的草酸钙，影响钙的吸收。 **牛奶＋巧克力** 牛奶中含有丰富的钙和蛋白质，而巧克力中含有草酸，两者一起吃时，牛奶中的钙易于和巧克力中的草酸形成不溶于水的沉淀物——草酸钙，影响人体对钙的吸收，甚至会造成儿童生长发育迟缓。

食疗妙方

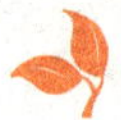

阿胶牛奶

【原料】阿胶15克，牛奶250毫升。

【做法】将阿胶放入锅内，加入适量清水，用小火炖煮溶化，兑入煮沸的牛奶即成。与早点同时服食。

【功效】阿胶具有养血补气的效果，牛奶有滋补强壮的作用，两者同食对糖尿病并发低血糖症状尤其有效。

牛奶大枣汤

【原料】牛奶500毫升，粳米100克，大枣25克。

【做法】先将粳米与大枣同煮成粥，然后加入牛奶，烧沸即可。

【功效】可补气血、健脾胃，适用于糖尿病患者的过劳体虚、气血不足等症。

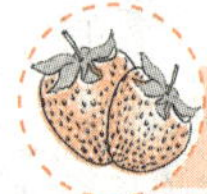

酸奶，预防和改善糖尿病并发症

每日宜饮250毫升，每100克含热量72千卡

营养成分	每100克含量	营养成分	每100克含量
蛋白质	2.5克	磷	85毫克
脂肪	2.7克	镁	12毫克
碳水化合物	9.3克	钠	39.8毫克

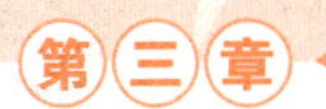

续表

营养成分	每100克含量	营养成分	每100克含量
维生素A	26微克	钾	150毫克
钙	118毫克	硒	1.71微克
胆固醇	15毫克	锌	0.53毫克

【降糖功效】

酸奶性平，味酸甘，具有生津止渴、补虚开胃、润肠通便、降血脂、抗癌等功效。酸奶能缓解糖尿病血糖上升，帮助控制2型糖尿病和高血压。又由于酸奶易被消化、吸收，其中的营养元素可以很好地被利用，这对增强糖尿病患者体质，预防和改善高血压等并发症十分有益。

【食用指导】

酸奶不可空腹喝，因空腹时饮用酸奶，乳酸菌易被杀死，保健作用减弱。饮用时，最好不要加热，因酸奶中的益生菌在加热后会大量死亡，营养价值降低，味道也会有所改变。

【搭配宜忌】

宜	**酸奶＋面条**　面条含有丰富的碳水化合物，和酸奶同食，能提供足够的能量，很适合早上或中午吃。 **酸奶＋面包**　酸奶与富含淀粉的面包搭配食用，更有助于钙、高质量蛋白质、多种维生素和碳水化合物等营养成分的消化和吸收。
忌	**酸奶＋腊肉**　腊肉等加工肉制品中添加的亚硝酸与酸奶中的胺结合，会转变为一种致癌物质——亚硝胺，还会增加饱和脂肪酸的摄入。因此，两者不宜同食。

食疗妙方

红枣酸奶

【原料】酸奶150～200毫升，红枣20枚左右，蜂蜜20～25毫升。

【做法】红枣洗净后，放入蒸锅蒸10分钟， 红枣去皮、核，将红枣放入食品粉碎机内，放入蜂蜜、酸奶，打制成奶昔状即可。

【功效】红枣有养血安神、补虚益气、健脾和胃等功效， 酸奶中的乳酸菌对肠胃有非常好的调理作用。 对身体有很好的补益作用，而且口感非常润滑、香甜。适合糖尿病患者的消化不良、便秘等症状。

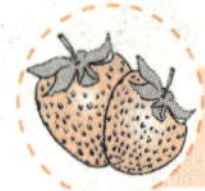

鸡蛋，保护糖尿病患者的神经系统

每日宜食1个，每100克含热量159千卡

营养成分	每100克含量
蛋白质	12.8克
脂肪	11.1克
碳水化合物	1.3克
维生素A	194微克
钙	56毫克
胆固醇	1510毫克
磷	130毫克

续表

营养成分	每100克含量
镁	10毫克
钠	131.5毫克
钾	154毫克
硒	14.34微克

【降糖功效】

鸡蛋是人类最好的营养来源之一，鸡蛋中含有大量的维生素和矿物质及有高生物价值的蛋白质。对人而言，鸡蛋中的蛋白质品质最佳，仅次于母乳。鸡蛋中含有较多的维生素B_2，可以分解和氧化人体内的致癌物质，还可以防治由高血糖引起的周围神经病变和眼部病变。

【食用指导】

鸡蛋是高蛋白质食品，如果食用过多，可导致代谢产物增多，同时也增加肾脏的负担，一般来说，儿童和老年人每天1个鸡蛋，青少年及成人每天不超过2个鸡蛋。

【搭配宜忌】

宜	**鸡蛋＋苦瓜**　鸡蛋和苦瓜同食能保护糖尿病患者的骨骼、牙齿及血管的健康。 **鸡蛋＋枸杞子**　枸杞子鸡蛋羹可以预防和治疗中老年人的老花眼，对肝肾不足引起的头昏多泪有效，还能预防老年痴呆。
忌	**鸡蛋＋兔肉**　两者各含有一些生物活性物质，若同炒同食，则易产生刺激肠胃道的物质而引起腹泻，故不宜同食。

食疗妙方

番茄炒鸡蛋

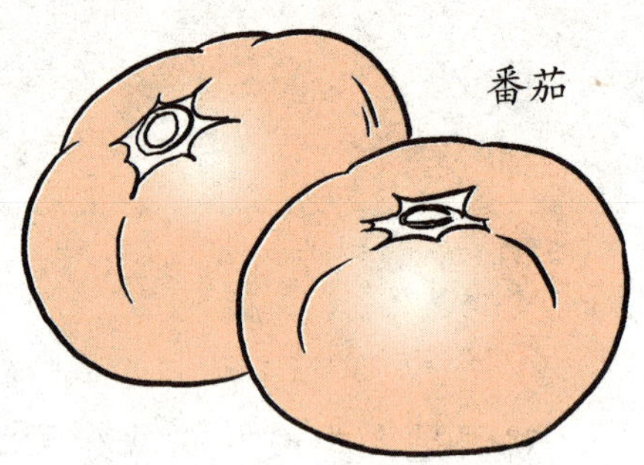

【原料】鸡蛋150克，番茄300克，蒜末、葱花、精盐、味精、花生油各适量。

【做法】将番茄放在开水里烫一下，剥皮，切成小块。将鸡蛋调入精盐打成蛋液；锅中放花生油，大火加热，等到油微微冒烟时，下蛋液翻炒，待鸡蛋炒成表面嫩黄时盛出。中火加热锅中的底油，爆香蒜末和葱末，入番茄块煸炒，待番茄炒出水，像糨糊一样黏稠时，放精盐和炒好的鸡蛋，炒匀即可。

【功效】本品健脾开胃，适用于糖尿病、高血压、动脉硬化等病的调理。

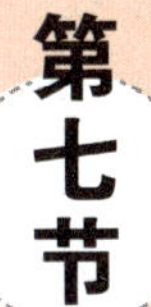

第七节 辛香调味料降血糖

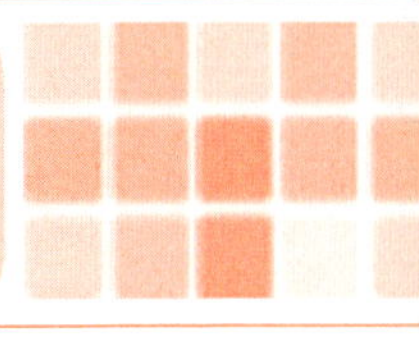

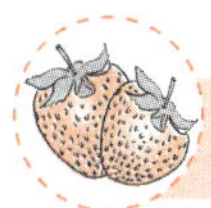

大蒜，促进胰岛素的分泌

每日宜食3瓣，每100克含热量126千卡

营养成分	每100克含量
蛋白质	4.4克
脂肪	0.2克
碳水化合物	23.6克
磷	44毫克
钙	5毫克
铁	4毫克

【降糖功效】

大蒜可促进胰岛素的分泌，增加组织细胞对葡萄糖的吸收，提高人体葡萄糖耐量，迅速降低体内血糖水平，并可杀死因感染诱发糖尿病的各种病菌，从而有效预防和治疗糖尿病。

【食用指导】

大蒜不宜空腹食用。因为大蒜有较强的刺激性和腐蚀性，胃溃疡患者和患有头痛、咳嗽、牙疼等疾病时，不宜食用大蒜。

【搭配宜忌】

宜	**大蒜＋猪瘦肉**　猪瘦肉中含有维生素B_1，而维生素B_1在人体内停留的时间很短，肉中的维生素B_1能和大蒜素结合，不仅可以使维生素B_1的析出量提高，还能延长维生素B_1在体内的停留时间。 **大蒜＋西蓝花**　大蒜可降血脂、可降低胃癌的发生率；西蓝花不仅富含维生素C，还能增强机体免疫功能，具有很强的抗癌能力；两者搭配食用，抗癌效果更佳。
忌	**大蒜＋狗肉**　狗肉性温、大热，大蒜的挥发性物质可抑制胃液分泌，吃狗肉时大量食用新鲜大蒜，不利于狗肉的消化吸收，还会引起胃肠不适。但如果是狗肉炒大蒜、青蒜或蒜苗则无须顾忌。 **大蒜＋葱**　两者都有强烈的刺激性，如果一起生吃，易导致腹痛、腹泻等症状。但是，两者在加热之后，其中具有强烈刺激性的二硫化物被分解，产生的甜味物质没有刺激性，用作炒菜时的调味品，是完全无须担心的。

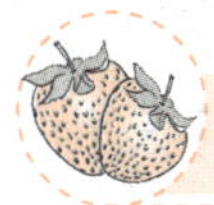

醋，抑制血糖上升

每日适宜吃20克，每100克含热量31千卡

营养成分	每100克含量
蛋白质	2.1克
脂肪	0.3克
碳水化合物	4.9克
钾	351毫克
钙	17毫克
铁	6毫克
硒	351微克

【降糖功效】

醋中的有机酸能够促进糖尿病患者体内糖类的排出，起到抑制血糖上升的作用。醋中的矿物质含量非常丰富，有钾、钙、铁等，能预防糖尿病并发症的发生。醋能利尿，还能预防糖尿病患者发生便秘。

【食用指导】

正在服用磺胺类药物者不宜吃醋。服“解表发汗”的中药时不宜吃醋。胃溃疡和胃酸过多患者不宜食醋。对醋过敏者及低血压者应忌用。老年人在骨折治疗和康复期间应避免吃醋。

【搭配宜忌】

宜	**醋+姜**　两者结合，健胃消食，促进食欲，有利于糖尿病、胃病患者。
忌	**醋+胡萝卜**　胡萝卜中的胡萝卜素能在体内转化成维生素A，能维持眼病和皮肤的健康，但是醋会破坏胡萝卜中的胡萝卜素。

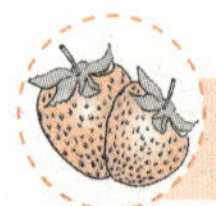

辣椒，减缓糖尿病症状

每日宜食鲜品50克，每100克含热量32千卡

营养成分	每100克含量
蛋白质	1.3克
脂肪	0.4克
碳水化合物	8.9克
维生素C	144毫克
镁	16毫克
膳食纤维	3.2克

【降糖功效】

实验证明，辣椒中的辣椒素能显著降低血糖，提高胰岛素的分泌量，同时负责保护调节葡萄糖代谢的激素。此外，辣椒中的辣椒素能增强胃肠蠕动，改善食欲，并能抑制肠内异常发酵，排除消化道中积存的气体。辣椒含有丰富的维生素C，对防治心脏病及冠状

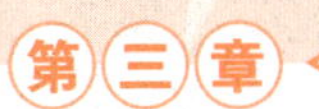

动脉硬化、降低胆固醇有食疗作用。

【食用指导】

患食管炎、胃肠炎、胃溃疡以及痔疮等病者，均应少吃或忌食辣椒。由于辣椒的性味是大辛大热，所以火眼、牙疼、喉痛、咯血、疮疖等火热病症患者，或阴虚火旺的高血压病、肺结核病患者，也应慎食。

【搭配宜忌】

宜	**辣椒＋牛肉** 辣椒富含牛肉缺少的多种营养素，并含有膳食纤维，可均衡营养，帮助消化。
忌	**辣椒＋白酒** 食用辣椒时饮白酒，助长酒精的麻醉作用，令人疲倦。

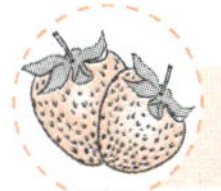

麻油，预防糖尿病并发症

每日宜食30克，每100克含热量898千卡

营养成分	每100克含量
脂肪	99.7克
碳水化合物	0.2克
维生素E	68.53毫克
不饱和脂肪酸	81.8克

【降糖功效】

麻油对软化血管和保持血管弹性均有较好的效果，其丰富的

维生素E，有利于维持细胞膜的完整和功能正常，也可减少体内脂质的积累。麻油中含有40%左右的亚油酸、棕榈酸等不饱和脂肪酸，容易被人体分解吸收和利用，以促进胆固醇的代谢，并有助于消除动脉血管壁上的沉积物，预防糖尿病并发心脑血管等症。

【食用指导】

麻油多用于凉拌菜。此外，粥、汤熬好后滴入几滴，麻油的香味不仅能促进食欲，而且还有利于营养吸收。

【搭配宜忌】

宜	**麻油＋西芹**　西芹焯过后淋上麻油凉拌，美味爽口，糖尿病患者可以作为加餐食用。 **麻油＋鸡肉**　两者搭配，能降低鸡肉中的胆固醇，对糖尿病并发高血脂、高血压有预防作用。
忌	**麻油+其他油类**　麻油不宜与其他油类搭配食用，以免过于油腻。

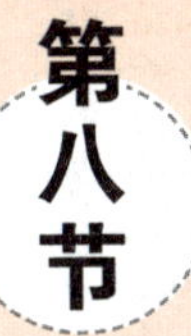
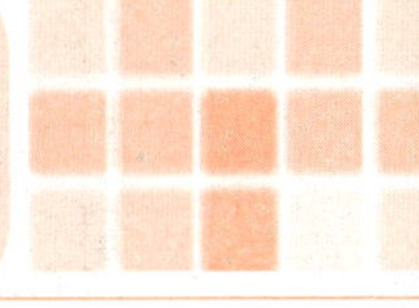

第八节 降血糖少不了中药

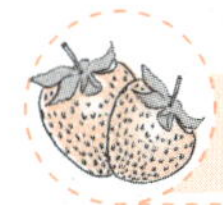

西洋参，调节胰岛素分泌

【降糖功效】

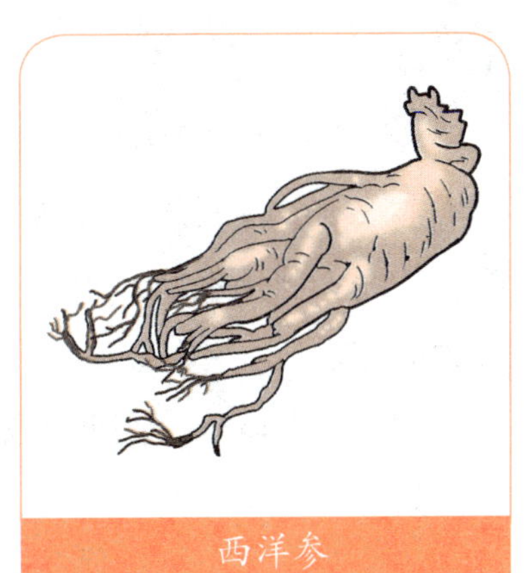
西洋参

西洋参作为补气的保健首选药材，可以促进血清蛋白合成、骨髓蛋白合成、器官蛋白合成等，提高机体免疫力；长服西洋参可以降低血液凝固性、抑制血小板凝聚、抗动脉粥样硬化并促进红细胞生长，增加血红蛋白；西洋参可以降低血糖、调节胰岛素分泌、促进糖代谢和脂肪代谢，对治疗糖尿病有一定辅助作用。

【食用指导】

西洋参常用量为3～6克。药用可煎汤，入丸、散，食疗可用于单独泡茶、煮粥、煲汤、炖食等。

【服用宜忌】

宜	干燥综合征、糖尿病、慢性肝炎、肝硬变而气阴不足等患者适宜服用，亦适宜气阴两伤、肺虚久咳、体质虚弱、阴虚火旺、神疲倦怠之人服用。
忌	阳气不足、胃有寒湿、面色苍白、面浮肢肿、畏寒怕冷、心跳缓慢、食欲不振、腹胀、舌苔白腻者以及男子患阳痿、早泄、遗精，女子性欲淡漠、痛经、闭经、带多如水等患者不宜服用西洋参。素有胃寒疼痛、舌苔发白的患者也不宜服用。 西洋参不宜与藜芦、萝卜和茶叶同食。

食疗妙方

西洋参蒸燕窝

【原料】西洋参6克，燕窝2克，鸡汤250克，精盐适量。

【做法】将西洋参润透，切薄片。燕窝用45℃温水浸泡，去燕毛，洗净；将所有食材及调味料放入蒸杯中，置蒸笼内，大火蒸45分钟即可。

【功效】用于气阴两虚型糖尿病患者，有益气养阴、肺脾双补之功效。

西洋参粟米粥

【原料】西洋参3克，粟米100克。

【做法】西洋参洗净后浸泡一夜，切碎；粟米洗净。沙锅加适量温水，放入粟米、西洋参及浸泡西洋参的清水，大火煮沸，转小火熬煮1小时，凉至温热服食。

【功效】益气生津。

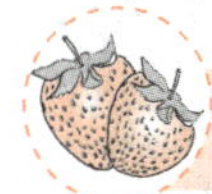

人参，刺激胰岛素分泌

【降糖功效】

人参可促进实验动物血糖降低，并可降低糖尿性血脂升高及无力症状。临床报道人参浸膏对早期轻症糖尿病有治疗效果，使尿糖减少，血糖降低，停药后疗效仍可持续2周以上。对轻症糖尿病患者，人参可与生地黄合用；对中、重症糖尿病患者宜与胰岛素合用，因两者有协同降血糖的作用。

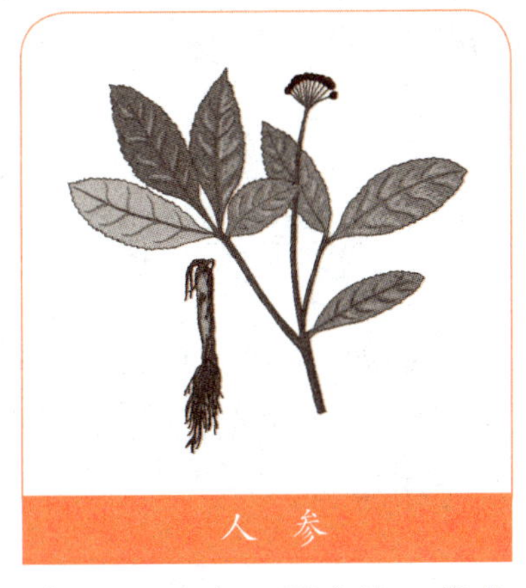
人　参

【食用指导】

人参可煎汤、泡酒、泡茶、煮粥、炖鸡、研末服。它还可以制成膏滋服用。煎汤，单味每日3～9克，大剂量可用至9～30克，分两次服。泡酒饮，每次20毫升左右，每日两次。泡茶，每日3～5克，开水泡，代茶饮。煮粥：每次15克，同米煮粥食用。炖鸡：每次10~15克，食肉喝汤。研末服：每次1～2克就够了，每日2次，温开水冲服。

【服用宜忌】

宜	适宜糖尿病患者兼有气血不足、喘促气短、身体瘦弱、劳伤虚损、脾胃气虚、食少倦怠、大便滑泄、体虚、惊悸、健忘、头昏、贫血、神经衰弱等症。
忌	糖尿病伴有口干作渴、多饮多食、小便赤热、舌红乏津的患者要忌食；阴虚火旺有口鼻干燥、手足心热、烦躁失眠、口鼻出血以及咯血者不宜食用；人参不宜与山楂、萝卜及茶一起食用。

忌

此外，人参有明显的强壮兴奋作用，所以体质健壮的人都不适合服食，否则极易导敢“人参滥用综合征”，出现面红目赤、神经过敏、失眠烦躁、口鼻出血或咯血、皮肤瘙痒、血压升高、男子性功能亢进、小儿性早熟等症状。

食疗妙方

人参知麦汤

【原料】人参5克，知母10克，石膏30克，黄连、阿胶、天花粉、麦冬、地骨皮各9克，白芍药、山药、黄精、何首乌各15克，鸡子黄2枚。

【做法】每日1剂，水煎服。

【功效】益气养阴，清热生津，滋肾止渴。本汤适用于气阴两虚型糖尿病。

参苓饮子

【原料】麦冬、五味子、白芍药、熟地黄、黄芪各90克，白茯苓8克，天冬、人参、甘草各15克。

【做法】上药共研为粉末，每取9克，用水300毫升，加生姜3片，红枣2枚，乌梅1枚，煎至200毫升，去渣后温服。

【功效】益气养阴，养胃生津。本方适用于胃阴不足型糖尿病。

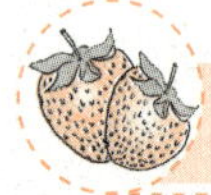

玉米须，减肥瘦身利尿降脂

【降糖功效】

玉米须为禾本科植物玉蜀黍的花柱和柱头，又称“龙须”，性平，有广泛的预防保健用途。中医学认为，玉米须性平，味淡而甘，归肝、肾、膀胱经，有利尿、消肿、降压、平肝、利胆等作用，故以本品为主药所组成之验方甚多。把留着须的玉米放进锅内煮，熟后把汤水倒出，就是“龙须茶”。“龙须茶”口感甜丝丝的，经济实惠，可以做全家的保健茶。且对糖尿性高血压、肾病有改善作用。

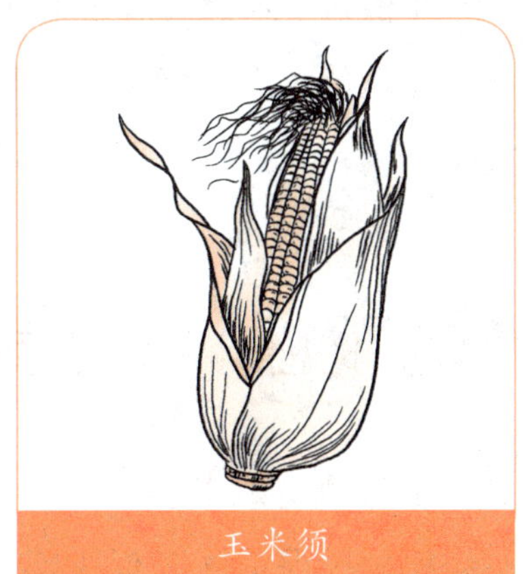
玉米须

【食用指导】

玉米须常用量为15～60克，药用可煎汤，食疗时可泡茶，用作药膳。喝玉米须茶时放几朵菊花，可以去除茶中的怪味。

【服用宜忌】

宜	一般人群均可食用。尤其适用于肾阴亏损的糖尿病患者，可单用大剂量煎服。现代多用于黄疸型肝炎、胆囊炎、胆石症、肾炎水肿，肝硬化腹水，以及热淋、小便不利等。
忌	无服用禁忌。

食疗妙方

玉米须空心菜汁

【原料】玉米须50克，新鲜空心菜150克。

【做法】以清水适量煎汤去渣取汁。每日1剂，分早、晚2次内服。

【功效】可以较好改善糖尿病口渴、多饮、多尿等症状。

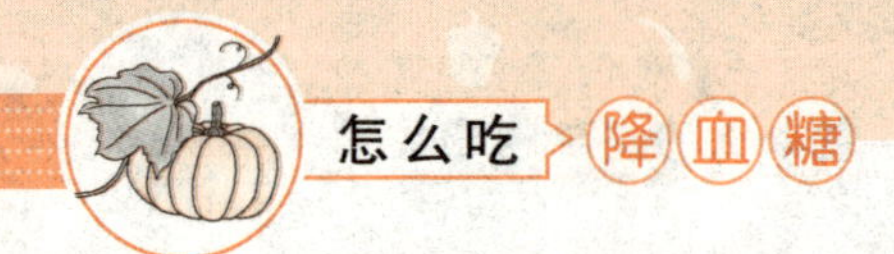

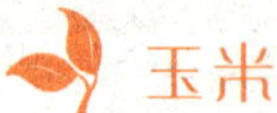

玉米须茶

【原料】玉米须、玉米心各50克。

【做法】水煎去渣代茶饮。每日1剂，分早、中、晚3次饮用。

【功效】治疗糖尿病伴有尿少、尿频、尿急、尿道灼热疼痛等症状。

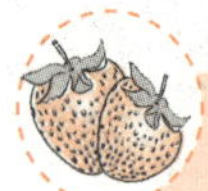

枸杞子，对糖尿性血脂升高有改善作用

【降糖功效】

枸杞子提取物可促进实验动物糖尿病血糖持久下降，对糖尿性血脂升高、视力不佳有改善作用。每日用枸杞子、五味子、黄精、玄参各25克，煎汁当茶饮，可改善消渴症状。

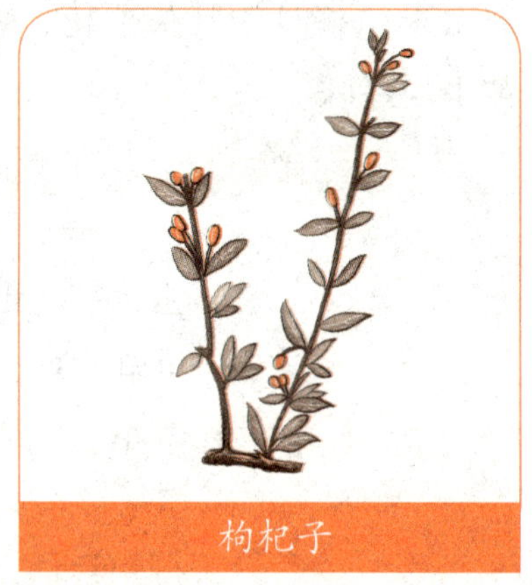
枸杞子

【食用指导】

枸杞子作为药、食两用的进补佳品，有多种食用方法。可以煲汤、泡茶、煮粥、做羹、烧炒、炖煮等，大家可以根据自己的需要进行选择。任何滋补品都不要过量食用，枸杞子也不例外。一般来说，健康的成年人每天吃20克左右的枸杞子比较合适；如果想起到治疗的效果，每天最好吃30克左右。

【服用宜忌】

宜	枸杞子能“坚筋骨、耐寒暑”。可用作糖尿病患者滋补调养和抗衰老的良药。尤其适合体质虚弱、抵抗力差的患者。

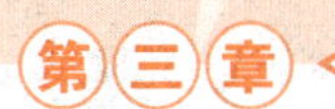

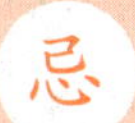

忌

枸杞子温热身体的效果相当强，正在感冒发烧、脾虚有湿、身体有炎症、腹泻的人忌服。

食疗妙方

益阴降糖散

【原料】天冬、生地黄、熟地黄、天花粉、黄芪、玄参、枸杞子各60克，五味子、知母、丹参、山楂各30克。

【做法】上药共研成细粉，装胶囊，每服6克，每日3次，用山药120克煎汤送服，1个月为1个疗程。

【功效】益气养阴，活血降糖。本方适用于阴虚血瘀型糖尿病。

熟干地黄散

【原料】熟地黄（干）、鸡内金（微炒）、黄芪、白茯苓、牡蛎粉、人参（去芦头）、牛膝（去苗）各30克，麦冬（去心）、桑螵蛸（微炒）、枸杞子各22克，龙骨45克。

【做法】上药为散，每取9克，加水200毫升，煎至120毫升，去渣，不拘时候温服。

【功效】滋补肝肾，益气降糖。本方适用于肝肾阴虚型糖尿病。

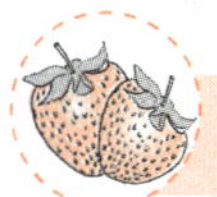

莲子心，调节胰岛β细胞分泌胰岛素

【降糖功效】

莲子心味道极苦，却有显著的强心作用，能扩张外周血管，降低血压。莲子心还有很好的去心火的功效，可以治疗口舌生疮，并有助于睡眠。莲子心含有莲心碱，能调节胰岛β细胞分泌胰岛素，控制血糖。

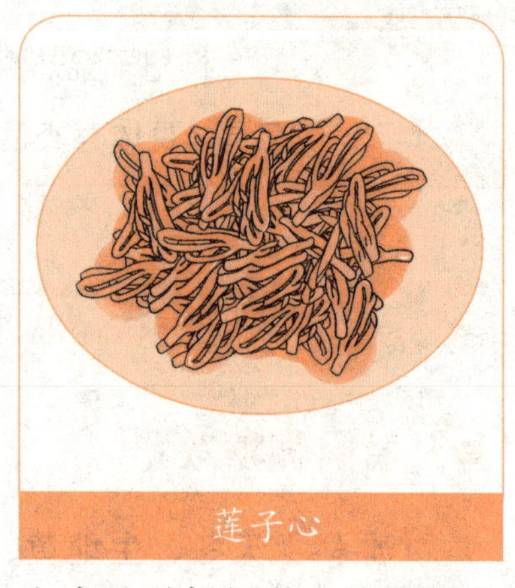
莲子心

【食用指导】

莲子心作为药用内服煎汤以2～5克为宜，泡茶的用量没有特殊要求，通常5～6粒就可以了，也可加入茶叶与之一起泡，根据自己的需要进行选择。莲子心一般的人都可以食用，上火的时候用莲心泡茶喝非常有效。

【服用宜忌】

宜	适宜糖尿病兼体质虚弱、心慌、失眠多梦、遗精患者等食用；此外，还可用于脾气虚、慢性腹泻之人食用；亦适宜妇女脾肾亏虚所致白带过多之人服用。
忌	脾胃阳虚、体质虚弱、腹泻和脘腹胀焖者要慎用。

食疗妙方

 莲子心茶

【原料】莲子心2克，生甘草3克。

【做法】用开水冲泡。

【功效】莲子心茶具有清心去热、涩精、止血、止渴等功效，可治疗心衰、休克、阳痿、心烦、遗精、肿痛等病症，清心火，平肝火，泻脾火，降肺火，消暑除烦，生津止渴，治目红肿。

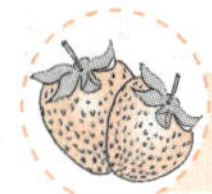

桔梗，抑制食物性血糖上升

【降糖功效】

现代研究表明，桔梗含有多种皂苷成分，其中最主要的是桔梗皂苷，此外还含有植物固醇、菊糖、脂肪油等，有祛痰止咳、降低血糖、镇静、消炎等多种药理作用。对糖尿病引起的咽干口渴、烦热有很好的疗效。

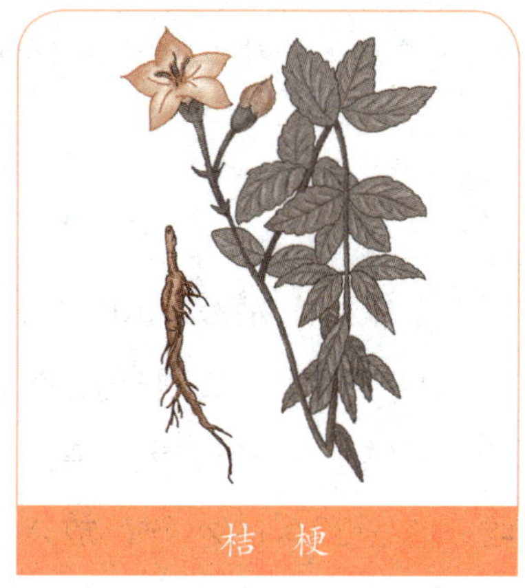
桔 梗

【食用指导】

桔梗常用量为3～10克，药用可煎汤或入丸、散。食疗上，桔梗可泡茶、炒菜、煲汤、煮粥、酿酒、制粉做糕点，种子也可以榨油食用。

【服用宜忌】

宜	辅助消除糖尿病“三多一少”症状，白桔梗尤为珍贵！桔梗适合患有感冒咳嗽、咽喉肿痛、声音嘶哑，以及胸膈痞焖、咳嗽痰多、咳痰不爽的人服用。
忌	阴虚久咳及咳血者禁服；脾胃虚弱者慎服。凡气机上逆、呕吐、呛咳、眩晕、阴虚火旺等不宜用；胃及十二指肠溃疡者慎服。用量过大易致恶心呕吐。桔梗忌与猪肉同食。

食疗妙方

桔梗瓜菜

【原料】鲜桔梗150克，黄瓜50克，辣椒酱、醋、精盐各适量。

【做法】将鲜桔梗洗净，剥去外面黑皮，轻轻挤去水分，投入沸水锅内焯一下，捞出切片。黄瓜去瓤切片，用盐稍腌去水。将桔梗和黄瓜放在一起，加辣椒酱、醋、盐调匀即成。

【功效】此菜由桔梗与清热解毒、利水、解烦渴的黄瓜相配而成，具有清热解毒、开宣肺气的功效。适用于咽喉肿痛、外感咳嗽、消渴、烦热、目赤肿痛等病症。

桔梗菜

【原料】桔梗5000克，酱油2500毫升，辣椒粉50克，芝麻100克，味精、白糖各适量。

【做法】将桔梗去杂洗净，放在清水中浸泡1天，捞出切成细丝，挤去30%的水分，放入小缸内。将酱油、辣椒粉、芝麻和适量味精、糖混合均匀，倒入缸内与桔梗丝拌匀，隔天翻缸1次，7日即可食用。

【功效】桔梗具有开宣肺气、去痰排脓的功效。适用于外感咳嗽、咽喉肿痛、肺痛、胸满胁痛等病症。

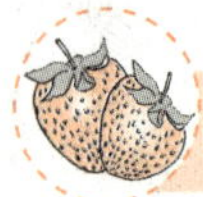

黄芪，调节血糖含量

【降糖功效】

现代医学研究表明，黄芪含皂苷、蔗糖、多糖、多种氨基酸、叶酸及硒、锌、铜等多种微量元素。有增强机体免疫功能、保肝、利尿、抗衰老、抗应激、降压和较广泛的抗菌作用。能消除实验性肾炎蛋白尿，增强心肌收缩力，调节血糖含量。

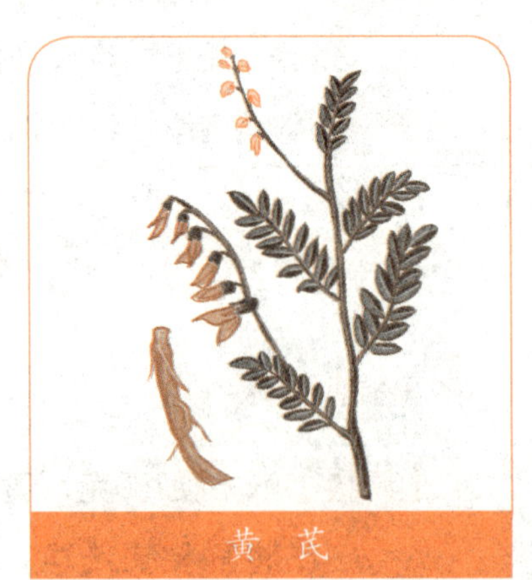
黄　芪

【食用指导】

黄芪煎汤内服常用量为9~30克。有时可用至120克。黄芪可用于泡茶、煮粥、炖鸡、烤鸭、泡酒等。

【服用宜忌】

宜	黄芪最主要的功效就是补气，因此气虚、气血不足、中气下陷的的人都可以用黄芪来补气。糖尿病患者还可以辅助降血糖。
忌	凡有表实邪盛、湿阻气滞、肠胃积滞、阴虚阳亢、痈疽初起或溃后热毒尚盛者，均须禁服。

食疗妙方

黄芪鲈鱼

【原料】鲈鱼1条，鸡油30克，木耳、黄芪、精盐、味精、绍酒、姜、葱、胡椒粉、鸡汤各适量。

【做法】将鲈鱼去鳞、鳃、内脏，洗净备用；炒锅内放入鸡油、鲈鱼、姜、葱略煎，加入鸡汤、绍酒、黄芪、木耳烧沸，撇去浮沫，倒入沙锅中，用小火炖制约3小时，放精盐、味精、胡椒粉调味即可。

【功效】此汤清醇而不腻，煲制时间要到位，有补气、利尿、降血压的功效，长期食用，可延缓衰老。

黄芪玉米汁

【原料】玉米须、黄芪、山药各30克，木根皮12克，天花粉、麦冬各15克。

【做法】水煎服，饮汁。

【功效】主治糖尿病。

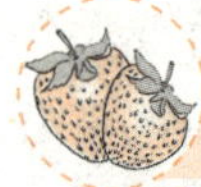

茯苓，降血糖，抗放射

【降糖功效】

茯苓含茯苓多糖、葡萄糖、蛋白质、氨基酸、有机酸、脂肪、卵磷脂、腺嘌呤、胆碱、麦角甾醇、多种酶和钾盐，能增强机体免疫功能，茯苓多糖有明显的抗肿瘤作用；有利尿作用，能增加尿中钾、钠、氯等电解质的排出；有镇静及保护肝脏、抑制溃疡的发生、降血糖、抗放射等作用。

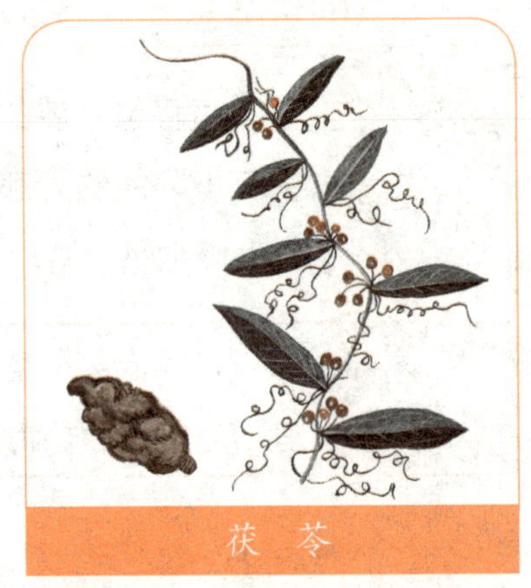

茯 苓

【食用指导】

茯苓常用量为10~15克。茯苓可煎汤、或制成丸、散、膏滋服用。食疗上茯苓可泡茶、泡酒，还可用其煲汤、煮粥、蒸糕、烙饼。

【服用宜忌】

宜	适宜小便不利、脾虚食少、大便泄泻、水肿腹痛、癌症、肝病、糖尿病、心神不宁、心悸失眠等患者服用。
忌	阴虚而无湿热、虚寒精滑、气虚下陷者慎服。

食疗妙方

山药茯苓粥

【原料】山药50克，茯苓15克，粳米100克。

【做法】山药、茯苓分别焙干，共研成细末。粳米淘净，加水1000毫升，大火烧沸后，转用小火慢熬至粥将成时，加入山药、茯

苓末，熬熔调匀即可。

【功效】此粥健脾益胃，利水渗湿，宁心安神。适用于酒精性腹泻或脾胃虚弱型慢性肠炎，症见食少腹胀、小便不利、四肢无力者。

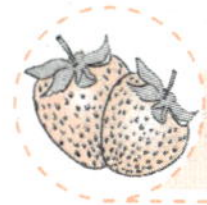

黄精，降血糖降血压又降血脂

【降糖功效】

黄精具有降血压、降血糖、降血脂、防止动脉粥样硬化、延缓衰老和抗菌等作用，黄精多糖具有免疫激活作用。用于阴虚肺燥、干咳少痰及肺肾阴虚的劳嗽久咳等。用于脾胃虚弱，既补脾阴，又益脾气，用于肾虚精亏、头晕、腰膝酸软、须发早白及消渴等。

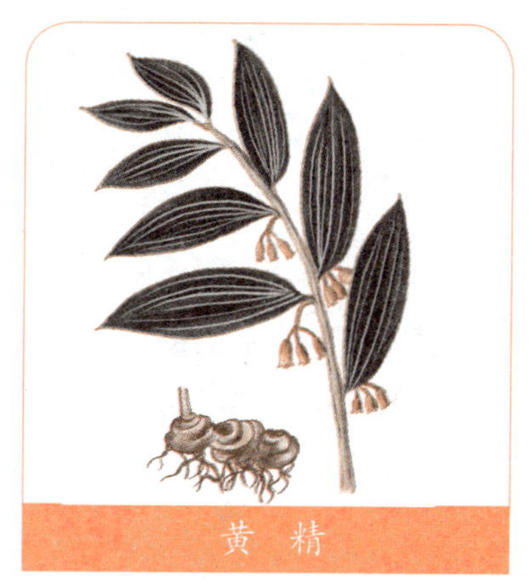

黄　精

【食用指导】

黄精作药用内服常用量为5～15克；鲜品黄精泡酒的使用量为每500毫升酒用100克为宜。黄精可用于泡酒、泡茶、蒸食、炖食等。

【服用宜忌】

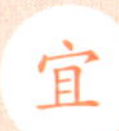	适宜肾精亏损、脾胃虚弱、精血不足、身体劳累、口干舌燥、肺虚燥咳、内热消渴者服用。
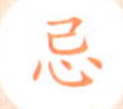	凡平素脾胃虚寒、腹泻便糖者忌服；痰湿痞满气胀、食欲不振，以及舌苔厚腻之人忌服。

食疗妙方

黄精粥

【原料】黄精30克，粳米100克。

【做法】黄精煎水取汁，入粳米煮至粥成。加冰糖适量吃。

【功效】黄精滋养脾肺，用于阴虚肺燥，咳嗽咽干，脾胃虚弱的糖尿病患者。

第四章

不同类型糖尿病患者的饮食方案

不同类型糖尿病患者的饮食应各有侧重。如1型糖尿病患者的饮食重点是除饮食的定时、定量和定餐外，掌握好胰岛素、饮食与活动量三者之间的相互平衡关系，根据活动量的增减，灵活调整胰岛素、饮食量和餐次。那么，1型、2型、妊娠糖尿病患者一日三餐怎么样才是吃得好，吃得有营养，吃得更健康，吃得更合理，吃得更养生呢?

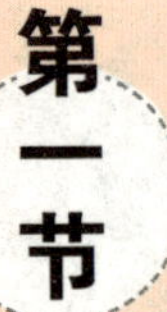

第一节 1型糖尿病患者的饮食方案

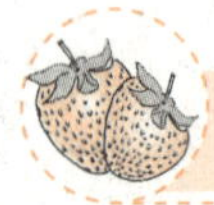

1型糖尿病患者的饮食原则

均衡饮食

单一食品是不能满足人体的多种营养素的需要的，所以必须通过多样化的饮食，达到饮食平衡。平衡膳食可保证足够营养，同时避免高糖、高脂食物，多选择高纤维素食物，烹调以清淡为主。总热量的制定因人而异，应根据患者的病情、体重、身高、活动量严格地进行计算，在控制总热量的前提下科学地、合理地安排好饮食，达到既满足了人体最低需要，又能控制总热量的目的。

多吃富含膳食纤维的食物

多选用富含纤维质的食物，如全谷类的主食，未加工的豆类、蔬菜及水果，可改善血糖的升高，是1型糖尿病饮食不可缺少的食物。含淀粉高的食物，如甘

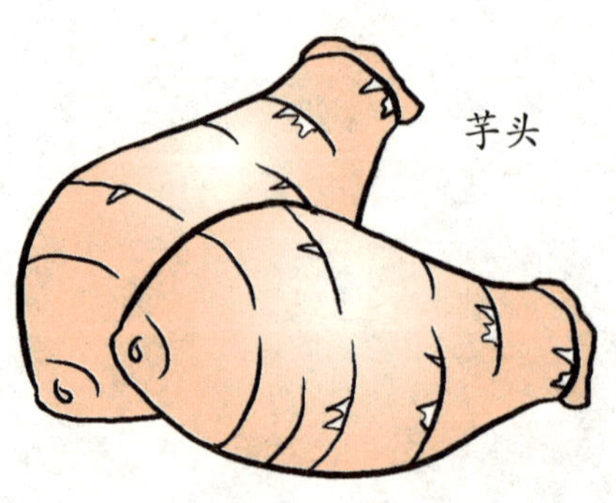
芋头

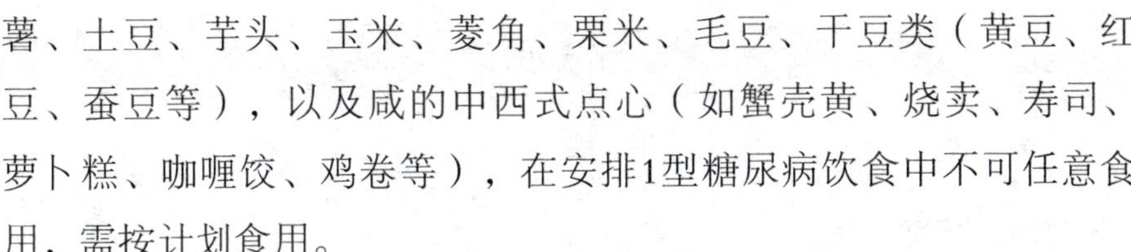

薯、土豆、芋头、玉米、菱角、栗米、毛豆、干豆类（黄豆、红豆、蚕豆等），以及咸的中西式点心（如蟹壳黄、烧卖、寿司、萝卜糕、咖喱饺、鸡卷等），在安排1型糖尿病饮食中不可任意食用，需按计划食用。

血糖控制达标后可少量吃水果

因水果中含有较多的碳水化合物，食用后消化吸收的速度快，可迅速导致血糖升高，对糖尿病患者不利，所以糖尿病患者当血糖尚未控制好时不宜食用水果。当血糖控制达标后可少吃水果，要以含糖量低为选择原则，一般认为在两餐之间（血糖控制较好时）食用为宜。同时，还要根据其含糖量，计算其热量。换算成主食，减少或扣除主食的量，以保持总热量不变。

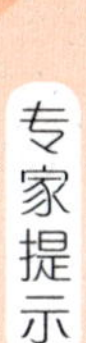

专家提示

1型糖尿病患者的饮食重点是除饮食的定时、定量和定餐外，掌握好胰岛素、饮食与活动量三者之间的相互平衡关系，根据活动量的增减，灵活调整胰岛素、饮食量和餐次。

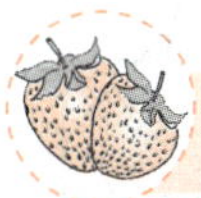

1型糖尿病患者的三餐食谱推荐

方案一		
早　餐	午　餐	晚　餐
豆沙包75克 咸鸭蛋1个 牛奶250克	大米饭100克 肉丝炒芹菜150克 拌茄泥150克	千层饼100克 滑熘豆腐120克 番茄鸡蛋汤150毫升

方案二		
早　餐	午　餐	晚　餐
无糖烧饼75克 牛奶250克 煮鸡蛋1个 凉拌菜少许	米饭100克 蘑菇烩鸡片250克 清炒油菜150克	玉米面窝头100克 胡萝卜炒肉丝150克 芹菜拌豆干200克
方案三		
早　餐	午　餐	晚　餐
牛奶250克 鸡蛋1个 咸面包50克 拌芹菜1小碟	米饭100克 三鲜沙锅豆腐200克 拌黄瓜150克	玉米面发糕50克 白米粥100克 清蒸鱼100克 素炒青菜150克

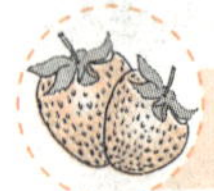

1型糖尿病患者的养生食疗方

口蘑冬瓜

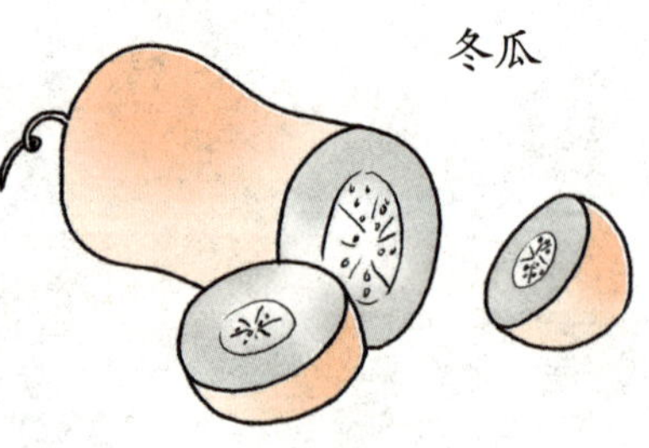

【原料】冬瓜100克，口蘑20克，葱、姜末、精盐、味精各适量，植物油5克。

【做法】将冬瓜去皮，切成3厘米见方的片，口蘑切片。锅内放油加热，放葱、姜炝锅，放少许清汤、精盐烧开，放入冬瓜、口蘑旺火炒熟，放味精，出锅即可。

【功效】冬瓜是天然利尿的消肿剂，对糖尿病患者有良好的消肿作用。

生菜包松仁鱼米

【原料】生菜150克，玉米25克，松仁10克，色拉油5克，青鱼150克，豆瓣酱5克，盐等调味品适量。

【做法】青鱼改刀成粒状，上浆。起油锅，煸炒松仁、玉米，加入鱼粒翻炒，加盐、味精后起锅。生菜洗净，吃时用整个生菜叶包炒熟的松仁鱼米及豆瓣酱即可。

【功效】生菜富含维生素，松仁含不饱和脂肪酸及维生素E，青鱼含优质蛋白质，适用于各型糖尿病患者食用。

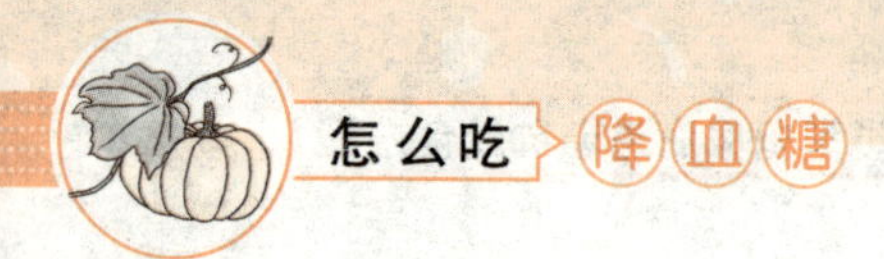

第二节 2型糖尿病患者的饮食方案

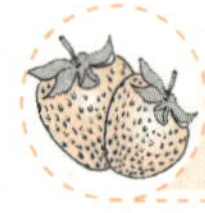

2型糖尿病患者的饮食原则

主食、副食要合理搭配

科学地安排好饮食，不可只注重主食而轻视副食。虽然主食是血糖的主要来源，应予以控制，但是副食中的蛋白质、脂肪进入体内照样有一部分也可变成血糖，成为血糖的来源。蛋白质和脂肪在代谢中分别有58%和10%变成葡萄糖。这类副食过多，也可使体重增加，对病情不利。因此，除合理控制主食外，副食也应合理搭配，否则照样不能取得预期效果。

合理安排三大营养素的比例

饮食中碳水化合物、脂肪、蛋白质三大营养素的比例，要合理安排和调整。既要达到治疗疾病的目的，又要满足人体的生理需要。糖尿病患者可据其劳动强度将每人每天需要的总热量（千卡）按照碳水化合物占60%、蛋白质占15%、脂肪占25%的比例分配，求出各种成分供给的热能，核算出供给该患者不同营养成分所需要的量，可一日三餐或四餐。

根据病情随时调整饮食方案

饮食疗法应科学合理，不可太过与不及，患者应根据病情随时调整、灵活掌握。既不能主观随意，也不能限制过严。应根据自己的病情、体重、身高，严格地进行计算，在控制总热量的前提下科学地、合理地安排好饮食，达到既满足人体最低需要，又能控制总热量的目的。对于用胰岛素治疗者，应注意酌情在上午9～10时，下午3～4时或睡前加餐，防止发生低血糖。体力劳动或活动多时也应注意适当增加主食或加餐。

专家提示

2型糖尿病患者需要限制饮食中总热量的摄入，使体重减轻以及改善胰岛素的敏感性，从而使临床症状改善。

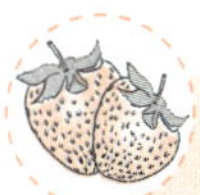

2型糖尿病患者的三餐食谱推荐

方案一　适用于中等身材、体重正常、从事轻体力劳动的患者		
早　餐	午　餐	晚　餐
牛奶250克 苦荞粉粥100克 煮鸡蛋1只 小馒头50克 拌黄瓜150克	米饭100克 香菇蒸鸡100克 青菜150克 番茄卷心菜汤150毫升	菜肉水饺300克 香菜拌豆腐200克

方案二　适用于中等身材、体重正常、活动量较少的从事一般劳动的患者		
早　餐	午　餐	晚　餐
牛奶250毫升 切片全麦面包50克 番茄1个	虾仁豆腐200克 韭菜、绿豆芽各100克 海带排骨汤50毫升	清蒸青鱼80克 菠菜200克 冬瓜汤100毫升

方案三　适用于中等身材、体重正常、活动量较少的男性或一般体力劳动的女性		
早　餐	午　餐	晚　餐
牛奶250毫升 面包三明治（切片面包2片，鸡蛋1个，生菜2片，番茄1个）	米饭100克 莴笋炒鸡丝150克 蒜蓉苦瓜100克 菠菜豆腐汤100毫升	木耳鱼片100克 拌苦瓜200克 毛菜汤100毫升 米饭100克

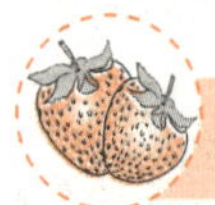

2型糖尿病患者的养生食疗方

韭菜炒淡菜

【原料】淡菜50克，韭菜250克。

【做法】将淡菜用热水浸泡30分钟，待软后用清水洗净。将韭菜洗净后码齐，切成3厘米长的小段。炒锅置火上，加植物油用大火烧至七成热，放入淡菜急火煎炒片刻，烹入黄酒，再将韭菜段放入，不断翻炒，待淡菜熟烂、韭菜变色呈软熟状，加适量精盐、味精，拌匀即成。

【功效】补益肝肾，益精养血，补虚降糖。适用于阴阳两虚型糖尿病患者食用。

冬笋香菇

【原料】冬笋250克，香菇50克，酱油、醋、精盐、湿淀粉、花生油各适量。

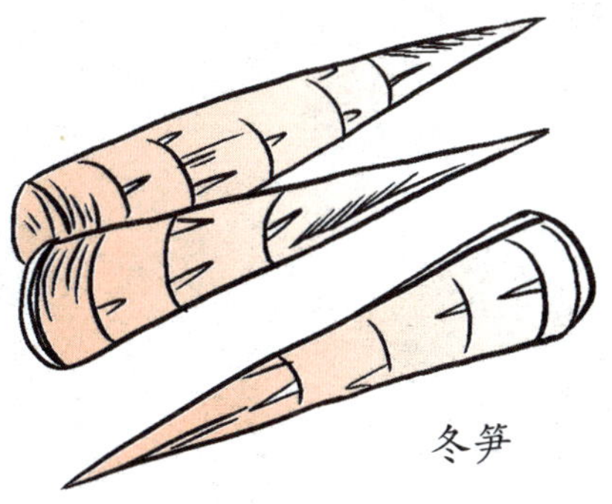
冬笋

【做法】将冬笋去皮后洗净，切成滚刀块。将花生油烧热，把洗净的冬笋与香菇同放锅内翻炒20分钟，然后加汤少许，加酱油、醋、精盐调味，煮沸，用湿淀粉勾芡，再炒至汤汁稠浓即成。

【功效】健脾开胃，理气化痰。适用于糖尿病并发高脂血症患者。

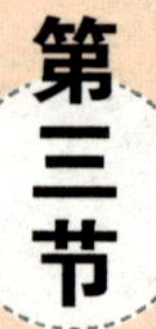

第三节 妊娠糖尿病患者的饮食方案

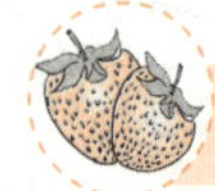

妊娠糖尿病患者的饮食原则

妊娠不同时期应合理增加营养素

妊娠糖尿病患者的营养素的供给量在保证满足母体和胎儿生长发育的同时，还要维持孕妇体重的合理增长。正常情况下，孕妇每月平均增加体重约为1500克，全妊娠过程增加体重6000～10000克。在妊娠的前4个月，营养供给量应与非妊娠糖尿病患者相似，以免体重增长过多。后5个月，每天增加热量838～1257千焦；每天增加蛋白质25克，全天蛋白质的摄入量不应少于100克，其中优质蛋白质应占1/3以上；在妊娠后期，为了使胎儿生长发育正常，糖类每天不应低于250克，钙、锌、铁和多种维生素必须供给充足，尽量选用乳、蛋、肉、豆制品和绿叶、黄色蔬菜，必要时补充无机盐和维生素制剂。凡有水肿或水肿倾向者须限制钠盐摄入量，可以用低盐或无盐饮食。对于肥胖孕妇，不宜选用低热量饮食降低体重，否则易影响胎儿的发育。

合理安排餐次

合理安排餐次，既可以预防高血糖，又可以防止低血糖的发生。对妊娠糖尿病患者来说，防止低血糖的最好方法就是每天至少保证三餐。即使有妊娠反应也应该坚持早餐。轻度反应者可选食一些清淡无油的食品代替常规饮食。重度反应者要在医生的指导下进行治疗。使用胰岛素或口服磺脲类（国外尚有用）药物的患者要增加2～3次用餐，尤其临睡前加餐必不可少，防止夜间出现低血糖。

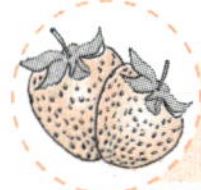

专家提示

妊娠糖尿病孕妇的饮食与一般孕妇相似，只是需要控制每餐的饮食摄取量、密切观察体重，必须按医师指导做自我血糖检测、尿酮测试。

妊娠糖尿病患者的三餐食谱推荐

方案一		
早　餐	午　餐	晚　餐
豆腐脑250克 杂粮馒头50克 煮鸡蛋1个	盐水虾100克 木耳炒白菜190克 虾皮冬瓜汤100毫升 荞麦面条100克	青椒肉丝130克 丝瓜鸡蛋汤100毫升 芹菜拌海米110克 大米饭100克
方案二		
早　餐	午　餐	晚　餐
牛奶250克 蒸鸡蛋羹50克 杂粮馒头50克	炒苋菜150克 冬瓜肉片汤125毫升 莴笋炒肉片125克 大米饭100克	红烧豆腐50克 清蒸鱼100克 蔬菜水饺200克

方案三		
早　餐	午　餐	晚　餐
煮鸡蛋1个 小米粥50克 牛奶250毫升	拌黄瓜80克 炒绿豆芽200克 大米饭100克 蒸扁鱼100克 虾皮菜秧榨菜汤150毫升	青椒肉丝130克 肉丝炒芹菜130克 大米饭100克 三丝紫菜汤110毫升

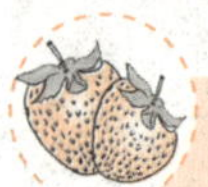

妊娠糖尿病患者的养生食疗方

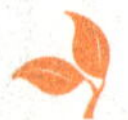

糖醋山药蛋块

【原料】山药300克，植物油、面粉、醋、糖各适量。

【做法】将山药洗净，去皮，切成滚刀块。 炒锅烧热，加植物油适量，烧至六成热时，将山药块放入，炸至起皮呈黄色捞出，沥油。炒锅控净油，加醋及糖水，烧开后再倒入山药块，用面粉80克（面粉50克加水）使汁收浓，裹匀山药块，即成。

【功效】山药含有黏液蛋白，有降低血糖的作用，可用于治疗糖尿病，是糖尿病患者的食疗佳品。

玉竹炒藕片

【原料】玉竹、莲藕各200克，胡萝卜50克，盐、姜汁、胡椒粉、植物油各适量。

【做法】玉竹洗净，去根须，切段，焯熟，沥干；莲藕洗净，切片，焯水；胡萝卜去皮，切片。锅上火放植物油烧热，倒入藕片、玉竹段、胡萝卜片炒至断生，加精盐、姜汁、胡椒粉翻炒均匀，加味精即可装盘。

【功效】莲藕健脾开胃、益血生肌、止泻；玉竹养阴润燥、生津止渴，两者同烹，适用于各型糖尿病孕妇常食。

第五章

不同年龄段糖尿病患者的饮食方案

随着糖尿病患者呈年轻化趋势，不同的年龄段都会有糖尿病患者。那么，老年人、儿童、青少年、更年期糖尿病患者的饮食原则各是什么？他们的一日三餐如何吃才更科学？有哪些适合他们各自的食疗方呢？

第一节 老年糖尿病患者的饮食方案

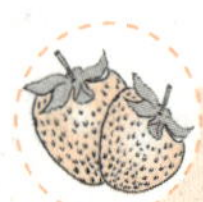

老年糖尿病患者的饮食原则

控制与补充并重

控制与补充并重主要是指老年患者的饮食，既要控制饮食，又要保证身体所需营养物质的充足供应，并将体重控制在理想水平。老年糖尿病患者的饮食治疗应按病情、生活习惯、体力消耗及经济条件个别制定，所以，蛋白质、脂肪等营养物质的限制和补充应根据患者自身的体重决定。

适当控制自身体重

体重的规范要求主要是对肥胖老年糖尿病患者做出的，因为体重对病情的控制和疾病的治愈有着重要影响，一般来说，达到理想体重后糖耐量往往会显著改善。患者每日控制热量摄入，还应进行适当的减肥，将体重稳定在理想水平。降低总热量，逐渐减少体重可按下述公式：总热量（卡）−250卡+30分钟活动＝逐渐降体重。

血脂和胆固醇的控制

对于高血脂症的老年糖尿病患者，治疗还应根据血脂情况对

饮食和治疗做相应调整，比如胆固醇比较高的患者应采取低胆固醇饮食；三酰甘油高的患者应严格控制碳水化合物摄入等。

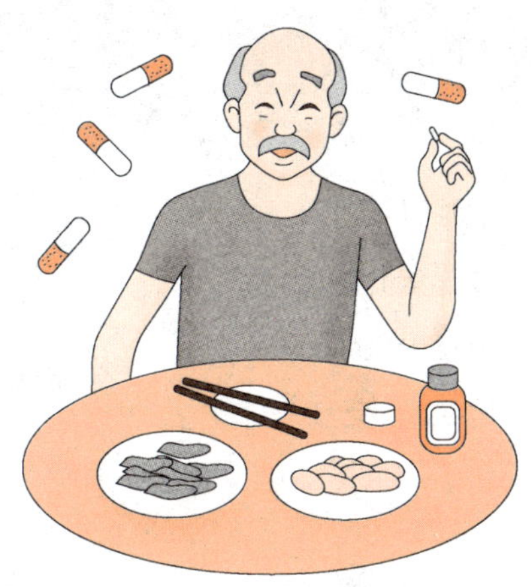

降糖药物的服用

对于采取药物治疗的老年糖尿病患者来说，日常饮食应配合药物治疗，建议患者遵循少食多餐的饮食原则，将每日三餐分为四餐吃，也就是晚上睡前再加餐一次，这对药物作用的发挥有极大的促进作用。

专家提示

由于老年人基础代谢率下降、体力活动减少且体内脂肪组织比例增加，导致老年人对热量的需要相对减少，因此每日膳食总热量的摄入量应适当减少，多食用优质蛋白质，保证营养均衡。

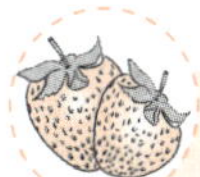

老年糖尿病患者的三餐食谱推荐

方案一		
早　餐	午　餐	晚　餐
牛奶250克 煮鸡蛋1个 馒头50克 酱豆腐20克	米饭100克 葱烧海参100克 泡菜50克 菜汤	绿豆粥100克 花卷50克 酱牛肉50克 芹菜拌豆干100克

方案二		
早　餐	午　餐	晚　餐
豆浆250克 煮鸡蛋1个 小烧麦25克 泡菜20克	牛肉面200克 拌萝卜丝50克 紫菜汤	米饭100克 三鲜沙锅豆腐250克
方案三		
早　餐	午　餐	晚　餐
小米粥200克 煮鸡蛋1个 豆腐干拌菠菜50克	猪肉包子150克 拌黄瓜丝100克	绿豆粥100克 馒头50克 蒜苗炒豆腐100克 生番茄100克

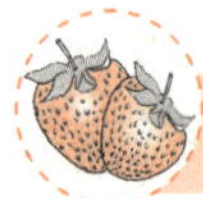

老年糖尿病患者的养生食疗方

西瓜盅

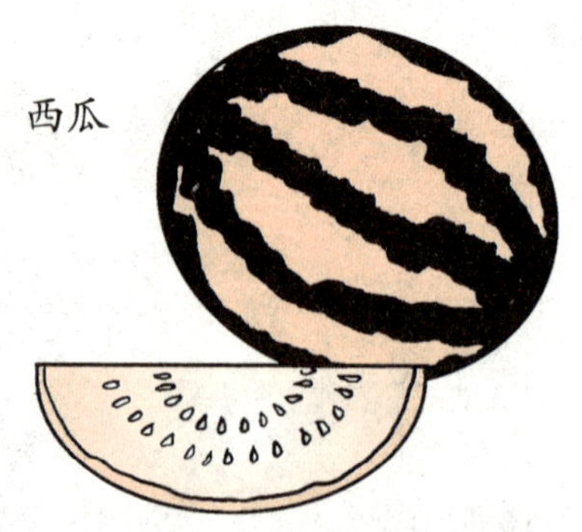

【原料】西瓜1个，胡椒仁30克，松仁、杏仁各20克，鸡丁100克，火腿丁、龙眼肉各50克。

【做法】西瓜洗净，挖下瓜把为盖，挖出瓜瓤，把其他配料装入西瓜内，上盖，隔水用火蒸3小时即成。

【功效】对糖尿病引起的心胃有热、津液耗伤有疗效。

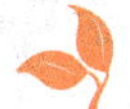

生津滋胃饮

【原料】绿豆30克，鲜青果25克，竹叶6克，橙子2个。

【做法】把青果去核，橙子带皮切碎，与绿豆、竹叶同煮1小时。

【功效】生津滋胃、清肠胃热邪；对肠胃热盛型糖尿病有疗效。

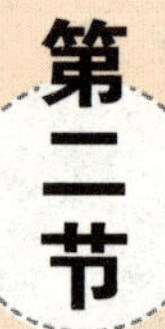

第二节 儿童、青少年糖尿病患者的饮食方案

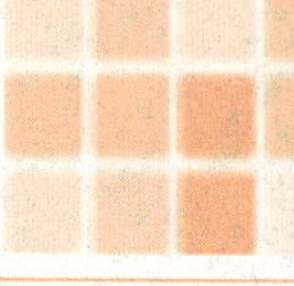

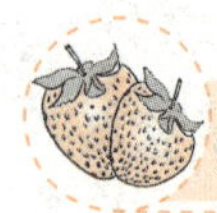

儿童、青少年糖尿病患者的饮食原则

儿童糖尿病患者正处于生长发育期，要将患儿的代谢水平控制在正常范围内，随着年龄的增长适当增加饮食量，需要制定适合儿童的个体化饮食管理，以保证儿童正常的生长和青春期发育。

儿童在生长发育期所需营养素和热量较多，应根据患者的体格、饮食和活动量定出每日所需的热量。每日应摄入粮谷类、蔬菜水果类、肉蛋类、乳豆类和油脂类五大类食物，而且比例要均衡。任何一种单一的食物都不能满足人体每日所需的40余种营养素，而且许多食物中的营养素成

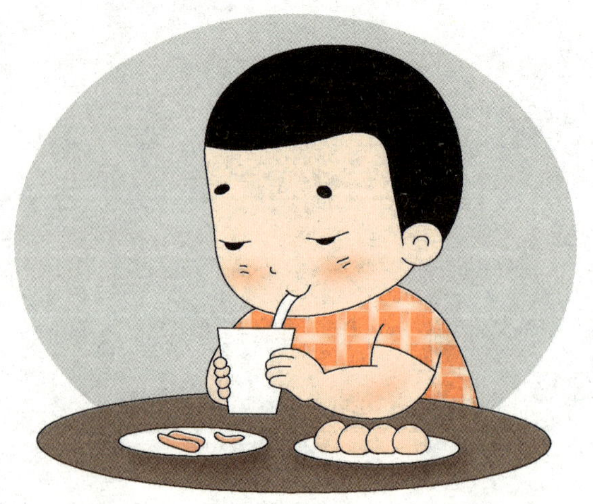

分对人体的益处还尚未明了。因此，摄入种类齐全、数量充足、搭配合理的多种食物，才能达到维护健康、抵御疾病的目的。同时，还应避免糖尿病儿童肥胖的发生，计算好每日所需的营养量。每日所需热量可用公式热量（千卡）＝1000+年龄×（80~100）来计算。10岁以内每岁100千卡，10岁以上用70~80千卡，应根据患者的体格、饮食和活动量定出每日所需热量。如参加大运动量锻炼者，将全日热量增加10%～20%。在每日总热量中，糖类占50%，蛋白质占20%，脂肪占30%。

获取蛋白质应多食禽、鱼、肉及牛奶类食物。脂肪应以植物油（不饱和脂肪）为主，避免肥肉和动物油，应坚持低脂肪、粗制碳水化合物（糙米、玉米）食品，克服吃零食的不良饮食习惯。

儿童糖尿病患者需终身饮食治疗，平时既要按治疗饮食要求摄取营养素，又要兼顾饮食习惯、年龄特点，尽可能做到花色品种丰富，美味可口，质地细软，易于消化。全天膳食可分为三次主餐和三次点心，早餐和午餐分别占总热量的25%，晚餐占总热量的30%，三餐间2次点心各占总热量的5%，睡前点心占总热量的10%。每日应定时、定量用餐。

专家提示

冬春季节是儿童糖尿病的高发期。因为此时病毒比较活跃且感染的机会多，具有糖尿病发病倾向的儿童容易因为病毒感染而诱发糖尿病。因病毒感染所致的糖尿病有的在几个月以后才会有临床表现，也可能几年以后才发生糖尿病。所以，在冬春季节，较肥胖及有家族糖尿病遗传倾向的儿童要注意保暖防护，避免受病毒侵袭而诱发糖尿病。

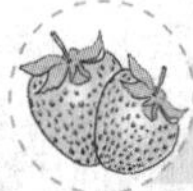

儿童、青少年糖尿病患者的三餐食谱推荐

方案一		
早　餐	午　餐	晚　餐
蒸蛋羹1份（鸡蛋1个） 麻酱小花卷50克 牛奶200克	大米饭150克 虾仁油菜心150克 番茄炒茄片130克 猕猴桃200克	拌面条130克 肉末炒干丝100克 肉末扁豆75克
方案二		
早　餐	午　餐	晚　餐
牛奶200克 鸡蛋1个 混沌50克 荞面面包25克 凉拌黄瓜100克	米饭100克 素炒芹菜100克 肉炒柿子椒125克 排骨萝卜汤100毫升 午点：苹果100克	鲜笋炒生鱼片110克 瘦肉豆腐 番茄紫菜汤200毫升 莜麦面馒头100克 晚点：葡萄50克
方案三		
早　餐	午　餐	晚　餐
脱脂牛奶250克 馒头50克 小菜少许	大米饭100克 鲫鱼80克 熬菠菜100克 炒绿豆芽150克 烹调油10克（1汤匙）	大米饭100克 番茄150克 炒鸡蛋1个 煮空心菜100克 烹调油10克（1汤匙） 加餐：煮汤面（面粉）25克

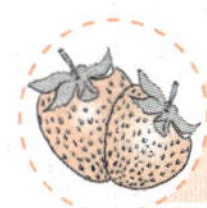

儿童、青少年糖尿病患者的养生食疗方

绿豆南瓜羹

【原料】绿豆250克，南瓜500克。

【做法】南瓜切块，同绿豆一起，加水适量，煮熟后，分餐食用。

【功效】适用于有中消症状（如消谷善饥）的儿童糖尿病患者，常食有稳定血糖的作用。

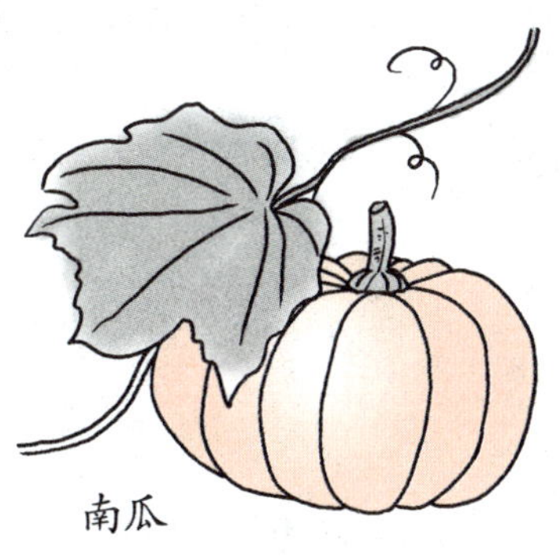
南瓜

蚌肉苦瓜汤

【原料】苦瓜150～250克，蚌肉50～100克。

【做法】将活蚌放清水中养2天，然后取蚌肉，与苦瓜共煮汤，熟后酌加油、精盐调味，即可服食。

【功效】适用于儿童糖尿病之偏于胃热阴虚者。

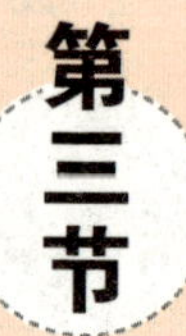

第三节 更年期糖尿病患者的饮食方案

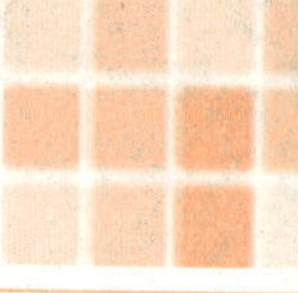

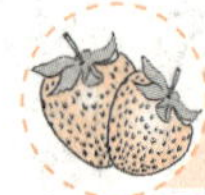

更年期糖尿病患者的饮食原则

坚持低糖、低脂、正常蛋白质是更年期糖尿病患者的饮食原则。饮食控制应通过合理计算。

摸索自己进餐与血糖，尤其是尿糖变化之间的规律，对于稳定病情，合理用药，有十分重要的意义。采取低热量饮食，主食的限制可采取递减或骤减的方法，骤减可及时减轻胰岛细胞的负担，一般效果更好些。如饥饿感强烈，可选食含糖量少的蔬菜充饥。中型和重型患者在药疗的同时，也要注意饮食节制。每日主食和副食的摄入量应按医生的规定，并要相对固定，以免引起血糖波动太大使尿糖不易控制，甚至出现低血糖反应。

更年期糖尿病治疗原则之一是禁止食用含糖量高的甜食。糖和甜食，应为禁食之列。水果要视病情而定，病情不稳定时或严重时不吃，控制得较好时，可少量吃，且要观察对尿糖、血糖的影响，使尿糖、血糖明显增高的水果最好不吃。

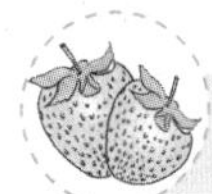

更年期糖尿病患者的三餐食谱推荐

方案一		
早　餐	午　餐	晚　餐
豆浆300克 煮鸡蛋1个 咸饶饼50克	米饭100克 莴笋炒鸡丝125克 蒜蓉苦瓜100克 菠菜豆腐汤100毫升	米饭100克 三鲜沙锅豆腐120克 素炒蒿子秆150克
方案二		
早　餐	午　餐	晚　餐
芹菜粥100克 酱牛肉50克 红油拌黄瓜腐竹50克 馒头50克	香菇鸡块50克 蒜蓉生菜100克 豆腐条白菜汤150毫升 花卷100克	菜肉馄饨50克 椒盐火烧50克 卤鸡翅1块 蒜蓉拌苋菜200克
方案三		
早　餐	午　餐	晚　餐
纯牛奶250克 馒头50克 芹菜拌豆干100克	沙锅羊肉萝卜200克 烩茄丝100克 蒸饼100克	五仁粥100克 烙发面饼75克 锅塌豆腐100克 木耳炒白菜150克

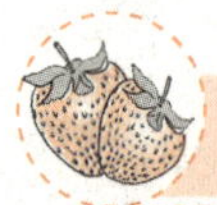

更年期糖尿病患者的养生食疗方

苦瓜炒胡萝卜

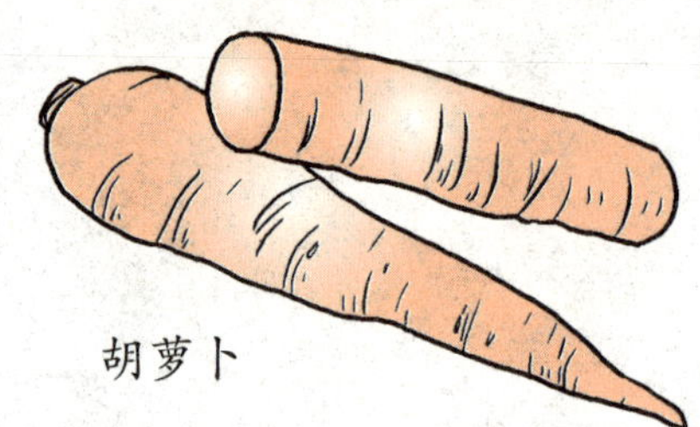
胡萝卜

【原料】鲜苦瓜2根（约100克），胡萝卜5根（约100克），植物油、精盐、味精、葱、姜各适量。

【做法】苦瓜洗净，去瓤、籽后切片；胡萝卜洗净，刮去外皮，切成薄片。苦瓜片、胡萝卜片同入已烧六成热的油锅中，急火快炒，加佐料调味即成。

【功效】佐餐适量食用，可连食数月，有降血糖功效，适用于糖尿病患者。

韭菜炒桃仁

【原料】韭菜250克，核桃仁60克，麻油、精盐各适量。

【做法】韭菜洗净，切成寸段，备用。核桃仁入沸水焯约2分钟，捞出后撕去表皮，冲洗干净，沥干。炒勺烧热后，倒入麻油，烧至六成熟时，下核桃仁炒至色黄，再下韭菜一同翻炒，撒入精盐，炒匀装盘即成。

【功效】可单食，也可佐餐，每日1～2次，常服有滋补肺肾、温阳育阴的功效。适用于阴阳两虚型糖尿病及肾气不固之遗精、带下、小便频数等症。

第六章

糖尿病并发症患者的最佳饮食方案

糖尿病及其并发症患者饮食一定要根据自己的情况，选择适合自己的饮食方案，不能像健康人那样随意品尝美味佳肴。那么，各种不同类型的糖尿病并发症患者应如何设计自己的饮食方案才能吃得更健康呢？

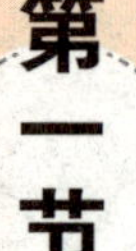

第一节 并发心脑血管病患者的饮食方案

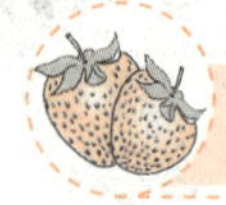

并发心脑血管病患者的饮食原则

糖尿病并发心脑血管病的患者要多吃如淀粉、标准面粉、玉米、小米、燕麦等含植物纤维较多的食物，促进肠道蠕动，有利于胆固醇的排泄。

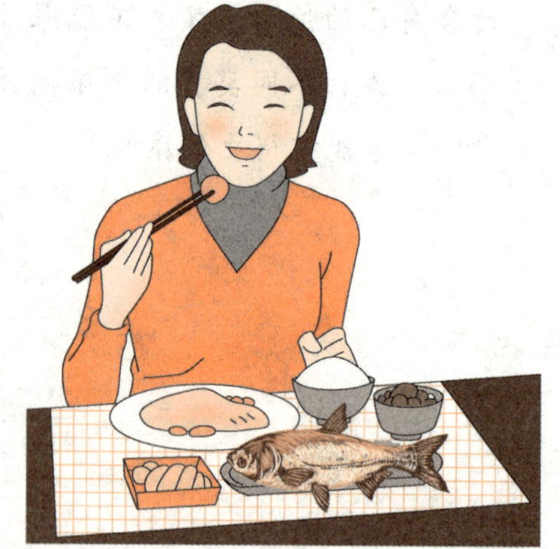

可多吃一些鱼。海鱼含有不饱和脂肪酸，能使胆固醇氧化，从而降低血浆胆固醇，还可延长血小板的凝聚，抑制血栓形成，预防脑卒中（中风），还含有较多的亚油酸，对增加微血管的弹性、预防血管破裂、防止高血压并发症有一定作用。

蛋白主要从大豆中摄取植物蛋白，鱼类蛋白质每周吃2～3次。多吃含钾、钙丰富而含钠低的土豆、芋头、茄子、海带、莴笋、冬瓜、牛奶、酸牛奶、芝麻酱、虾皮、绿色蔬菜等。还要食用含镁丰富的食品，如绿叶蔬菜、小米、荞麦面、豆类及豆制品，以舒张血管达到降压作用。

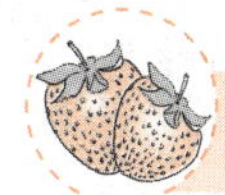

并发心脑血管病患者的三餐食谱推荐

早 餐	午 餐	晚 餐
大枣粥150克 蒸鸡蛋羹（鸡蛋1个） 拌黄瓜50克 馒头50克	大米饭50克 肉丝汤面50克 肉末豆腐125克 炒绿豆芽200克 烹调用油5克	煮面条100克 菠菜100克 豆腐干50克 炒芹菜150克 烹调用油5克

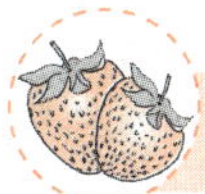

并发心脑血管病患者的养生食疗方

山楂荷叶茶

【原料】鲜山楂25克，鲜荷叶1/2张。

【做法】将鲜山楂洗净，切碎。将鲜荷叶洗净，切成小方块，与切碎的鲜山楂同入锅中，加水适量，浓煎2次，每次15分钟，合并2次煎液即可饮用。代茶，频频饮用，当日饮完。

【功效】适用于糖尿病并发冠心病，证属食积瘀滞型，证见胸焖气短、烦渴多饮、脘胀纳呆。预防肝炎效果明显。

山楂枸杞子饮

【原料】山楂、枸杞子各几粒。

【做法】将山楂、枸杞子一同放入杯中，冲入沸水，泡半个小时后饮用即可。

【功效】枸杞子有保肝、降压、降胆固醇的作用，与山楂一起食用具有补肝益肾、补血益智的功效。适用于治疗糖尿病并发气滞血瘀型冠心病患者。

第二节 并发肾病患者的饮食方案

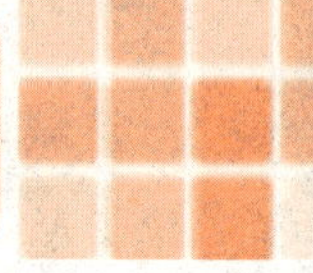

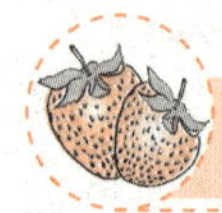

并发肾病患者的饮食原则

摄入充足维生素、微量元素，特别是B族维生素、维生素C 和锌、钙、铁等，可对肾脏起保护作用。

严格控制食盐摄入量。糖尿病患者平时的钠盐摄入不宜过高，为了保护肾脏，减轻其工作负荷，糖尿病患者的菜肴应尽可能味淡一些，食盐摄入量应每天在5克以内，严重肾衰时还应限制摄入的水量。糖尿病肾病患者如果肾功能衰竭严重，还要根据具体情况采取低钠或无盐饮食。

适当限制钾和蛋白质的摄入。因为糖尿病肾病极易出现酸中毒和高钾血症，一旦出现，将诱发心律紊乱和肝昏迷。以麦淀粉饮食替代主食，这样可以达到限制蛋白质的摄入量，以碳水化合物和脂肪作为能量的主要来源，而且身体所必需的蛋白还需优质动物蛋白，这就要求糖尿病肾病患者在碳水化合物和脂肪上严格控制。用麦淀粉替代主食，既可以在限量范围内提高优质蛋白质摄入的比例，又保证了在低蛋白质饮食的情况下摄入充足的能量。如市售麦淀粉（澄粉）、玉米淀粉、绿豆淀粉、土豆淀粉以及粉丝、凉皮、藕粉等；还有水晶蒸饺、水晶蒸包等食品；土豆、山药等根茎类蔬菜的淀粉含量高，蛋白质含量低，也可适当食用。

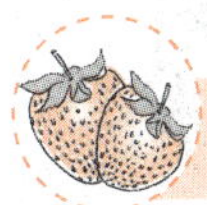

并发肾病患者的三餐食谱推荐

方案一		
早　餐	午　餐	晚　餐
大米粥100克 煮鸡蛋1个 豆腐干50克 烹调用油5克 （1/2汤匙）	大米饭100克 炒小白菜200克 水煮牛肉50克 烹调用油5克 （1/2汤匙）	大米饭100克 炒菠菜250克 清蒸鱼80克 烹调用油10克 （1汤匙）
方案二		
早　餐	午　餐	晚　餐
牛奶250克 饼50克 拌绿豆芽50克	捞面条100克 绿豆芽150克 黄瓜丝50克 肉末豆干炸酱50克	玉米渣100克 素包子75克 拌海带丝100克 素焖扁豆150克

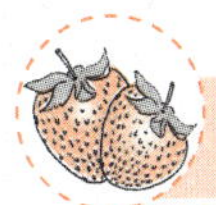

并发肾病患者的养生食疗方

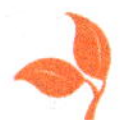

扁豆鸡丁

【原料】鸡胸肉50克，扁豆250克，葱花、姜片、料酒、胡椒粉、干淀粉、精盐、鸡精各适量，植物油4毫升。

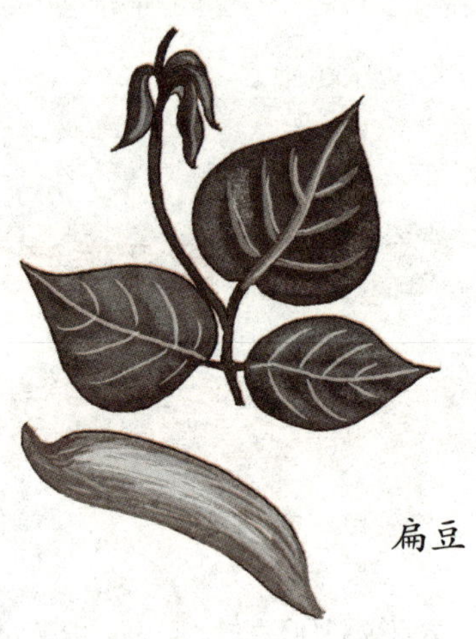
扁豆

【做法】扁豆去除头尾，摘除筋切段，放入开水锅中汆烫熟，捞出，沥干水；鸡胸肉洗净，切丁，加入盐、料酒、胡椒粉、干淀粉，腌渍15分钟，放入热油锅中炸熟。炒锅内放植物油烧至七成热，放入葱花、姜片爆香，放入扁豆和鸡丁用大火煸炒均匀，加入盐、鸡精调味即可。

【功效】扁豆含有多种维生素和矿物质，具有益气补肾的功效，还可增强免疫能力，对糖尿病肾病有一定的辅助治疗作用。

平菇豆腐汤

【原料】豆腐2块，平菇100克，葱花、精盐、胡椒粉各适量，蒜蓉豆瓣酱1大匙，植物油4毫升。

【做法】平菇去杂质，洗净，撕成薄片，待用；豆腐洗净，切小块。锅中放植物油烧热，放入豆腐，炸至金黄捞起，控净油，待用。锅留底油，放入蒜蓉豆瓣酱爆香，加入清水，烧开，放入平菇，烧至出味及汤浓。最后加入豆腐，待再度烧开时，加入盐、胡椒粉调味，即可盛起，撒上葱花，趁热食用。

【功效】降糖益肾。适用于糖尿病肾病患者食用。

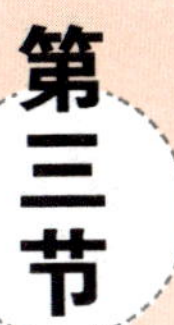

第三节 并发眼病患者的饮食方案

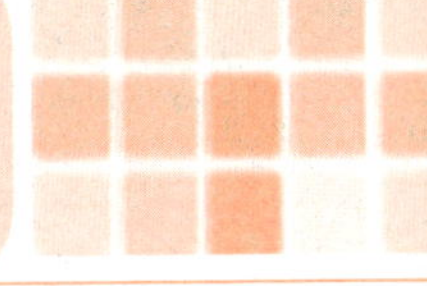

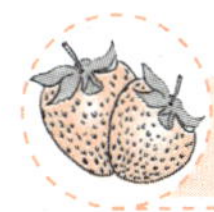

并发眼病患者的饮食原则

不要吃含糖量高的水果、饮料等，血糖如果控制较好，水果可以适当吃一些，但切忌过量，并且一定要计算在每天的总热量中。

每天计算总热量，不要超标。蛋白质占总热量15%左右，脂肪占25%，碳水化合物占60%左右均可。油类食物以植物油为主，常见的有花生油、豆油、菜子油等，这些油类能减少血脂的升高。尽量不用动物油，不吃含胆固醇高的食物，如蛋黄等。

糖尿病眼病比如糖尿病眼底出血，是因为阴虚肝热引起，所以要以滋阴清肝热的食品为主，常见的主食有豆类、玉米面、荞麦面；而蔬菜应以绿叶菜为主，如白菜、芹菜、菠菜、小白菜等。

切忌辛辣食品，辣椒、生葱、生蒜等都是不宜多吃的。油炸食品也不宜多吃，容易引起血糖升高，导致病情加重。此外，实验证实，每天吃一个番茄，能有效防止眼底出血。

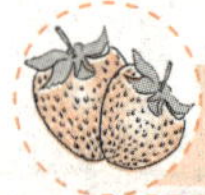

并发眼病患者的三餐食谱推荐

方案一		
早　餐	午　餐	晚　餐
小米粥100克 煮鸡蛋1个 花卷50克 凉拌菠菜50克	米饭100克 炒鳝鱼糊100克 小白菜汤100毫升	绿豆粥100克 花卷50克 酱牛肉50克 芹菜拌豆干50克
方案二		
早　餐	午　餐	晚　餐
豆浆250克 煮鸡蛋1个 花卷50克	米饭100克 清蒸草鱼100克 香菇油菜100克	沙锅排骨小白菜100克 木耳青笋片100克 馒头50克

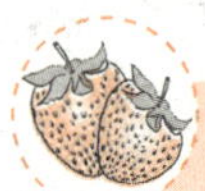

并发眼病患者的养生食疗方

荷兰豆炒甜椒

【原料】荷兰豆300克，红甜椒1个，姜末5克，精盐、橄榄油各适量。

【做法】荷兰豆择洗干净；红甜椒去蒂及籽，洗净，切条。锅中放入橄榄油烧热，下入姜末炒香，放入红甜椒条大火翻炒变软，然后加入荷兰豆，翻炒2分钟，加入精盐、少许水，炒匀即可装盘

食用。

【功效】甜椒含有丰富的维生素E，可促进胰岛素的分泌，能有效预防糖尿病引起的视网膜病变等并发症。

蒜薹木耳炒鸡蛋

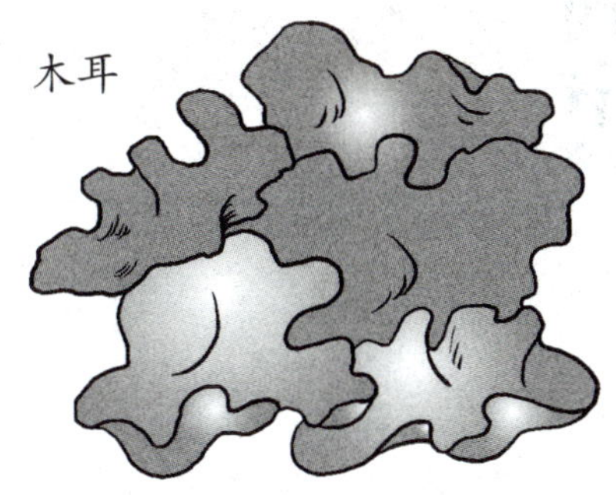

【原料】蒜薹250克，水发木耳25克，鸡蛋1个，精盐适量，植物油4毫升。

【做法】蒜薹择洗干净，切段；水发木耳择洗干净，撕成小片；鸡蛋打入碗中，搅打开。炒锅放植物油烧至四成热，倒入鸡蛋，炒熟，盛出。炒锅留底油，放入蒜薹和木耳翻炒至熟，倒入炒好的鸡蛋，加入盐调味即可。

【功效】蒜薹所含的大蒜辣油、蒜素以及硫醚化合物，具有降低血糖的功效，且蒜薹中的胡萝卜素的含量较高，多吃可以保护眼睛、预防眼病，非常适合糖尿病合并眼病的患者食用。

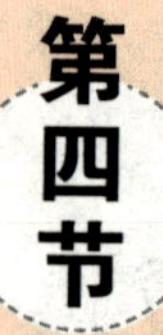

第四节 并发神经病变患者的饮食方案

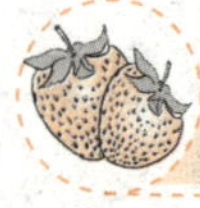

并发神经病变患者的饮食原则

均衡饮食

均衡的饮食应包括碳水化合物、水果、蔬菜、奶制品、肉类、禽类、鱼类和健康的脂肪。均衡的饮食可以帮助糖尿病神经病变患者保持正常的血糖，控制体重，延缓糖尿病神经病变的快速发展。

少食多餐

糖尿病引起的神经损伤和疼痛会让食欲下降，同时味觉也变差，因此少食多餐更可行。同时过少和过多的饮食，都会导致患者血糖的波动，加重糖尿病神经病变的病情，有些已经发生了糖尿病神经病变的患者，用餐后消化不良或厌食，少量多餐的饮食有助于糖尿病神经病变患者的病情控制，而且也有利于某些降糖药发挥药效。建议糖尿病神经病变患者每天可吃六餐饭，即每天吃3次少量的正餐，外加3次健康小吃，分别为早饭和午饭之间一次、午饭和晚饭之间一次和一次夜宵。

多食用健康的碳水化合物

碳水化合物消化得慢，可以给糖尿病神经病变患者提供更多的维生素、矿物质和膳食纤维。健康的碳水化合物如谷物、水果、蔬菜和低脂牛奶，碳水化合物有助于控制糖尿病神经病变患者的血糖，延缓糖尿病神经病变病情的进一步发展。

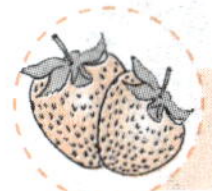

并发神经病变患者三餐食谱推荐

方案一		
早　餐	午　餐	晚　餐
小米粥25克 荠菜玉米面菜团子25克 蒜蓉拌黄瓜 卤鸡蛋1个	米饭100克 魔芋烧鸡块200克 清汤白菜200克	五仁粥50克 烙发面饼75克 锅塌豆腐75克 木耳炒白菜150克
方案二		
早　餐	午　餐	晚　餐
纯牛奶250克 馒头50克	米饭100克 莴笋炒鸡丝125克 蒜蓉苦瓜100克 菠菜豆腐汤100毫升	馒头50克 清炒虾仁75克 木耳菠菜75克 萝卜丝汤150毫升

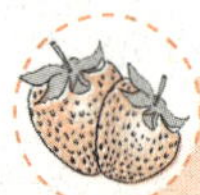

并发神经病变患者的养生食疗方

鸡血藤独活羊肉汤

【原料】羊肉250克，当归25克，黄芪、鸡血藤各50克，独活15克，生姜3片，味精、精盐少许。

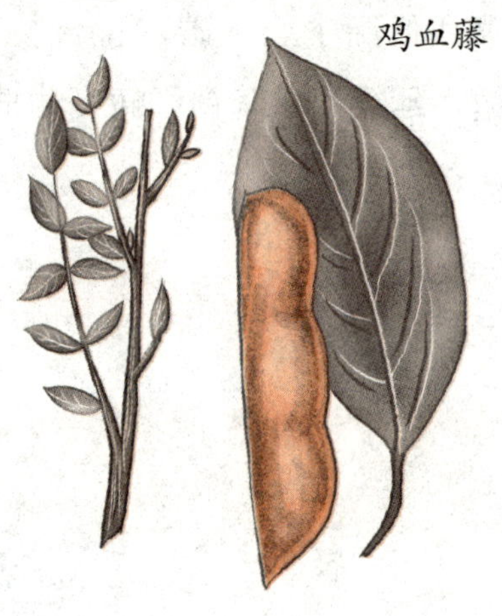
鸡血藤

【做法】羊肉洗净加姜汁搅拌，用瓦煲连同药材、羊肉加水8碗，慢火焖之，得汁2碗左右，加入调味品即可。

【功效】该汤有活血化瘀、祛风通络作用，适用于风湿入络、气血阻滞所致的肌肤麻木、感觉迟钝或肢体疼痛者。

当归蹄膝汤

【原料】猪蹄1只，竹笋100克，香菇3朵，当归、牛膝、黄芪各10克，杜仲15克，生姜3片，葱、姜、蒜、精盐各适量。

【做法】将猪蹄用热水洗净，入锅后加适量水，放入葱姜蒜，慢火炖。将药材加水，用2碗水煎成1碗。香菇水浸后切丝，竹笋切成块。待猪蹄煮烂后加入药汁、香菇、竹笋共煮。

【功效】该汤能行气活血、强健腰脚，适用于风湿气虚、瘀血阻络所致的行走不稳、肢体麻木、头晕头疼或肢体感觉异常者。

第五节 并发足部病变患者的饮食方案

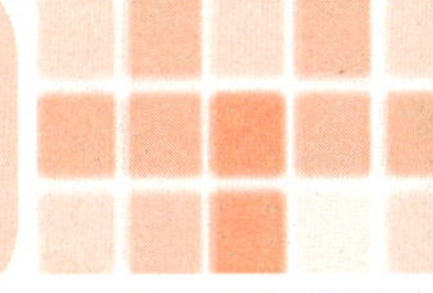

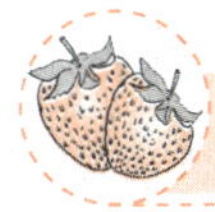

并发足部病变患者的饮食原则

每顿八分饱，下顿不饥饿。切莫大量进食，大量进食可能造成血糖迅速升高，而高血糖持续时间长的话，则会加重胰岛负担。若中间感到饥饿，可采用少食多餐的方法适量加餐，这样可避免一次大量进餐后血糖明显升高。进食时间规律，不吃或少吃零食。

三大营养素组成比例合理搭配。在总热量确定的前提下，适当提高碳水化合物含量，保证足够的蛋白质供应，减少脂肪，特别是动物脂肪的摄入，限制胆固醇，这也是糖尿病足部病变患者的饮食注意事项。（1）主要提供碳水化合物和B族维生素的饮食有谷类、薯类、干豆类。（2）主要提供蛋白质、脂肪、维生素A、矿物质的食品是动物性食品和干豆类。（3）提供膳食纤维、矿物质、维生素、胡萝卜素的食品主要是蔬菜和水果。

饮食限量、切忌饭后立即吃水果也是糖尿病足部病变患者的饮食注意事项。烹饪口味宜淡，尽量采用低钠饮食，防止高血压的发生。热量安排，既要充分考虑减轻胰岛β细胞负担，又要保证机体正常生长发育的需求，这是糖尿病足病的饮食注意事项。

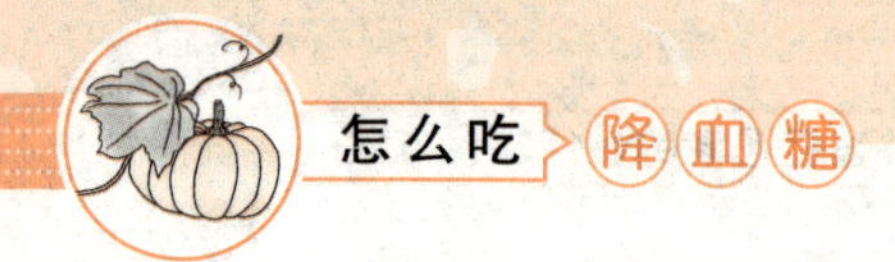

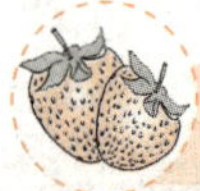

并发足部病变患者的三餐食谱推荐

方案一		
早 餐	午 餐	晚 餐
牛奶250克 煮鸡蛋1个 无糖糕点50克	豆面窝头100克 红烧肉豆腐干100克 木耳炒白菜100克 鸡蛋紫菜汤100毫升	米饭75克 肉片扁豆50克 口蘑冬瓜100克 番茄黄瓜汤100毫升
方案二		
早 餐	午 餐	晚 餐
牛奶250克 煮鸡蛋1个 全麦面包片50克	水饺150克 虾皮菠菜汤200毫升	大米饭75克 肉丝炒苦瓜75克 白菜豆腐75克 冬瓜汤100毫升

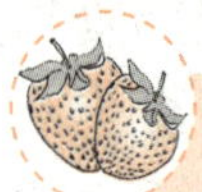

并发足部病变患者的养生食疗方

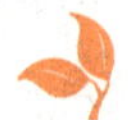

冬瓜豆豉粥

【原料】薏米、粳米各30克，冬瓜仁20克，淡豆豉15克。

【做法】先将冬瓜仁、淡豆豉洗净，煎取药汁，去渣，再与洗净的粳米、薏米合煮为粥。每日1～2次，温热服食。

【功效】适用于糖尿病并发糖尿病足的治疗，证见下肢水肿、

下肢发凉、血液循环不良。

五加皮粥

【原料】五加皮15克，肉糜50克，大米100克，香菇3朵，葱、米酒、精盐各适量。

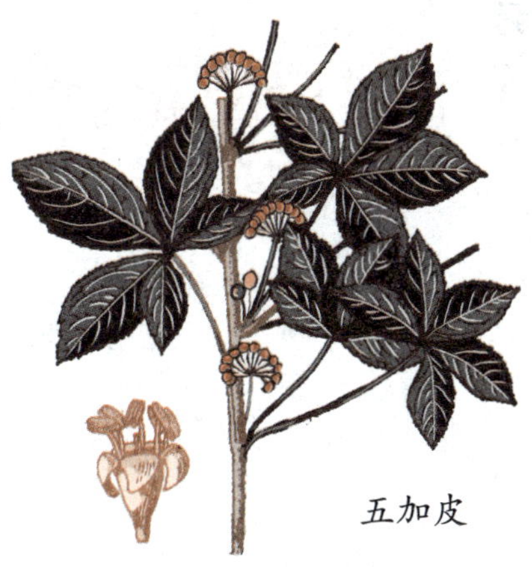

五加皮

【做法】香菇泡软去蒂切丝，葱切段，五加皮加1碗水煮成1/4碗药汁，将大米煮成粥。先爆香葱，再加入香菇丝、肉、米酒、精盐拌炒，拌炒好后装盘备用。将所有材料放入锅中焖约5分钟即成。

【功效】强关节、祛风湿。适用于糖尿病足部病变的治疗，证见风湿痹痛、腰膝软弱、行走无力等。

第六节 并发皮肤病变患者的饮食方案

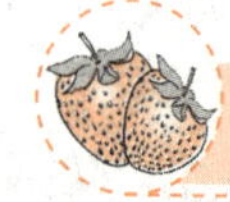

并发皮肤病变患者的饮食原则

糖尿病皮肤病患者忌食辣椒、大蒜、芥末、胡椒；虾、蟹、羊肉、牛肉等辛辣、温热刺激性的食物，这些食物会造成糖尿病患者皮肤瘙痒加剧，影响预后，对糖尿病皮肤病十分不利。

糖尿病皮肤病患者饮食治疗期间，要改善胃肠功能，提倡清淡饮食，多食些新鲜蔬菜、水果及高纤维食物，如白菜、芹菜、油菜、番茄、黄瓜、冬瓜、萝卜、胡萝卜、菠菜、苹果、荔枝、香蕉等。这类食物能缩短废物在肠道中的滞留时间，增加排便次数，改善肠道功能而消除便秘，缓解瘙痒。

食物烹调宜采用炖、煮、熬、蒸等方法，少用或不用炒、煎、烤、熏等烹调方法，以免助火生热，加重病情。

根据糖尿病皮肤病患者具体的临床表现予以适当的区别对待。若皮肤瘙痒，色红，搔之或遇热更甚，口干心烦者，则应多食清凉的蔬菜和水果；如皮肤干燥、擦之脱屑、瘙痒不绝，遇风寒病情加重者，宜食用一些温散之品，如大枣、生姜、葱白、桂枝等。

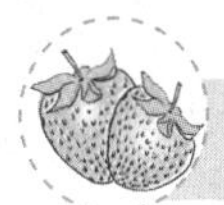

并发皮肤病变患者的三餐食谱推荐

方案一		
早　餐	午　餐	晚　餐
牛奶250克 煮鸡蛋1个 咸面包片50克	花卷100克 肉片鲜蘑黄瓜100克 素炒圆白菜100克 冬瓜香菜汤100毫升	大米饭75克 酱鸡翅50克 虾皮西葫芦125克 番茄鸡蛋汤100毫升
方案二		
早　餐	午　餐	晚　餐
馒头50克 豆浆300克 煮鸡蛋1个	大米饭100克 清蒸鱼50克 烩冬瓜条100克 黄瓜蛋汤100毫升	馒头50克 肉末豆腐50克 香菇菜心100克 紫菜汤100毫升
方案三		
早　餐	午　餐	晚　餐
牛奶250克 煮鸡蛋1个 燕麦粥50克	大米饭100克 葱爆牛肉洋葱100克 虾皮菠菜150克 黄瓜鲜蘑汤100毫升	发糕50克 氽丸子冬瓜150克 木耳炒白菜100克

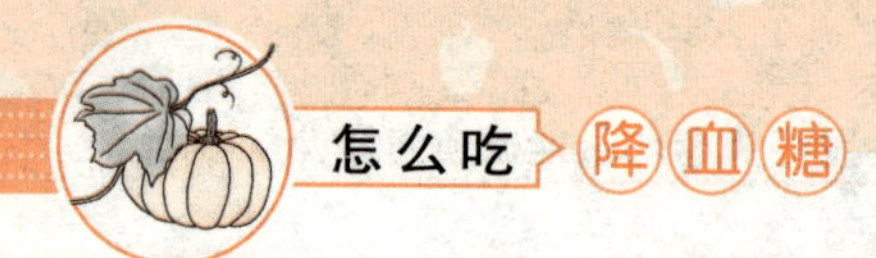

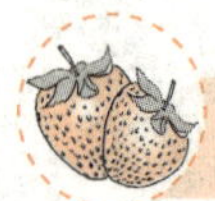

并发皮肤病变患者的养生食疗方

冬瓜汤

【原料】冬瓜200克，麻油、精盐各少许。

【做法】冬瓜切块加水煮熟，加入麻油、精盐等调味即可。

【功效】经常食用能去除体内多余的脂肪和水分，也适用于糖尿病患者充饥。

五品粥

【原料】生薏苡仁、赤小豆各50克，大芸豆、白扁豆各30克，高粱米40克。

【做法】将材料加水煮烂成粥，每日早晚各食1小碗。

【功效】健脾、利湿、消肿。

第七节 并发低血糖患者的饮食方案

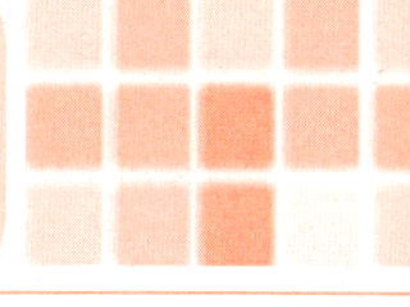

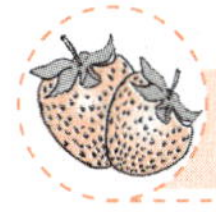

并发低血糖患者的饮食原则

糖尿病低血糖患者的饮食原则就是少量多餐，建议患者每天进食6～8餐。睡前吃少量零食及点心也会有帮助缓解低血糖。同时，患者可以尝试着经常交替食物种类，不要经常吃某种食物，因为过敏症常与低血糖症有关，食物过敏将会导致病情恶化。

饮食应均衡。当血糖下降时，可将纤维与蛋白质食品合用。每餐主食分配均匀，并配有含蛋白质和脂肪的食物。每天摄入适量蛋白质，蛋白质能够刺激胰岛素分泌，作用较缓慢，因此有利于防止低血糖的出现。纤维本身也可延缓血糖下降，两餐之间服用螺旋藻片，可进一步稳定血糖浓度。

随身携带点心。外出办事要按时吃饭，如果能预计无法按时吃饭，则应事先吃点东西，随身携带一些升血糖较快的食物。并且在活动量增加时，及时加餐。

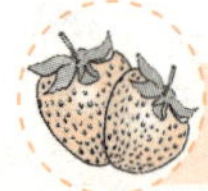并发低血糖患者的三餐食谱推荐

方案一		
早　餐	午　餐	晚　餐
小米粥100克 煮鸡蛋1个 拌黄瓜50克	汤面100克 肉丝炒白菜125克 丸子烧油菜125克 烹调用油5克 （1/2汤匙）	大米粥100克 酱肉50克 炒芹菜150克 烹调用油5克 （1/2汤匙）
方案二		
早　餐	午　餐	晚　餐
全麦面包50克 脱脂牛奶250克	馒头50 番茄豆腐汤200毫升 苹果1个	豆浆200克 苏打饼干50克 香蕉1个

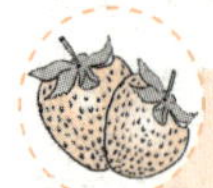并发低血糖患者的养生食疗方

虾皮腐竹

【原料】腐竹150克，虾米15克，黄瓜50克，冬笋25克，色拉油20毫升，大葱、姜各10克，花椒、精盐各5克，味精2克。

【做法】把黄瓜、冬笋均切成排骨片；把腐竹切成3厘米长的段，用沸水烫透捞出，用冷开水过凉，挤净水分装盘。虾米泡透淘

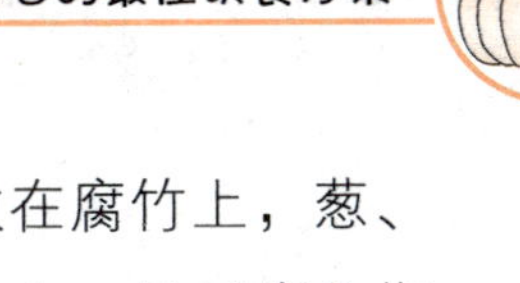

净泥沙，用色拉油炒好。把切好的黄瓜、冬笋片放在腐竹上，葱、姜丝放在黄瓜、冬笋上。把炒好的虾米放在葱姜丝上。最后浇花椒油（35毫升）焖一会儿，加精盐、味精，拌匀即成。

【功效】本菜富含蛋白质，可防止低血糖和高脂血症。

太史鳝羹

【原料】鳝丝250克，猪瘦肉100克，水发木耳50克，香菇5朵，蒜蓉，黄酒、葱丝、姜末、麻油、精盐、味精各适量。

【做法】将鳝鱼和猪瘦肉分别切成3厘米长的丝，鳝丝加黄酒、盐渍片刻。油烧至五成热时爆入蒜蓉、姜末，煸炒鳝丝、肉丝，烹黄酒、适量的水。煮沸后将木耳、香菇丝放入锅内，爆15分钟，调味后着薄芡，放上葱丝，淋上麻油即成。

【功效】可常食用，此菜具有补脾益气之功效。

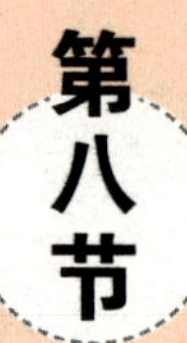

第八节 并发骨质疏松症患者的饮食方案

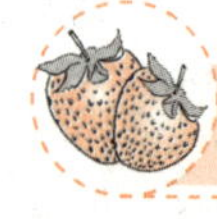

并发骨质疏松症患者的饮食原则

糖尿病患者合并有骨质疏松症时的饮食可以根据糖尿病患者的自身特点和骨质疏松的程度加以调整。

适当增加钙的摄入。每日应摄取800～1 200毫克钙，富含钙的食品有奶制品、豆制品、部分海产品、蔬菜、水果等。骨质疏松防治的关键是摄入足量的钙和促进食物中钙质的吸收。

维持食物正常的钙、磷比值，因为当钙、磷比值小于1∶2时，会使骨骼中的钙溶解和脱出增加，因此建议钙、磷比值保持在1∶1或2∶1的水平。各类家禽、大蒜、芝麻、杏仁、牛肉、马哈鱼等富含磷。另外，还应适当补充富含镁的食物，如豆腐、脱脂酸奶、麦芽、南瓜子等。

摄入充足的优质蛋白质和维生素C。奶类、蛋类、骨髓中都含有胶原蛋白和弹性蛋白，可促进骨的合成，利于钙的吸收。因此奶制品、豆制品都是钙的良好来源；维生素C对胶原合成有利，因此也要摄入。

补充维生素D和维生素A。维生素D促进钙的吸收，有利于钙的骨化，除了适量补充维生素D外，还应多晒太阳；维生素A参与骨有机质胶原和黏多糖的合成，老年人每日应摄取的维生素A为800微克，维生素A的来源包括蛋黄、动物肝脏、黄红色蔬菜以及水果。

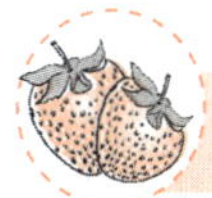

并发骨质疏松症患者的三餐食谱推荐

方案一		
早　餐	午　餐	晚　餐
花卷50克 牛奶250克 醋鸡蛋1个 拌黄瓜100克	大米饭100克 番茄250克 炒牛肉50克 素炒油菜100克 紫菜汤（紫菜10克） 烹调用油5克 （1/2汤匙）	大米饭75克 清蒸排骨150克 豆腐丝炒芹菜150克 烹调用油5克 （1/2汤匙）
方案二		
早　餐	午　餐	晚　餐
牛奶250克 鸡蛋1个 芝麻酱花卷50克	大米饭100克 海带排骨汤250毫升 素炒油菜200克 烹调用油10克 （1汤匙）	馒头100克 肉丝芹菜拌豆干200克 海米烧菜花200克

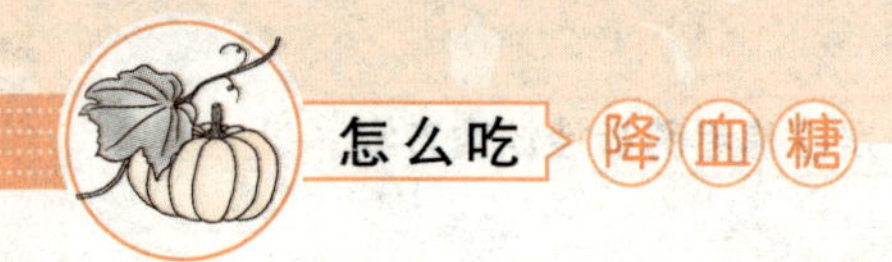

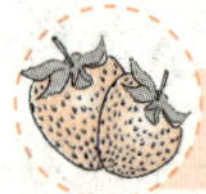

并发骨质疏松症患者的养生食疗方

海带炖排骨

【原料】小排骨100克，水发海带150克，葱段、姜片、蒜末、油、盐、干红辣椒各适量。

【做法】小排骨焯水备用；洗好的海带切小片；锅内放少量油，将葱段、姜片、蒜末、红辣椒煸炒出香味，再把排骨放进去炒至金黄色，添水烧开5分钟，加入海带、精盐，转中火炖5分钟后转小火慢炖30分钟后，至汤未干时关火，出锅装盘即可。

【功效】抗衰老、预防肥胖、防癌、抗癌、抗氧化。适用于糖尿病骨质疏松症患者。

猪脊骨羹

【原料】猪脊骨1具，枸杞子6克，甘草10克。

【做法】将枸杞子、甘草以纱布包扎，与猪脊骨一同放入锅中，加水适量，小火炖煮4小时即可。分顿食用，用量适中，以喝汤为主，并可吃肉及枸杞子。

【功效】具有补阴虚益髓之功效，适于糖尿病性骨质疏松症患者食用。

第七章

降“糖”美食，健康降血糖

看着桌子上丰富可口的饭菜，刚想吃一口，就被家人提醒，“医生说了，你不能吃这些”，于是换到手中的是一份凉拌黄瓜，食欲顿时下降了一半！其实，糖尿病患者只要选择适合自己的食物，饮食照样可以丰富多彩。这里推荐的各类美味食谱，可供糖尿病患者选择。

第一节 家常降"糖"菜谱

肉片焖扁豆

【原料】扁豆120克，瘦猪肉40克，植物油、甜面酱、蒜片、姜末、葱丝各适量。

【做法】瘦猪肉切片，扁豆择好洗净切段。油烧热后，先炒肉片，放入姜葱同炒，肉片变色后起锅。用余油炒扁豆，稍加温水，盖上锅盖焖熟，放入肉片及调味料，大火快炒几下即成。

【功效】健脾和中，消暑解毒，除渴止渴。用于治暑湿吐泻、脾虚呕逆、食少久泻、水停消渴等，并可解酒。防治糖尿病宜选用白扁豆。

韭菜炒虾肉

【原料】鲜虾肉500克（干虾肉250克），韭菜150克，盐等调味品适量。

【做法】用水泡软干虾肉，或直接将鲜虾肉洗净备用。韭菜洗净切段。锅中加油适量烧热，将虾肉与韭菜同入锅内炒熟，加精盐等调味品即成。

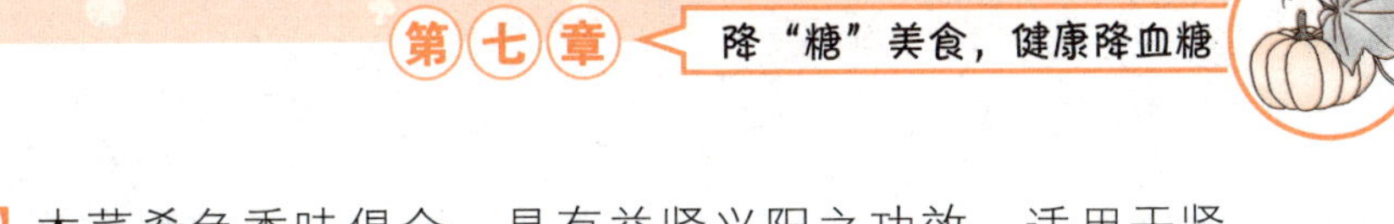

【功效】本菜肴色香味俱全，具有益肾兴阳之功效。适用于肾阳不足型糖尿病患者。

辣椒土豆鸡丁

【原料】辣椒100克，土豆、鸡丁各150克，调味品适量。

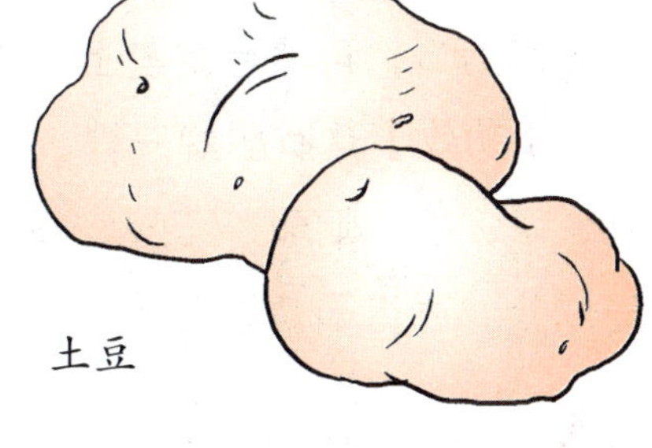
土豆

【做法】辣椒切丝，土豆切片，与鸡丁常法油炒，红烧或白烧均可，调味。

【功效】益气健脾，温中和胃，祛风利湿，降糖。适用于慢性胃炎（胃寒型）、腹中虚寒、糖尿病、糖尿病足部病变。

鸭块白菜

【原料】白菜150克，鸭肉80克，盐、料酒、花椒各适量。

【做法】将鸭肉切块，加水煮沸去浮沫，加入料酒、花椒，用文火炖酥。白菜切段，放锅内炖熟，调味即可。

【功效】滋阴养胃，利水消肿，健脾补虚。适用于糖尿病属阴液亏虚所致的骨蒸劳热潮热乏力、干咳咯血、咽喉干燥、口渴多饮以及肢体水肿、小便不利等症的辅助治疗。

山药桂圆炖甲鱼

【原料】山药片30克，桂圆肉20克，甲鱼1只（约重500克）。

【做法】先将甲鱼宰杀，洗净去肠杂，连甲带肉加水适量，与山药、桂圆肉清炖至烂熟。

【功效】滋阴清热，健脾安神，消痞散结，降糖。适用于阴虚低热、病后阴虚。临床用于慢性肝炎、肝硬化、肝脾肿大，糖尿病。

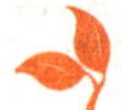砂仁蒸鲫鱼

【原料】鲜鲫鱼250克，砂仁末5克，油、盐、黑豆各适量。

【做法】将鲜鲫鱼剖开，去鳞、肠杂和鳃。砂仁研成细末，黑豆研成粉备用。将油、盐、砂仁末拌匀，纳入鱼腹中，用黑豆粉封住腹部刀口，再将鱼置盘上，用大碗盖严，隔水蒸熟食用。

【功效】具有醒脾开胃、利湿止呕之功效。含蛋白质、脂肪、钙、磷、铁、烟酸、乙酸、龙脑酯、右旋樟脑、芳樟醇、维生素等成分。适用于糖尿病并发妊娠呕吐、胎动不安者。

肉丝拌黄瓜海蜇

【原料】猪瘦肉100克，黄瓜250克，海蜇50克，豆油少许，麻油、酱油、醋、味精、精盐、大蒜、香菜各适量。

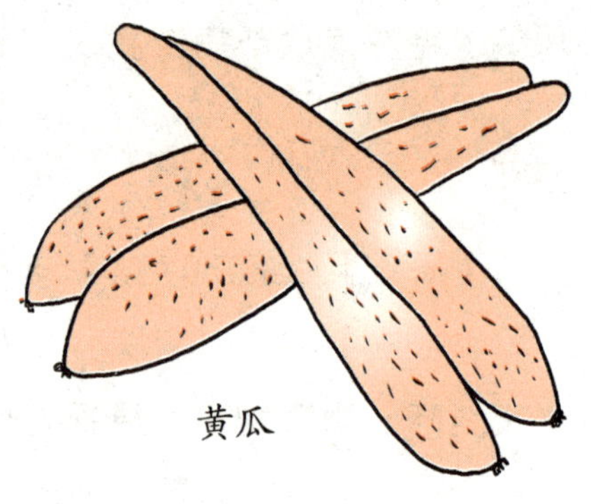
黄瓜

【做法】猪瘦肉切成细丝，大蒜拍扁切成末，香菜切成1厘米长的段。勺内放入少许豆油，烧热，放入肉丝煸炒，加入酱油，炒入味后倒出。黄瓜洗净，切成细丝，整齐摆放在盘中，再把肉丝放在黄瓜丝上。海蜇泡发好，洗净，切成细丝，放在肉丝上。香菜段放在肉丝的一边，大蒜末放在肉丝的另一边。把酱油、醋、味精、麻油、精盐放在碗内调好汁，浇在黄瓜丝上，现吃现拌。

【功效】本菜具有清热养阴生津之功效。含蛋白质、脂肪、淀粉、多种维生素、氨基酸等。适用于糖尿病伴有高血压、高脂血症者。

生菜胡萝卜卷

【原料】胡萝卜、生菜各250克。

【做法】将生菜叶洗净，用70℃水略烫。将胡萝卜洗净，切成细丝，用精盐略腌，投入沸水锅中略烫，捞出过凉，沥干水分，加精盐、味精、麻油、干淀粉，拌匀。再将生菜铺开，放入适量胡萝卜丝，卷成卷，然后上笼蒸约3分钟，晾凉，改刀装盘即成。

【功效】清热养阴，适用于胃燥津伤型糖尿病。

薏苡仁拌绿豆芽

【原料】薏苡仁12克，绿豆芽200克，麻油10毫升，味精2克，醋3毫升，葱花、盐适量。

【做法】把薏苡仁去杂质洗净，用碗盛好，放入蒸笼内蒸40分钟，待用。绿豆芽放沸水锅内焯熟，捞起沥干水分待用，把薏米、绿豆芽放入盆内，加入醋、精盐、葱花、麻油，拌匀即成。

【功效】清热解毒，生津止渴。适用于热病或暑热所致的心烦、口渴、发热及温热郁滞、食少体倦、小便不利等。

冬笋香菇

【原料】冬笋250克，香菇50克，酱油、醋、盐、湿淀粉、花生油各适量。

【做法】将冬笋去皮后洗净，切成滚刀块。将花生油烧热，把洗净的冬笋与香菇同放锅内翻炒20分钟，然后加汤少许，加酱油、醋、盐调味，煮沸，用湿淀粉勾芡，再炒至汤汁稠浓即成。

【功效】本菜具有健脾开胃、理气化痰之功效。适用于糖尿病性脂肪肝各期。

蒜泥海蜇拌萝卜丝

【原料】紫皮大蒜2个，白萝卜250克，海蜇30克。

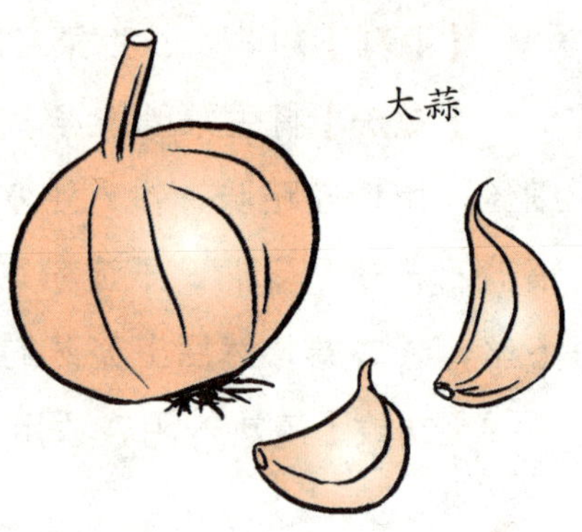

【做法】将大蒜掰成瓣，去皮，洗净后切碎，剁成蒜泥。将海蜇放入温水中浸泡片刻，捞出洗净，切成细丝。将白萝卜洗净外表皮，用温开水冲一下，连皮剖片，切成细丝，加精盐少许，腌渍片刻，待入味后沥去过量的汁水，码入盆中。加海蜇丝，并将大蒜泥铺放在海蜇丝上，加味精、酱油、葱花、姜末、麻油，搅拌均匀即成。

【功效】清热解毒，生津止渴，补虚降糖。适用于阴阳两虚型糖尿病，对糖尿病及伴发高脂血症、肥胖症、高血压病等中老年患者尤为适宜。

黄花菜炒黄瓜

【原料】黄花菜15克，黄瓜150克，植物油10毫升。

【做法】黄瓜洗净切块，黄花菜洗净。炒锅内加植物油烧成九成热时迅速倒入黄瓜及黄花菜，炒至熟透即可。

【功效】本菜具有补虚养血之功效。含苷类、氨基酸、维生素A、维生素B_2、维生素C、糖、钙、磷、铁等营养成分。适用于糖尿病妊娠有脾虚水肿及身体虚弱者。

芦笋豆腐干

【原料】鸡汤1000毫升，芦笋150克，豆腐干40克，口蘑（干品）20克，精盐3克。

【做法】把芦笋放水中汆一下，除掉异味，将其切成3厘米长的细丝；洗净口蘑，泡发，切成细丝；蒸软豆腐干，控干水分，也切成丝。将以上各料分类摆放到同一盘内。将锅内鸡汤烧开，放入精盐调味，盛入摆菜丝的盘内，加盖用旺火蒸30分钟即成。

【功效】增强体力，消除疲劳，健脾和胃，宽中下气，利水消肿，强身补虚，还可降低血压及血液中的胆固醇。适用于肝硬化、各种癌症、冠心病、糖尿病、结石病等病症。

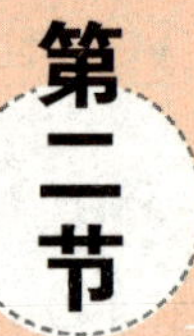

第二节 家常降“糖”汤谱

泥鳅山药黄芪汤

【原料】泥鳅250克，怀山药50克，黄芪30克。

【做法】先将黄芪洗净，切成薄片，放入纱布袋，扎口备用。将泥鳅宰杀，去鳃及肠杂，洗净，入沸水锅中焯一下，取出待用。锅内加植物油，烧至八成热时加入泥鳅熘散，烹入黄酒，加水1500毫升，放入药袋和洗净切成片的怀山药，大火煮沸，改用小火煨煮30分钟，取出药袋，加葱花、姜末、精盐、味精、五香粉，拌和均匀，再煨煮至沸，以湿淀粉勾薄芡即成。

【功效】暖中益气，补虚止渴，降血糖。适用于阴阳两虚型糖尿病。

鳝鱼汤

【原料】黄鳝2条，沙参、百合各10克，精盐、味精、生姜各少许。

【做法】将黄鳝宰杀刮去脊骨洗净，切成小段，放入锅内，加生姜，武火烧开，加入沙参、百合，改用文火煮30分钟后加入味精和盐调味即成。

【功效】本汤具有润肺清热之功效。适用于阴虚火旺型糖尿病并发肺结核者。

海蜇马蹄汤

【原料】海蜇头、生荸荠各100克。

【做法】海蜇头用清水漂去咸味，生荸荠洗净去皮，两物同入锅中，加清水煎煮至熟。服时可将两者取出蘸酱油食之，汤可饮服。经常服用效佳。

【功效】本汤具有清热生津、化痰消积之功效。含蛋白质、淀粉、脂肪及多种维生素等。适用于糖尿病心胃热盛所致心烦、口渴多饮、耳鸣耳聋者。

银耳赤豆汤

【原料】银耳50克，赤小豆100克。

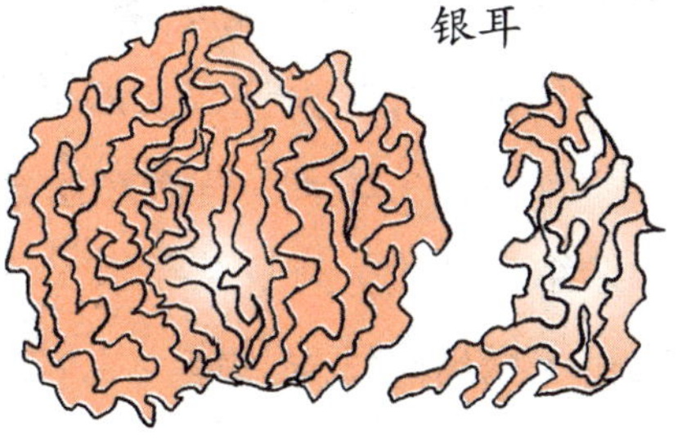

【做法】银耳泡发后撕成小朵，赤小豆先隔夜泡好，然后一起加水煮至熟烂。

【功效】益气和血，利尿清热，降糖。适用于糖尿病、糖尿病肾病（湿热型）、糖尿病合并尿路感染。

竹笋汤

【原料】竹笋、银耳各10克，鸡蛋、精盐、味精各适量。

【做法】竹笋洗净，银耳浸泡、洗净、去蒂。鸡蛋打碎搅匀，清水煮沸后，放入鸡蛋糊。加入竹笋、银耳，以文火烧10分钟左右，加入精盐、味精适量，出锅即可。

【功效】清热消痰，利膈养胃。适用于肥胖型糖尿病湿热壅盛。

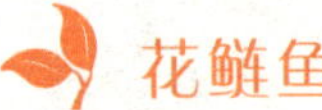

花鲢鱼姜枣汤

【原料】花鲢鱼1条，大枣3枚，生姜2片。

【做法】将花鲢鱼去肠杂，同生姜、大枣倒入适量清水中，煮成2碗。

【功效】补益肺肾、滋阴降火。适用于肺肾阴虚型糖尿病并发肺结核。

豆腐双花汤

【原料】金银花、野菊花各30克，鲜豆腐100克，精盐少许。

【做法】豆腐加清水适量煲汤，再加入洗净的金银花、野菊花，同煲10分钟，加盐少许调味即成。

【功效】本汤具有清热解毒、消肿散结之功效。有抗菌、消炎作用。适用于糖尿病性扁桃体炎属风热上扰者。

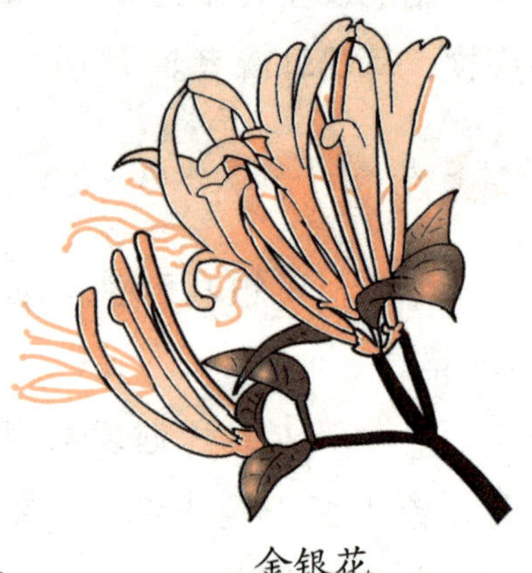

金银花

薏苡仁海带汤

【原料】海带、薏苡仁各30克，鸡蛋3个，精盐3克，植物油25克，味精、胡椒粉各2克。

【做法】将海带洗净，切成条状，薏苡仁洗净，都放入沙锅，加水炖烂，鸡蛋磕入汤碗，打搅拌匀，炒锅置旺火上，放入植物油烧至八成热，将鸡蛋浆放入炒熟，再将海带、薏苡仁，连汤倒入锅内，加精盐、胡椒粉，煮沸放味精即成。

【功效】薏苡仁和海带可强心利尿，活血软坚。其中的碘有降压、防治动脉硬化的作用及抗病毒作用，降血糖。适用于高血压、冠心病、风湿性心脏病、糖尿病。

葱豉豆腐汤

【原料】豆腐200克，淡豆豉12克，葱白、植物油各15克，精盐2克。

【做法】先将豆腐切成小块，油煎，后加入淡豆豉，放水同煮，煮沸10分钟，再入葱白、精盐，略煮片刻即成。

【功效】辛散解表，清热润燥。适用于糖尿病并发风热型感冒，症见发热、口渴者。

白菜根生姜萝卜汤

【原料】干白菜根3个，生姜3片，青萝卜1个。

【做法】青萝卜切片，加入干白菜根和姜片，加水适量，煮汤1碗，分两次温服。

【功效】本汤具有散寒解表、行气宽中之功效。适用于糖尿病并发风寒型感冒者。

清热降糖汤

【原料】新鲜芦根、白茅根各100克（或芦根和白茅根干品各50克，中药店均有出售），天花粉少许。

【做法】将新鲜芦根100克和白茅根100克洗净，晒干，储存，芦根切碎，白茅根煮时再剪短或干品、天花粉快速洗净，将芦根、白茅根、天花粉倒入大瓦罐内，加冷水浸没；先浸泡30分钟，然后用小火慢煎30～40分钟，滤出头汁一大碗。再加入适量的清水煎二汁。滤出药液约大半碗，弃渣。

【功效】具有清热降糖的功效。适用于糖尿病患者。

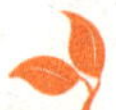

蕹菜玉米须汤

【原料】蕹菜梗150克，玉米须50克。

【做法】将蕹菜梗和玉米须分别洗净，蕹菜梗切成小段；玉米须剪成小寸段，与蕹菜梗段同放入沙锅中，加入清水2000毫升，用小火煨煮30分钟即成。

【功效】具有清热解毒、生津止渴、降血糖和降血压的功效。适用于各类型糖尿病患者，对中老年糖尿病证属燥热伤肺、胃燥津伤型伴发高血压病者尤为适宜。

第三节 家常降"糖"粥谱

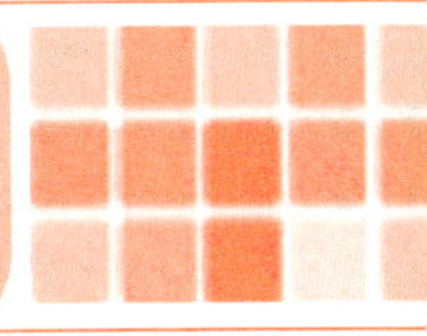

粟米粥

【原料】粟米100克。

【做法】将粟米加水适量，煮至米烂熟成粥即可。

【功效】本品味香可口，具有补益脾肾之功效。适用于糖尿病并发尿路感染及外阴炎属脾肾两虚者。

无花果山楂粥

【原料】无花果5枚，山楂8枚，大米100克。

【做法】无花果切小块，山楂切小片，与大米一起加水煮粥。

【功效】健脾消食，活血化瘀，降糖降脂，抗癌。适用于糖尿病、高脂血症、肿瘤、胃功能性消化不良、脂肪肝。

胡萝卜粥

【原料】胡萝卜120克，糯米100克，香菜6克，麻油9克，精盐3克，味精1克，清水1000毫升。

【做法】将胡萝卜削洗干净，切成细丝。把香菜剁成细末。糯米淘洗干净，入锅加清水，胡萝卜丝上火烧开，转用小火慢慢熬成粥，加入精盐、味精、麻油、香菜末拌和即可。

【功效】补脾健胃，宽中下气。适用于食欲不振、消化不良、腹胀、消渴口干。又可用于老年性心血管疾病，有降血压、降血糖等作用。

桃仁高粱粥

【原料】桃仁（去皮尖）10克，高粱米（或粳米）50克。

【做法】桃仁研碎，高粱米去糠皮洗净，与桃仁同入锅内，加水适量煮成粥即成。

【功效】本粥具有养血祛风之功效。含淀粉、蛋白质、脂肪油、苦杏仁苷、甘杏仁酶、乳糖酶、维生素等成分。适用于糖尿病并发皮肤瘙痒症属血燥者。

薏苡仁大枣粥

【原料】大枣20枚，薏苡仁、糯米（或粳米）各30克。

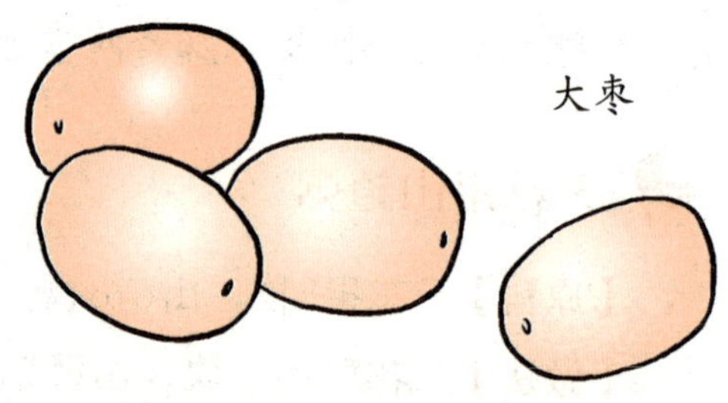

【做法】将薏苡仁、糯米分别浸泡发胀，用水淘洗干净。大枣用温水浸泡15分钟后洗净，去核。然后一起放入锅中，加水适量，先用大火煮沸，再用小火慢熬，至米粒极烂、粥稠。

【功效】补脾胃、养气血、安神志、降糖。适用于脾胃虚弱、气血不足、贫血、慢性肝炎兼有湿热者、慢性胃炎、慢性肾炎水肿不严重、营养不良及糖尿病肾病患者。

桂心粥

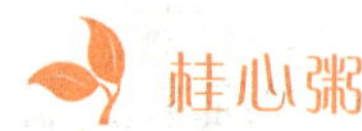

【原料】桂心6克，桑白皮5克，粳米60克。

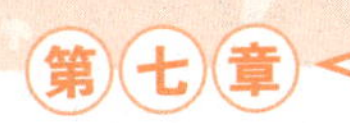

【做法】先以水煎桂心和桑白皮，约30分钟后去渣留汁，以药汁煮粳米为粥。

【功效】本粥具有滋补阴阳之功效。含蛋白质、淀粉、桂皮醛、桂皮脂、鞣质、黏液质、树脂等。适用于阴阳两虚型糖尿病。

山药桂圆粥

【原料】鲜生山药100克，桂圆肉15克，荔枝肉3～5个，五味子3克。

【做法】先将山药去皮，切成薄片，与桂圆肉、荔枝肉（鲜者佳）、五味子同煮成粥。

【功效】补益心肾，止渴固涩，益气敛阴，降糖。适用于心肾之阴不足而引起的消渴、小便频数、心悸失眠、腰部酸痛等以及中风正气欲脱、糖尿病。

松仁粥

【原料】松仁15克，粳米30克。

【做法】先煮粳米粥，后将松仁研末和水作膏，加入粥内，煮二三沸即成。

【功效】本粥具有生津润燥、通便润肠之功效。含蛋白质、淀粉、脂肪、多种维生素、钙、铁、磷、挥发油，有滑润大肠、降低血脂的作用。适宜于糖尿病性腹泻属脾胃虚弱、肝气不舒者。

芝麻杏仁粥

【原料】黑芝麻30克，杏仁25克，当归10克，粳米60克。

【做法】当归洗净煎汁备用。黑芝麻、杏仁、粳米用水浸泡3小时后，磨成糊状，煮熟。用当归汁调服。

【功效】本粥具有滋阴生津、润肠通便之功效。含蛋白质、不饱和脂肪酸、叶酸、脂溶性维生素A、维生素E、维生素D、杏仁苷、杏仁酶、杏仁油、烟酸、亚油酸等，有降血糖、促进胃肠蠕动等作用。适用于肠燥津亏型糖尿病性便秘。

八宝糯米粥

【原料】糯米500克，薏苡仁30克，白扁豆40克，莲子60克，大枣20枚，核桃肉、桂圆肉各50克，糖青梅20克，熟猪油50毫升，白糖适量。

【做法】将薏苡仁、白扁豆用温热水泡涨，莲子去皮去心洗净，糯米淘洗干净。以上四样入笼蒸熟。大枣洗净，用温水发涨。大蒸碗1个，用猪油10克抹入碗内，用糖青梅、桂圆肉、大枣、桃仁、莲肉、白扁豆，薏苡仁摁成喜字形或寿字形，加入糯米饭，入笼蒸20分钟后，翻扣在大圆盘中间，再将熟猪油与白糖溶化后淋在八宝糯米饭上面即成。

【功效】健脾养胃，滋肾益阴。适用于一般体弱，而见少食、腹胀、消渴、便溏、水肿等症者。

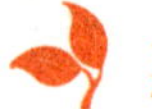

荔核粥

【原料】干荔核18个，山药、莲子肉各15克，大米50克。

【做法】水煎干荔核、山药、莲子肉，去渣留汁，再下米煮成粥。

【功效】本粥具有补脾止泻、益肾固精、理气止痛之功效。含蛋白质、淀粉、多种维生素、果糖、柠檬酸、淀粉酶、黏液质、胆碱、多种氨基酸等，有降低血糖、促进消化吸收、抑制胃肠运动等多方面作用。适用于肠燥津亏型糖尿病性便秘。

枸杞子麦片粥

【原料】大麦片100克，枸杞子15克。

【做法】大麦片加开水调开后稍煮，加入枸杞子后再煮熟。

【功效】健脾和胃，滋补肝肾，益精明目，降糖降脂，增强免疫功能。适用于糖尿病、高脂血症、高血压、脂肪肝、慢性胃炎、白细胞减少等症。

第四节 家常降“糖”茶饮

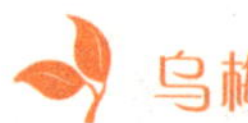

乌梅茶

【原料】乌梅15克，水适量。

【做法】将乌梅洗净。将其放在茶杯内或茶壶内，用开水浸泡。加盖，焖15分钟即可饮用。

【功效】敛肺止咳，生津止渴，涩肠止泻。适用于糖尿病患者食用。

白萝卜茶

【原料】白萝卜100克，茶叶5克，盐少许。

【做法】茶叶用沸水冲泡5分钟，取茶水待用。将白萝卜洗净切成片，放入锅中，加水煮烂，加入盐、茶汁即可。

【功效】清热解毒，降血糖。适用于糖尿病患者食用。

石榴茶

【原料】石榴叶60克，生姜15克，盐4克。

【做法】以上3种原料同炒黑，水煎取汁代茶饮。

【功效】本茶具有健脾胃、涩肠止泻之功效。含挥发油、姜辣素、多种氨基酸、石榴素等，有抗菌、促进消化吸收功能、抑制胃肠运动的作用。适用于糖尿病性腹泻属脾胃虚弱者。

山药葛根茶

【原料】山药、葛根各15克，天花粉、麦冬各10克。

【做法】将山药、葛根、天花粉、麦冬分别洗净，晒干或烘干，研成粗末，一分为二，装入绵纸袋中，挂线封口备用。冲茶饮，每日2次，每次1袋，放入茶杯中，用沸水冲泡，加盖焖15分钟后即可饮服。一般每袋可连续冲泡3～5次，当日饮完。

【功效】具有养阴除烦、生津止渴和降血糖的功效。适用于燥热伤肺、胃燥津伤和肾阴亏虚型糖尿病患者。

金银山菊茶

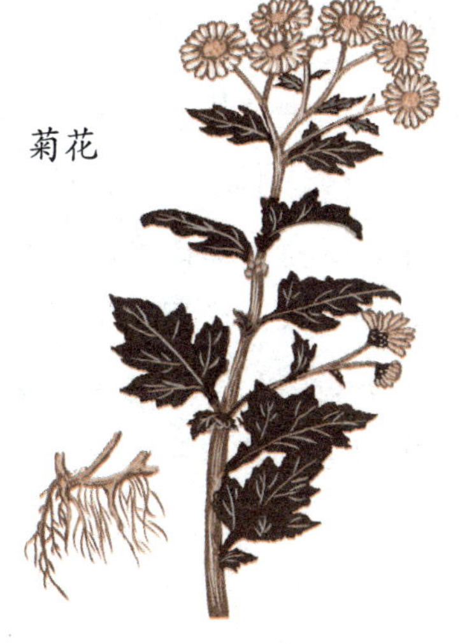

【原料】菊花、金银花、山楂各15克，桑叶10克。

【做法】上述原料分作3～4次使用。每次以沸水浸泡。

【功效】清热平肝，活血通脉，降糖。适用于冠心病、高血压、动脉硬化症、糖尿病、高脂血症。

罗汉果茶饮

【原料】罗汉果15克。

【做法】将罗汉果切成饮片，择量放入有盖杯中，以沸水冲泡，加盖焖15分钟后即可当茶饮用，一般可连续冲泡3～5次。

【功效】具有清肺止咳、降血糖和降血压的功效。适用于各类糖尿病患者，对中老年燥热伤肺、胃燥津伤型轻症糖尿病患者合并高血压患者尤为适宜。

知母花粉茶

【原料】知母、天花粉各10克，五味子5克，黄芪20克。

【做法】将知母、天花粉、五味子、黄芪分别洗净，晒干或烘干，研成粗末，装入绵纸袋中（每袋22.5克），挂线封口备用。冲茶饮，每日2次，每次1袋，放入茶杯中，用沸水冲泡，加盖焖15分钟后饮用。一般可连续冲泡3～5次，当日饮完。

【功效】具有清热养阴、益气生津和降血糖的功效。适用于肾阴亏虚、胃燥津伤型糖尿病患者，饮茶治疗期间须控制含糖食物摄入量。

麦冬乌梅茶

【原料】麦冬15克，乌梅6枚。

【做法】将麦冬、乌梅分别洗净，麦冬切碎后，与乌梅同入沙锅中，加入足量的清水，用中火煎煮20分钟，过滤取煎液约2000毫升，即可代茶饮用，每日2次，每次1000毫升，当日饮完。

【功效】具有生津止渴和养阴降糖的功效。适用于燥热伤肺、阴虚阳浮型糖尿病患者。

桑葚茉莉饮

【原料】桑葚、百合各20克，茉莉花5克。

【做法】将桑葚、百合浓煎，倒入盛有茉莉花之容器中，加盖，焖10分钟即可饮用。

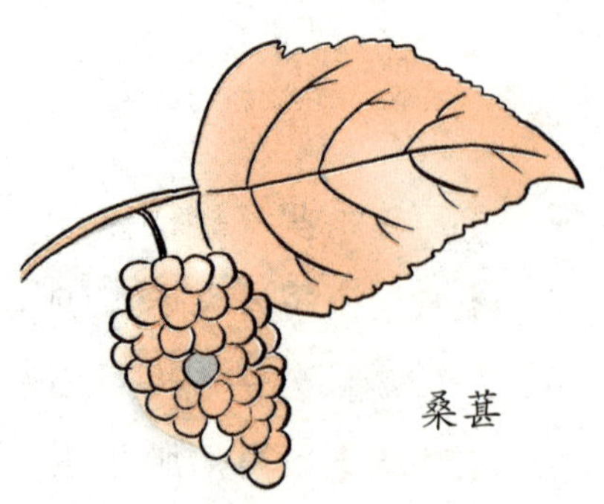
桑葚

【功效】本茶具有滋阴生血、养心安神、生津止渴之功效。含淀粉、蛋白质、脂肪酸、多种生物碱、多种维生素等成分。适用于糖尿病性神经衰弱属阴虚血亏者。

玉竹速溶饮

【原料】玉竹250克，生甘草粉25克。

【做法】玉竹加水煎煮3次，合并滤液，小火熬至浓稠，拌入生甘草粉吸净药汁，搅匀，晒干，压碎，装瓶备用。

【功效】补益心阴，降糖。适用于心力衰竭。亦可用于风湿性心脏病、肺心病、糖尿病。

小麦大枣茶

【原料】淮小麦15克，大枣6克，炙甘草、蝉蜕各3克。

【做法】上述原料加清水同煮汤。

【功效】清心热，健脾胃，降血糖。适用于小儿夜啼、糖尿病患者。

洋参生麦茶

【原料】西洋参2克，生地黄20克，麦冬15克。

【做法】将西洋参洗净，晒干或烘干，研成极细末，备用；将生地黄、麦冬洗净，晒干或烘干，共研成细末，与西洋参细末充分混合均匀，一分为二，装入绵纸袋中，挂线封口，备用。冲茶饮，每日2次，每次1袋，放入杯中，用沸水冲泡，加盖，焖15分钟后即可饮用。一般每袋可连续冲泡3～5次，当日饮完。

【功效】有益气养阴、生津止渴和降血糖的功效。适用于阴阳两虚型糖尿病患者，对中老年气阴不足、津液耗损所致糖尿病患者尤为适宜。

第五节 家常降“糖”药酒

山楂酒

【原料】鲜山楂200克，白酒500毫升。

【做法】将鲜山楂洗净，晾干，切成两瓣，去核备用。将白酒倒入罐内，加入山楂，盖好盖，每日振摇1次，30日后即可服食。

【功效】消食化瘀。适用于糖尿病合并高脂血症者，证属食积瘀滞。见有心烦口渴、心悸胸闷、脘腹胀满等。

菊花酒

【原料】菊花30克，干地黄、当归各10克，枸杞子20克，白酒500毫升。

【做法】将菊花去蒂，洗净，地黄、当归洗净，沥干，与枸杞子一起装入纱布袋内，扎紧口，放入酒罐中。将白酒倒入罐内，盖好盖，每日振摇1次，浸泡10日即成。

【功效】清肝明目。适用于糖尿病合并眩晕，证属肝血不足者，见有头晕目眩、口舌干燥、夜寐不宁、心悸多梦。

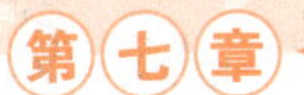

人参枸杞酒

【原料】人参20克，枸杞子250克，白酒2000毫升。

【做法】将人参烘软切片，枸杞子除去杂质，用纱布袋装药扎口备用。白酒装入酒坛内，将装有人参、枸杞子的布袋放入酒中。酒坛加盖密闭浸泡10～15日，每日搅拌一次，泡至药味尽淡，用细布滤除沉淀，即成。

【功效】益气养血。用于糖尿病气血两虚者，症见久病体虚、贫血、营养不良、神经衰弱。

桂圆酒

【原料】桂圆肉500克，烧酒2000毫升。

【做法】将桂圆肉放入白酒中浸百日即成。

【功效】养心安神。适用于糖尿病并发神经衰弱属血虚心失所养之心烦失眠者。

黑豆酒

【原料】黑豆500克，米酒3000毫升。

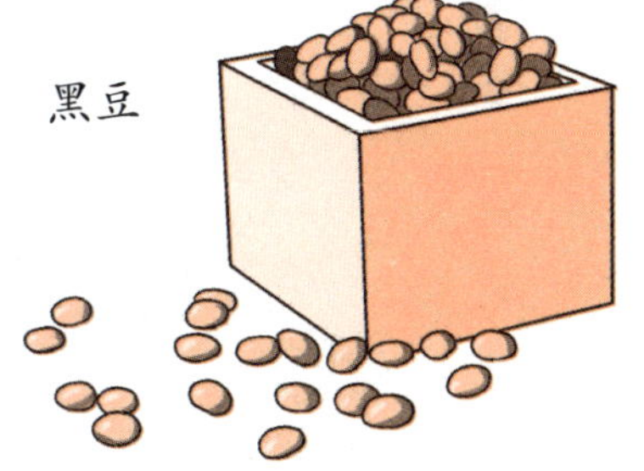

【做法】将黑豆洗净阴干，放入盛米酒之坛中，密封，用炭灰火煨，令其常热，约至酒减半，去豆取酒。

【功效】滋阴益肾。适用于糖尿病伴发脑卒中（中风）者。

地黄酒

【原料】熟地黄240克，枸杞子、制首乌、薏米各120克，当归、桂圆肉各90克，白檀香9克，陈酒1500毫升。

【做法】将陈酒注入酒坛中，将其余原料捣碎装入绢袋内，浸入酒中，10日后即可食用。

【功效】养血益精，宁心安神。适用于糖尿病并发神经衰弱属精血不足、心脾两虚、心神失养所形成的失眠症。

附录 运动降血糖的智慧

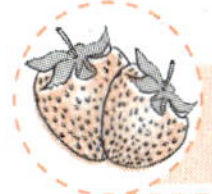

糖尿病患者运动的7大好处

生命在于运动，经常适度地运动，不仅是维持健康所必需的，也是促进糖尿病患者康复的一种重要手段。运动对糖尿病患者的好处有：

1.增强身体对胰岛素的敏感性：有人发现，糖尿病患者通过体育锻炼，血糖和糖耐量有所改善，在血糖降低的同时，血液中的胰岛素水平也有所下降，说明身体对胰岛素的敏感性增强。这种改变即使不伴有体重下降也可以出现。

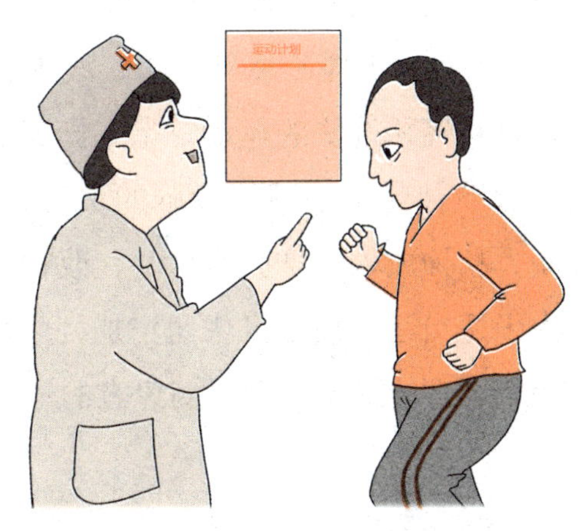

2.降低血糖、血脂和血黏度：体育锻炼可增加糖尿病患者对血糖及血脂的利用，增强胰岛素的敏感性，使其血糖、三酰甘油、胆固醇和血黏度有所下降。

3.有利于患者糖尿病慢性并发症的控制：除了降糖、调脂、降

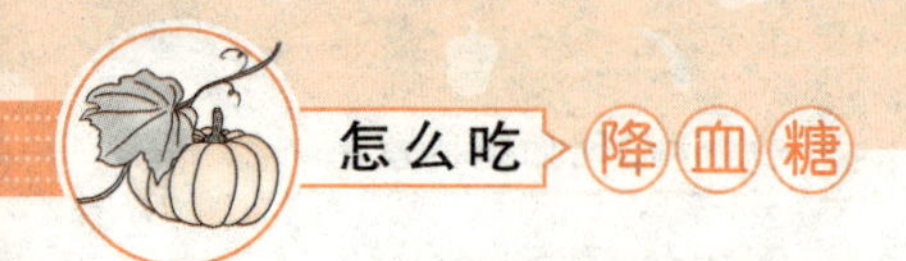

黏外，锻炼还能使患者红细胞的变应性有所增强，使各种脏器的血液及氧气供应得以改善，这些都有利于患者糖尿病慢性并发症的控制。

4.减轻体重，增强体质：体育锻炼能使糖尿病患者体内多余的脂肪组织得以清除，肌肉和体力有所增加。

5.给患者带来自信心和生活的乐趣：通过体育锻炼，患者可以增强对自己身体状况的自信心，感到心情舒畅、精神饱满，同时由于社会交往的增多，也为他们平添很多生活的乐趣。所以，许多患者一旦投入体育锻炼，很快就会乐此不疲了。

6.有利于增强心、肺功能：长期有规律的运动，可以使全身代谢旺盛，肺的通气、换气功能增加，肺活量也增加，肺泡与毛细血管接触面积加大。同时血液循环加速，改善心脏和血管舒缩功能，加强心肌收缩力及冠状动脉供血量，心搏出量也增加。对于伴有高血压病的糖尿病患者来说，运动疗法可使高血压改善，有利于高血压的控制，减少心脑血管并发症。

7.有利于提高精神活力，改善神经功能：长期有规律地做一些使精神轻松愉快的运动，诸如健美操、太极拳、国际标准舞等，可解除精神紧张，减轻大脑的负担，减轻焦虑，稳定情绪，思想开朗，精神放松，增强自信心，改善及平衡神经系统的功能。此外，由于适当运动使全身代谢增加，血流加速，大脑内血液循环改善，脑细胞功能提高，糖尿病患者的记忆力也得以提高。

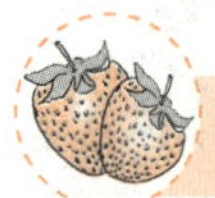

运动前的准备工作

适量运动对糖尿病患者是十分有益的，但应做好以下准备工作：

（1）到医院进行一次全面系统的检查：包括血压、血糖、糖化血红蛋白、心电图、眼底、肾功能等。最好还对心功能进行检查。

（2）与医生商讨，制订你的运动计划。

（3）选择合适的鞋和袜，特别注意密闭性和通气性。

（4）选择安全的运动场地，寻找运动伙伴。应避免单独运动。

（5）携带处理低血糖的食品，如糖块、饼干等。

（6）携带糖尿病急救卡片。

（7）运动应以耗氧式（包括散步、登山、游泳、打太极拳、骑车等）为主，而不是竞技式（包括足球、篮球、网球、拳击、举重等），因为竞技运动容易造成精神极度紧张，使体内抗胰岛素的激素如肾上腺素、肾上腺皮质激素等分泌增加，血糖因此反而升高。

（8）避免有危险性动作和姿势，以防止外伤、骨折、溺水等事故发生。

（9）运动中，一旦出现轻微呼吸困难，或头昏，或自测心律不齐等，应立即停止运动锻炼。

（10）由于糖尿病患者在不当运动或紧张情况下，可能会出现心绞痛、心肌梗死、高血压危象、中风、视网膜出血、视网膜剥离等意外，因此，为安全起见，参加运动锻炼时，不应该单独进行运动锻炼，须有同伴陪伴。

（11）由于运动锻炼可以使患者对降糖药的需要量减少，因此，在运动期间，应每半月检查血糖、血脂，以利于调整降糖药剂量，避免低血糖症发生。

（12）活动量和活动持续时间，以循序渐进为宜，从较轻的活动量开始，适应后再逐渐增加运动量，延长运动时间，不可操之过急，以免发生意外。

（13）增减运动量，因人因时而异。要根据自身体质水平，或气候环境变化来决定运动量的增减。

（14）治疗糖尿病的运动锻炼贵在持之以恒，每日坚持锻炼或隔日一次，养成习惯，只有坚持下去才能达到降低血糖的目的。

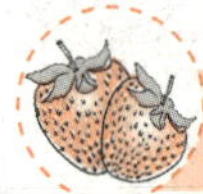

散散步，让血糖“走”下来

饭后步行对控制血糖是一种最安全、简便和最能持久的运动疗法。步行运动量的大小是由步行速度与步行时间所决定的。一般每分钟90～100米为快速步行；每分钟70～90米为中速步行；每分钟40～70米为慢速步行。开始宜用慢速步行，适应以后逐渐增加步行速度。步行的时间可从10分钟逐渐延长至30分钟，并逐渐延长步行距离，如自500米延长至1000米或1500米，中间可穿插一些爬坡或登台阶等，可根据患者的实际运动能力调整运动量。

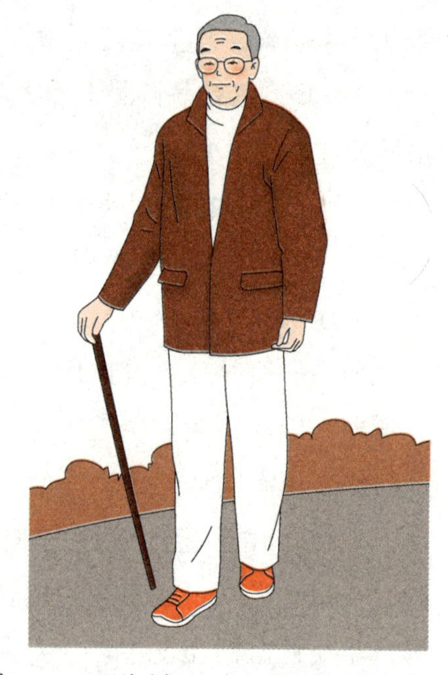

实验证明，以每小时3000米的速度步行，每分钟要行走90～120步，机体代谢率可提高48%。这样行走对于糖尿病患者控制血糖十分有益。行走时间应在饭后，每次行走15～20分钟，或根据个人情况适当延长。散步又是一种天然的镇静剂和心理调节剂。精神压力过大，会使心率加快、血压上升、肌肉紧张、血糖升高，不利于糖尿病控制；而每天坚持散步15分钟，可使情绪变得稳定，消除精神压力。行走是一种负重锻炼，它可以减缓骨质中钙的流失，甚至增加

骨密度，是防止骨质疏松的一种很好的锻炼方法。散步有助于食物的消化吸收，并可通过促进胃肠运动而使排便正常。散步的场地一般以平地为宜，尽可能选择空气清新、环境幽静的场所，如公园、操场、庭院等。散步时最好穿运动鞋或旅游鞋，衣服要宽松合体。脚有炎症、感染或水肿时应积极治疗，不宜散步。行走的速度、距离和时间可根据各自的情况而定，不要机械效仿，原则是既要达到运动锻炼自疗的目的，又不要走得气喘吁吁。关键是要循序渐进，持之以恒。

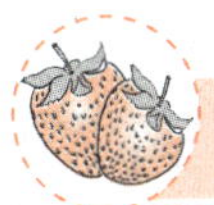

跑跑步，把血糖“跑”下来

由于跑步具有显著的健身效果，不少人加入了跑步的行列。糖尿病患者比较适宜慢跑。慢跑比步行的运动强度稍稍加大，是一般患者都能做到的。长年坚持慢跑者经络畅通，动脉硬化推迟；慢跑还是防治老年肌肉萎缩、保持关节灵活的良方；慢跑可以使胃肠道蠕动加强，从而增进食欲，改善消化和吸收功能，防止中老年人及脑力劳动者的胃肠道功能紊乱，保持大便通畅。慢跑可以增加脂肪的代谢，减轻体重。此外，慢跑还能给中老年人带来愉快的情绪，给生活增添情趣。最新研究发现，慢跑可能使体内的自由基清除系统保持在较高的功能状态，降低体内自由基水平，从而减少自由基损伤，延缓衰老。

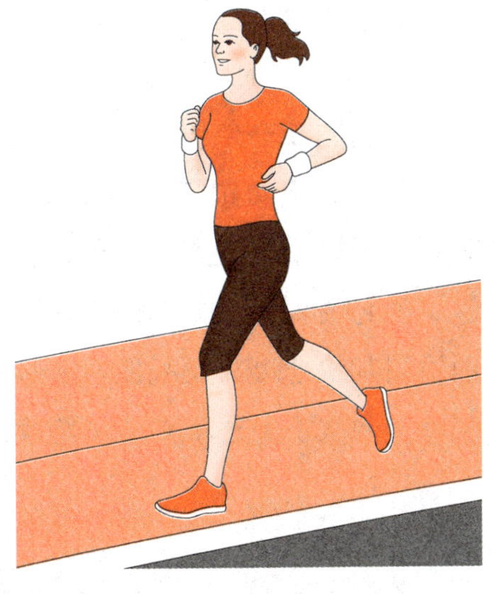

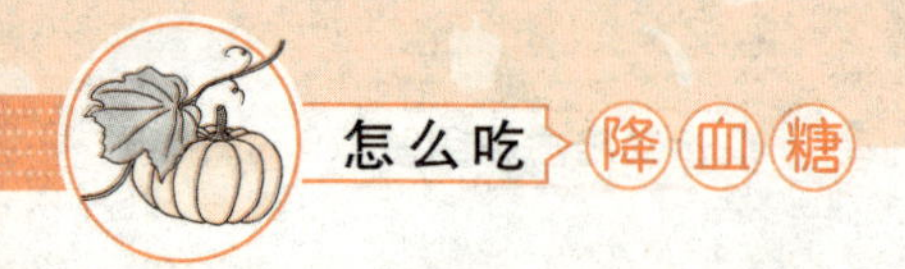

慢跑时能量的消耗可根据运动中脉搏数计算，计算公式：能量消耗（千卡/分钟）=（0.2×脉搏−11.3）÷2。

例如，糖尿病患者慢跑中的脉搏为120次/分，代入公式，可得患者1分钟所消耗的热量：（0.2×120−11.3）÷2=6.35千卡。如果慢跑30分钟则消耗190.5千卡。

慢跑运动简便易行且不受年龄限制，中老年人都可以参加。慢跑速度可以掌握在每分钟100～120米，每次慢跑10分钟；血糖控制较好的患者可科学地安排跑步进程和严格按时训练。训练分3个阶段进行，每阶段12周。

运用跑步治疗的患者，应注意以下几方面：

（1）跑步前做3分钟准备活动，如肢体伸展及徒手操，跑步结束后不宜蹲下休息，因为蹲下休息不利于下肢血液回流，加深肌体疲劳。

（2）跑步过程中如果发生意外要保持镇静，应随身携带糖果和疾病说明卡。

（3）跑步时间宜选在每天上午9～10时和下午16～17时。如在饱餐之后跑步会使胃肠功能减弱，影响消化和吸收，甚至会出现腹痛、呕吐；空腹跑步容易诱发低血糖。上午9～10时和下午16～17时处于不饥不饱状态，各器官运转正常，有利于进行锻炼。

（4）持之以恒，循序渐进，注意控制运动量，不要急于求成而盲目加快速度，延长距离，以免适得其反；也不要随意间断，偶尔跑一两次不但达不到运动治疗的目的，而且容易发生意外。

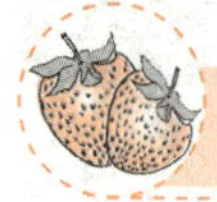

跳跳舞，身心共调的有氧运动

舞蹈是通过有节奏的、经过提炼和组织的动作和身体造型来表达思想感情的艺术，是一种可供人欣赏和调节情绪的艺术形式和娱

乐行为。至今，全世界不少民族还保留着古代盛行的舞蹈习俗，用以欢乐生活，调节情绪，解除忧郁。

舞蹈通常分为艺术舞蹈和生活舞蹈两大类。作为休闲娱乐的舞蹈当然是以不受严格艺术要求的生活舞蹈为主。生活舞蹈与人们的生活和交往密切相关，是人人都可以参与的群众性自娱舞蹈。如交谊舞、健身舞、秧歌舞，以及青少年喜欢的太空舞、霹雳舞、迪斯科等，因此，当今许多人选择跳舞作为新潮化的休闲方式。

跳舞有益于健康，这是因为舞蹈具有增强心肺功能，调节新陈代谢的作用。有人统计过，跳1小时华尔兹，相当于步行2千米，从而达到了消耗体能、促进糖和脂肪分解代谢、减轻胰岛负担的目的。跳舞还可以使血脉流通、经络畅达。当人在随着悠扬的音乐跳舞时，身体可以分泌一些有益于健康的激素，调节大脑神经，促进肠胃蠕动，调整血压，减少消化不良、肥胖、痔疮、高血压和动脉硬化等疾病的发生。

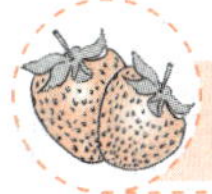

游游泳，将热量“耗”下去

人类与水有着根深蒂固的渊源，生活、生产都离不开水，人体本身65%都是水分，而且胎儿在孕育期间，也是在“羊水”中完成的。游泳是一项全身运动，几乎所有的肌肉群和内脏器官都要积极参加活动，因此能增加各器官和系统的功能，使身体得到全面锻炼。此外，在自然水域中游泳，还能充分享受到新鲜的空气浴、日光浴，因此，对人体的健康有极大的好处。

游泳对身体健康非常有益，游泳要求人体各运动器官同时协调配合，使人体从皮肤到内脏，从上肢到下肢都得到均衡发展；游泳是在水的压力下进行的不随意呼吸，游泳时人体内二氧化碳相对增加，使呼吸加强，这样不仅锻炼了呼吸肌，也提高了肺活量；游泳能提高心脏的泵血功能和氧的运输能力，能使人的舒张压下降，这是由于游泳运动使自主神经系统的血管反射调节能力提高，从而降低了人体外周血管阻力；游泳能提高有氧代谢能力；游泳时的一系列复杂动作，是在大脑的支配下完成的，游泳锻炼可提高大脑的功能，促进大脑对外界环境的反应能力和智力发育；游泳是提高人体抗御疾病能力、提高免疫功能最有效的手段之一，可提高人体对外界环境的适应能力；人体在水中散热比陆地上散热要多，并且水温越低，人体的散热也越多，热量消耗就越大，因此，游泳可以减肥。

游泳消耗的能量比散步大2～9倍，所以糖尿病患者在进行游泳锻炼时，要注意运动量不要太大，以防引起低血糖，同时游泳还需注意以下几个方面：

（1）游泳前必须进行体检，凡有肺结核、传染性肝炎、细菌性痢疾、化脓性中耳炎、严重心血管疾病、红眼病、皮肤病、精神病以及开放性创口等都不宜游泳。

（2）游泳前要做好准备活动，以提高神经系统的兴奋性，加快血液循环和物质代谢。使肌肉的力量和弹性增加，身体各关节的活动范围加大，灵活性提高，可防止抽筋。准备运动可做广播体操、跑步和各种拉伸肌肉和韧带的练习。

（3）饭后和饥饿时不宜游泳，饭后下水，由于在水中胸式呼吸的结果，使胸腔扩大，腹肌收缩，腹腔便因此而缩小。胃肠道受到腹壁的挤压和水的挤压，很容易使胃中食物反射性上溢。轻者会在游泳中打嗝，重者出现呕吐、胃痉挛、腹痛等。因此，宜饭后1小时再游泳。饥饿时也不能游泳，因为空腹游泳容易导致低血糖。

（4）游泳后应做放松活动。游泳后马上擦干身上的水，以免受凉，并做放松活动，有助于消除疲劳。